致命心律

[美]彼得·R·康威 (PETER R.KOWEY)
[美]马里昂·拉菲·福克斯 (MARION L.FOX) 著

贾玉和 主译

U0318687

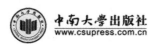
中南大学出版社
www.csupress.com.cn

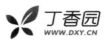
丁香园
WWW.DXY.CN

AME
Publishing Company

本书译者名录

贾玉和　中国医学科学院阜外心血管病医院

任　岚　中国医学科学院阜外心血管病医院

郑晓琳　中国医学科学院阜外心血管病医院

乔　宇　中国医学科学院阜外心血管病医院

于　君　中国医学科学院阜外心血管病医院

郭　琦　中国医学科学院阜外心血管病医院

丁立刚　中国医学科学院阜外心血管病医院

陈若涵　中国医学科学院阜外心血管病医院

牛红霞　中国医学科学院阜外心血管病医院

孙　琦　中国医学科学院阜外心血管病医院

雷　森　重庆医科大学第一附属医院

献 词

谨以此书献给我们的病人，他们克服疾病的勇气和毅力激励着医生不断学习进取。此书同样献给我们最坚定的拥护者赫伯·德能伯格（Herb Denenberg），他的鼓励和支持使本书得以成稿。

致谢

感谢吉姆·考夫曼、勃伯·霍尔、艾弗丽·罗马的批评指正，感谢森迪·格罗夫、萨曼莎·卡尔、伊莲·尼尔森和艾里森·瓜里诺不遗余力的支持，感谢家人的耐心和鼓励。

声明

本书所有的章节均为虚构。如与现实人物雷同，则实属巧合或因作者想象力有限造成。例外的是米歇尔·米罗斯基博士和莫顿·莫厄尔博士，我们已迫不及待地想讲述关于他们的精彩故事。本书故事中尚欠精确的部分，敬请读者原谅。

序　言

《致命心律》不仅是一本介
绍遗传性心律失常的科普书籍，
更是一部足以纵览当代美国医
疗环境——医生、患者、医院、
药企、医药代表、药品审批与安
全监管、医疗司法中各方博弈的
优秀小说。

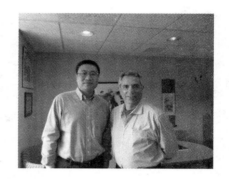

李天天先生与本书作者康威博士合影

　　一个严谨、自负、资深的心
律失常专家（菲利普），一个聪明、美貌、野心勃勃的制药公司高级主
管（邦妮）和一群浸淫医疗纠纷多年并以此为生，代表不同利益诉求
的律师、检察官，围绕一位白富美少妇的猝死医疗官司展开了异常复
杂的台前幕后较量，案件一波三折，充分暴露出人性的复杂和美国现
行医疗仲裁法律体系的形式主义、官僚主义弊端，最后主持正义的并
非民主国家标榜的至高无上的法律的胜利，而是意大利西西里岛黑
手党式的胜利。

　　好的小说就像是精灵，有幸读到的人很难不被吸引。《致命心
律》正是这样一部杰出的惊悚小说，精巧的结构、紧凑的节奏让它极
具迷人气质。独特的医疗元素更是让它魅力大增。风云变幻、迷雾

重重、观者如潮、议论纷涌。《致命心律》不仅涵盖心律失常这一专业领域，更将话题拓展至医疗体制、医疗司法等议题。

阅读此书后，我即被它吸引，并与原作者医生商议，希望将它引进到中国，让更多的人能够阅读到这一优秀作品。

"一案而窥美国医疗制度"，拥有全世界最先进医疗技术的美国，也不得不面对医疗制度的现实和矛盾，正是医疗各方错综复杂的关系让读者更清晰地了解美国医疗的方方面面，从不同的角度去审视日常的医疗实践。

现代医疗的精髓究竟是什么？这场医疗诉讼带来的思考应该远不止此。

感谢阜外医院贾玉和教授及所有译者的巨大热情和专业的翻译，让此书得以和大家见面。

作为本书序言的作者，我或许聒噪太多。那么，欢迎跟上《致命心律》的节奏。

丁香园　李天天

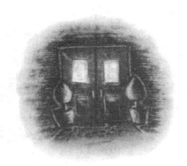

第一章

　　刺耳的警报声打破了清晨的宁静，闪着警报灯的救护车疾驰在费城美兰区树木林立精心绿化的街道上。尽管此时路上行人并不多，但司机还是小心地开着车以免撞到住在附近社区里的几个无畏的晨跑者。居住在这个社区的人多是地位显赫的富豪和新贵，他们的共同点就是富有和拥有特权。每条街道旁精心修葺的豪宅和门前环形车道上停泊的奔驰、陆虎、雷克萨斯都在彰显着这里的居民非同寻常的身份和地位。与豪宅和名车相配，美兰区居民同样热衷于著名的乡村俱乐部、世界级名校和高级餐厅。当然，他们也要求高规格的医疗服务。

　　救护车公司派来的急救员杰克·克瑞格和马克·亚伯兰摩斯是当地救护车公司的急诊技师，他们经验丰富，能够处理各种常见的突发情况。但今天，情况十万火急，他们是顾不上欣赏周围奢华的街景了。

　　今天的电话让他们异常焦急，紧急情况源于一个求助电话。一个声音痛苦、惊慌失措的男人拨打911向他们求助，因为他的妻子在卧室里突然昏迷。接到这个电话的调度员美哲也就了解这一点点情况，她说通话中电话里发出刺耳的声音，她花了很大的功夫才艰难地和这位惊慌失措的丈夫进行了沟通。

从格莱德温纪念医院（GMH）到事发地维拉诺瓦的车程不到5分钟。依以往的经验，急救小组多次因为"心脏停搏"事件被召集，而大多只不过是不需要急救的晕倒或滑倒。但这次情况不同，当美哲告诉他们患者丈夫明确表示他的妻子患心脏病多年后，杰克便将救护车开得飞快，因为对这些患者来说争分夺秒地赶到现场并开始心肺复苏治疗十分关键。血流停止3分钟脑组织就会受到损伤，如果不能及时进行心肺复苏（CPR），病人就会有脑损伤的危险，而他们清楚地知道脑细胞是不能再生的。杰克和马克亲眼见过很多这样的例子，更悲惨的甚至变成了植物人而只能在疗养院度过余生。当他们还在想这样不幸的事件发生的可能性时，救护车已经驶进了美兰区最繁华的道路——岭岩路。

他们很快就找到了那所房子，但车道尽头高耸而华丽的紧闭着的铁门，却令他们大吃一惊。他们马上与美哲接通电话。

"你肯定不相信，这该死的门关着！"杰克对着话筒吼道。

美哲平静地回答道："冷静点，我马上联系让他们开门。"

等待开门的1分钟漫长得像1小时，黑色的铁门悄无声息地打开了。杰克加速行驶几乎要将铁门从铰链上撞下来。他们从救护车上跳下来，猛地拉开车后门，拖出心肺复苏装备。

杰克有着一头金发，是个体型健美的小伙子，较之马克，他更强壮些。马克是个瘦弱的犹太男孩，此时他紧抱着装备冲向屋子。令他们惊恐的是，前门居然也紧锁着！他们狂按门铃直到大门被拉开，跨过门槛，他们目睹了后来被他们称为"极其混乱"的情景。不会说英语的可怜仆人正追赶着一群哭泣的小孩，急救人员急切地想找到病人在哪，但巨大的狗吠声淹没了他们交流的声音。终于，一个女仆发狂似地指着打扫得一尘不染的楼梯，操着一口不流利的英语说"上楼"。

当他们走进主卧室套间时，映入眼帘的是一个穿着睡衣怀抱着婴儿的矮胖男人，在他脚边躺着一个年轻美丽的女子，但已经没有了生命迹象。她的眼睛半闭着，皮肤青紫。惊恐的神情弥漫在男子的脸上。

"她叫莫伊拉，"他说道，"求求你们一定要救救她！我淋浴出来后就发现她这个样子了。我试着摇醒她，但她一动不动，也没有呼吸。"

马克检查患者发现她已没有了脉搏和自主呼吸后，立即开放气道并用面罩和氧气包给她供氧。与此同时，杰克则迅速地进行胸外按压为重要脏器提供血流。使用了几个氧气包后，马克拿出了携带的体外除颤仪，这个仪器可以自动检测恶性心律失常，然后通过发放"电击"使心脏恢复正常节律。马克将电极片贴到患者胸前，然后让杰克停止按压并往后站。他们都知道电击时如果还与病人接触那滋味可不好受。

仪器启动了，愉悦的女声播报着每一步程序，这声音在此刻显得十分不合时宜。当仪器检测到可导致心脏骤停的心室颤动时，它的电池就会为电容器充电，同时警告所有人后退。随后，除颤仪就发放高能量电流，以至于这个女人的身体从地面上被弹起。

第一次电击没能恢复正常节律，医务人员继续对她进行心肺复苏。除颤仪随后重复除颤了 3 次才恢复了正常的窦性心律。当除颤仪上的显示器显示除颤成功时，急救人员迅速确认她已经有了脉搏和自主呼吸，这说明她的重要脏器已经能得到稳定的血流和氧气供应了。

杰克继续监护着病人，并立即给她建立了静脉通路以便注射药物。他们及时有效的处理使莫伊拉的情况得以暂时稳定，可以考虑送往医院。除了继续压捏气囊帮莫伊拉呼吸外，他们还需要为入院后接诊她的医生搜集患者的相关信息。

这时，莫伊拉的丈夫休已经穿上了长裤，无助地坐在床边的一张扶手椅上。不一会儿，他的三个大孩子悄无声息地钻进屋子，正好看到他们的妈妈被救醒的戏剧性的一幕。而莫伊拉的丈夫似乎受到了惊吓，即使是简单的问题，也要反复催促才能回答。

杰克和马克让佣人把孩子们带到其他地方去，以便他们能继续采集有用的信息。他们希望这样既能让莫伊拉的丈夫集中精力回答问题，也让孩子们不要在这里继续看着他们昏迷的妈妈。

"先生，您的全名是?"马克开始问道。

"休·汉姆林。"

"汉姆林先生，请问莫伊拉最近有没有生过病?"

"没有!"休斩钉截铁地说道，"她身体一直都很好。只是每年的这个时候，她的过敏症就会发作，她之前也发作过，但吃了抗组胺药后就没事儿了。除此之外，她的身体都很好。"

"那汉姆林先生，您能说一下今天早上都发生什么事情了吗?"

"一切都很正常。我通常跟宝宝一起起床比较早。今天我把他抱到我们的床上好让莫伊拉给他喂奶，在她和南散一起静静地躺在床上时，我进卫生间准备冲一个澡。突然，我们6岁的孩子美菡冲着卫生间尖声叫喊着说妈妈有点不对劲，说她的动作很好笑。我跑进卧室，发现莫伊拉和南散已经倒在地板上，她昏了过去。我怎么也摇不醒她，于是就赶紧打电话求助。"

"您拨打了911吗？"

"没有。我首先打电话给我的邻居吉米·弗莱南甘，但电话没有人接。然后我想起来吉米和他妻子外出旅行了，然后我才拨打了911。"

"您为什么先打电话给您的邻居呢？"

"他是一个心外科大夫，而且我知道他的车里一直放着急救复苏的设备。我觉得让他过来更快。"

"汉姆林先生，急救中心的调度员在跟您通话时听到了很吵的音乐声，请问当时是什么情况？"

"我想应该是定时收音机的闹铃响了。还以为我起床时关掉了，但可能忘关了。"

"汉姆林先生，您说您妻子有心脏方面的问题。这是您觉得邻居的急救复苏设备可能会派上用场的原因吗？"

"是的，这毫无疑问。我妻子以前被诊断为长QT综合征（Long QT Syndrome）。格莱德温纪念医院的菲利浦·萨凯斯医生下的诊断，而且从那以后，莫伊拉也一直找他看病。"

长QT综合征，马克之前听说过这个术语，但从未见到过真正的病例。他知道这种病能导致心脏骤停，而且对这种病，医院里的医疗小组需要非常详细的家族史信息。

"那请问萨凯斯医生是怎么处理她的病的呢？"

"他说莫伊拉不需要任何治疗，只要密切观察就行。"

这句话令杰克非常吃惊。他曾经参加过萨凯斯医生在医院里的讲座，这种病有潜在的致死性，对任何患有这种病的人都应该进行详尽的诊断和治疗，有时是建议服用药物，但更多的时候需要植入起搏器或除颤器。所以他认为得这种病的患者或多或少都应该接受一些治疗。马克也记得有些药物会使 QT 间期进一步延长，对特定的人群会导致致命的心律失常，是长 QT 综合征的禁忌用药。

马克接着问道："您妻子还服用其他药物吗？"

休肯定地说："她唯一服的就是抗组胺药，萨凯斯大夫对我和莫伊拉保证过吃这种药不会有任何问题，他还说服药期间也可以正常哺乳，因为药物不会进入乳汁。"

菲利浦·萨凯斯是病人的主治医生，这让马克觉得十分安慰。萨凯斯医生是这方面的专家，他肯定知道什么样的治疗对患者最好。但马克眼下担心的是接下来该对莫伊拉做什么处理。马克知道自己在这方面的知识有限，害怕自己和杰克处理不了后面的状况。因此当务之急是在转诊之前联系急诊室的医生看是否还有其他需要做的。

正当马克拨电话时，莫伊拉的心脏又失去了正常节律。心脏监护仪开始报警，而杰克和马克只能无助地旁观着。二个、三个……多个额外的异常搏动从莫伊拉的心室或心腔的更低处发出，她的心脏逐渐地又恶化成了与之前相同的混乱的节律。此时，仍然相连的体外除颤仪开始工作，它电击莫伊拉的心脏使她恢复正常节律。但是，很快地，室性心动过速再次复发。此时的马克明显地惊慌起来，他接通上级大夫的电话询问现在该怎么办。

当电话接通到亚当·威尔凯时，马克松了一口气。亚当是急诊室的干将，他几乎处理过所有的紧急情况，包括许多的心脏急症。而亚当也确实对心律失常有浓厚的兴趣。他的父亲就曾心律失常过，所以他热切而频繁地阅读了他父亲的主治大夫的所有文章，而这个大夫恰巧就是菲利浦·萨凯斯。因此，当马克描述现在的状况并告诉亚当患者有长 QT 综合征时，亚当迅速给予了回应。

"马上给我传一段心电图，给病人注射一支硫酸镁。"

几秒钟后马克就传过去一段记录有心律失常的心电图。当亚当看到这段心电图时，他对着话筒大喊起来：

"马上把她送到急诊室！她在发作尖端扭转型室速（TdP），你们在现场处理不了这种情况。车上至少再给她两安瓿硫酸镁，抓紧时间送过来！"

马克听过萨凯斯医生关于尖端扭转型室速的讲座，他依稀记得这是室性心动过速中比较危险的一种，长 QT 综合征患者更容易发生。萨凯斯医生还讲过这种心动过速是致命的，但是如果治疗得当的话仍可以挽救生命，注射硫酸镁就是首先要做的治疗。就在马克准备注射硫酸镁时，莫伊拉的心脏又经受了一次电击。

当莫伊拉的心率又一次加快时，杰克马上开始心肺复苏，同时，马克把担架抬了进来。他俩的面色十分焦虑，因为之前从来没有处理过这么复杂而持续的状况。多数情况下，心律失常会自己慢慢停止，但眼下的这种状况绝对是个噩梦。

马克很快把担架组装到位，他发现一直都很镇定的杰克也开始显得有些紧张，他的额头挂满汗水，按压动作也不像一开始那样有规律了。马克深知他们正在浪费时间。

他们把莫伊拉抬到担架上往屋外移动。休、孩子、佣人惊慌挤作一团，急救员几乎是杀出一条路来到前门。杰克跳上驾驶座，马克在跟亚当保持联系的同时接过来继续做胸外按压，而亚当继续远程指挥抢救。

"马克，这个病人病入膏肓了。我们死马当活马医，试试利多卡因吧。一次性注射100毫克利多卡因，你们到这儿以后我们也会马上开始静脉注射。"

马克过硬的技术此时派上了用场，他一边继续进行复苏抢救并监护着莫伊拉的情况，同时准备静脉用药。马克是个理智的急救员，但这种顽固的心律失常也让他紧张起来。所幸的是，到医院的路程不算远，而且至少现在看来，最后一次电击稳定了她的心脏。

与此同时，亚当正准备联系菲利浦·萨凯斯，告诉他发生的事情，更重要的是看能否跟他在急诊室会面。亚当明白自己要接手的是个复杂的病例，他需要所有可能的帮助。

4分钟不到，急救车就到了医院，直到车子停在大门前，莫伊拉的心律还一直维持稳定。突然，心动过速报复似地复发了，发作得似乎更快、更无序。急诊科大夫们已经在车道上待命，他们迅速接手抢救，马克和杰克则把担架迅速推到心脏病房。到达病房后，他们俩都留在那儿，想看看亚当如何处理这个患者。

救护小组将墙上的氧气通道接通后，亚当迅速将管子插进莫伊拉的气管，这样就能更有效地给她供氧，这对患者来说是至关重要的，它关系到心律的恢复和大脑正常的供氧。

在有效的心肺复苏开始前，莫伊拉已经昏倒很长一段时间了。大家都认识到神经系统的缺血情况才是决定莫伊拉生死存亡的关键因素，现在最重要的就是无论如何要保证脑的血液灌注。于是亚当开始催促相关技术人员加快工作速度。

但是，凭借经验，没过多久亚当就推断出即将经历与之前杰克和马克相似的困难。当莫伊拉的心律恢复后，用不了几分钟，严重的心律失常就会再次出现。"这就是所谓的'心脏电风暴'，你们一会儿就会见识到它的威力的。"亚当向大家解释道，"我只是希望'救兵'能快点赶过来。"

他指的"救兵"就是菲利浦·萨凯斯，幸运的是，当电话铃响起的时候，他已经起了床，洗过澡，喝过咖啡，穿戴整齐并准备出门了。他迅速抓起电话，以免铃声吵醒熟睡的家人。虽然菲利浦每天都会在家人起床之前出发去工作，但说实在的，他并不是一个喜欢早起的人。他至今还难以忘记在当医学生的时候，每天早上天未亮摸黑赶到医院，一路凄风冷雨的情景。但是经过这么多年后，他已经慢慢地开始珍惜每天早上这一段安静的时间，在繁忙的日程开始之前，他可以静下心来思考或写些东西。

急诊室的咨询电话对菲利浦来说太司空见惯了，但是莫伊拉之前身体状态如此好，以至于当他得知病人是莫伊拉之后非常吃惊。之前他并没有认为她的病情有较高导致心跳骤停的风险。因此，当他听到亚当严肃的声音时，他立刻放下电话夺门而出。

在路上，菲利浦尽力回想莫伊拉的病情。她患有轻度的长 QT 综合征，然而却拒绝包括口服倍他乐克在内的一切治疗。作为一名资深的心律失常专家，菲利浦意识到即使是低危，这类病人还是很有可能发生意外的。但依莫伊拉的危险分级应该不会发生严重的心律失常，更不用说室速的"电风暴"了。

他飞奔到急诊室，并在引导员的指引下进入了经常处理心脏急症的第三诊室，里面装备有一系列医院最先进的相关设备，这些设备是医院在菲利浦的强烈要求下才引进的。他坚持认为格莱德温纪念医院如果想成为一流的心血管病中心，一定需要配有最先进的设备。为了劝说医院领导投资这些设备和仪器，菲利浦着实费了一番口舌，不过幸好，这些仪器现在可供使用。

当菲利浦进入房间时，所有人都满怀期待地看着他。菲利浦仪表堂堂，天生一副大夫的模样。他中等身材，有着浓密而卷曲的栗色头发和精心修剪的胡须，就像戴着听诊器出生的一样。

很快地，菲利浦就发现了亚当控制不了目前局面的原因。莫伊拉的心脏已经是第 11 次失去正常节律了。正在进行心肺复苏的大夫们准备对莫伊拉再进行一次电击。亚当的脸上满是细密的汗珠，眼镜也顺着鼻梁不断地下滑。

"菲利浦，我没办法让她不再发作室速，我真的无能为力了！"亚当向如往常查房一般酷的萨凯斯大声吼道。

"她其他指标正常吗？血气怎么样？"菲利浦问道。他想了解的是莫伊拉的机体供氧是否充足，那么长时间的心跳骤停对她其他脏器有没有造成危害。

"在我们的急救人员到达之前，她已经晕倒 5~7 分钟了，她的丈夫不知道怎么做心肺复苏。所以，我觉得她的大脑和肾脏肯定受到了一定程度的损伤。她的化验结果还没有全部出来，所以其他脏器有没有损伤暂时还不好下定论。但刚才查的血气是正常的。"

"她晕倒当场有人对她进行复苏急救吗？"

"没有。她丈夫首先打电话给他们的一个在其他科做医生的邻居，但他不在家。于是他又拨打了 911。但是，他们的卧室里很荒谬的特别吵闹，调度员几乎都听不清她丈夫的话。到她家的过程也不是很顺利，但杰克和马克到达现场以后采取的措施很到位。她到这儿的时候，氧分压水平正常，二氧化碳分压在正常低值。"菲利浦理解急救人员在紧急情况下会反应过度，导致病人过度通气，继而可能引起二氧化碳分压有一定的降低。但这也不是什么大问题。

"所以从一开始她就'电风暴'了？"

一直站在一旁的马克插话道："不是这样的。在刚开始10分钟之内，或者说我们在跟他丈夫询问病史的时候，她还是稳定的，接下来情况便糟糕了。在救护车里她大概被电击了6次，总共被电击了10次或11次。"

亚当接过话头，"她只能稳定几分钟，然后就又发作了。我们在她发作间期稳定的时候做了12导联的心电图。给你看看。"

菲利浦跟着亚当来到分诊台前，仔细看了莫伊拉到达急诊室以后所有的心电图记录。两个人都在思考着：不明原因的QT间期的过度延长是她的心脏反复失去节律的直接原因。但主要问题是，为什么QT间期会突然延长以及现在该怎么办？

"电解质正常吗？"菲利浦问道。他要弄清是否存在其他能显著延长QT间期的原因。

"电解质的结果有点不好解释：血钾低，我们正在给她补第四支钾。但她血镁也低就有点奇怪了，因为在转运的路上和到这里以后，都给她补了足够的镁离子，都能把她变成块磁铁了。"

"那药物筛查呢？"

"现在还没送检呢，"亚当说，"现在还太早了，检验科还没正式上班。据她丈夫说，她基本上没有服药史，只在每年过敏严重的时候吃一点抗组胺药。但是那个药也是经您同意才吃的。"

菲利浦记起来莫伊拉曾因为过敏咨询过他。他当时给她开了长QT 患者可以安全服用的阿哌尔，但是这种药 100 万人服用 1 年之内从未报道过有室速这种并发症。

"她心跳慢吗?"心律缓慢容易让这种情况更糟糕。

"有一点——她自主心律大概每分钟 50 次左右。为了安全起见，我给她贴了体外心脏起搏片（Zoll），把心律升到了每分钟 80 次，但她还是发作心动过速。"

Zoll 是 20 世纪 50 年代发明的一种体外起搏器，它发放的电刺激可以通过胸壁起搏心脏，但这会给病人带来剧烈的疼痛，因此病人苏醒后就要立马把它移开。直接与心脏连接并且埋置于皮下的心脏复律除颤器（ICD）的问世，使 Zoll 在应用了 25 年之后退出了历史舞台。不过，哈佛大学的一个聪明的医生想到可以用 Zoll 做紧急起搏用。目前，各个急诊室和重症监护病房（ICU）都用这种仪器来对无意识的病人进行短期心脏起搏。

菲利浦走出心脏诊室去洗把脸，他在心里盘算着该怎么处理。在她的 QT 间期已经延长的情况下，常规的药物都没有作用。沉思片刻，菲利浦作出了一个艰难的决定并疾步返回第三诊室。

"顶住，亚当。我得去找些资料，马上就回来。"

菲利浦太了解"电风暴"的恶果了，只有 10% 的病人能活下来。他们不是死于心律失常就是死于失控的心律失常造成低血压时间过长而引发的并发症。他只能试试用一些非常规的方法才有可能控制她的心律，救她一命。

这次，他觉得必须得试试经格莱德温纪念医院药事委员会批准正在进行临床试验的一种新药。菲利浦知道有关这种药的安全性和有效性的数据都是临床前研究得到的，但他之前在相似的病例中用过这种药并且效果不错。实验已经证实这种药能纠正潜在的心律紊乱，因此有理由一试。按正规途径来说，在应用新药时，应该得到病人的同意，但莫伊拉仍然昏迷不醒，这一条显然行不通。那么他应该得到她丈夫的同意。通常这种代理人的知情同意不会得到药事会的同意，但在极端特殊的情况下也是行得通的。

菲利浦冲向他的实验室，抓起药，一头冲向临床心律失常实验室找设备。他推着设备跑回急诊室，接着又冲向家属等待室寻找休·汉姆林。

休紧跟着救护车来到医院。他向急诊室分诊台询问时，接待人员让他在家属等待室等着。"一定要告诉他们我就在外面！"他冲她大吼。而接待人员早就习惯了饱受压力的病人家属的粗鲁行为，因此并没有搭理他。

休在等待室里彷徨失措，他不习惯等候，因此当莫伊拉以前的大学室友邦妮·罗曼努赶到时，他仍处在一种暴怒状态。他在开车来医院的路上打电话给邦妮并告诉她发生的事情。邦妮来后不久，菲利浦就急匆匆冲到咨询区，休郑重地介绍了邦妮，并希望她也能一起听取意见。尽管时间紧迫，但菲利浦还是被邦妮金发碧眼的外表所吸引，并暗叹她与休看起来十分相配。

"休，莫伊拉病得很重。我们已经用了急诊室里所有的仪器设备和药物，尽最大的努力来维持她的心律。你也知道我的实验室做了很多这方面的研究，这也是莫伊拉一开始就找我看病的原因。但是现在我需要征得你们的同意，让我用一种新药来试试能不能转复她的心律失常。莫伊拉心脏的关键问题在于它不断地自主乱激动，心电图上就表现为 QT 间期延长，根本机制在于心肌细胞膜上的钾离子通道功能不正常。其他方面都还可以，钾通道异常是当前的症结所在。"

"我想给她用的药叫纳兰地尔。日本人以前把这种药用在冠心病上。后来在研究的过程中发现，这种药能开放钾离子通道。所以它可能会通过维持正常的钾离子流来改善莫伊拉的电解质紊乱。生产这种药的日本公司让我严格按研究流程来用药。关于它的安全性和有效性，我已经在基础实验里检验过了，虽说只在 3~4 个病人身上用过，但他们的心律失常都没有莫伊拉这么严重。这种药在那几个病人身上效果都很好，但是我不能保证对莫伊拉一定有用。我还从实验室里拿了一个新的除颤器。一旦用了这药，我想用更强的电击来让莫伊拉的心脏恢复正常节律。希望这些措施能让她化险为夷。"

休的表情很纠结，消化这些知识对他来说并非易事。"我不是在跟你开玩笑，也不想夸张这药物的疗效。"菲利浦接着说，"这药有一半的概率会起效，但也有 10% 的概率会让心律失常更加恶化。现在也没有太多选择，但你签字同意之前还是要了解清楚。"

休望着邦妮说："你比我懂得多，你说该怎么办？"

她耸耸肩，把一头美丽的金发甩到肩膀。"休，我不能说用这种新药是个好主意。谁都不能保证它能起作用，更何况，就像萨凯斯医生说的，它也可能让情况更加恶化。"

休乞求地看着菲利浦，"能给我几分钟好好想想吗？"

"休，我们没有时间了。我们在这儿浪费的每一分钟都在降低挽救莫伊拉的可能。"

"但是，该死，我需要时间。让我跟邦妮单独谈谈。"

菲利浦掩饰不住内心的沮丧。"听着，你俩谈话的时候我会进去看看目前的情况。我马上就回来。"在他离开房间的时候，看到休手里握着手绢啜泣着，而邦妮紧紧挽着他的胳膊，低声地跟他说着什么。菲利浦对休是否能作出理智的决定并不乐观。他觉得自己在这种情况下还想着"知情同意"真是蠢极了。

回到急诊室后，菲利浦将试验药物及说明书交给了一位护士，如果一旦得到了休的允许，将可以尽快使用。之后他将那种非常先进的，用一种不同于传统设备的二相波形来除颤的新型除颤仪推进急诊室并且连接好。之前菲利浦在自己的实验室中使用这个新机器得到过非常好的结果，因此他曾非常迫切地要求院方将所有除颤仪替换成这种先进仪器来挽救更多病人。虽然菲利浦觉得这种更新换代是目前的头等大事，但面对昂贵的价格，他是心有余而力不足，没办法说服院方进行如此大的投资，况且院领导本身就对他不是很感冒，而且心照不宣地认为这只是这个"刺头"医生想玩玩新玩具罢了。

确实，菲利浦看上去并不像是美兰社区医院的人，较暗的肤色和有中东人特色的脸庞使他在格莱德温纪念医院中显得尤为特殊，况且他还以专横和蔑视别人而著称。但是院方知道，要想找到才能相当、在业内有同样号召力的人来替换他，实在是太难了。最终，他得到了医院配备的一部分先进设备，但不幸的是，目前急诊室并没有配备这种新型除颤仪。

在此迫在眉睫之际，虽然菲利浦知道亚当和同事们已经筋疲力尽，但莫伊拉的代谢状态却每分每秒都在恶化。而此时，急诊室的人员只能默默地看着菲利浦，别无他法。菲利浦试着用更高的能量进行除颤，但是没有任何起色，她的心律只能维持那么几秒钟，然后就会再次陷入危急的情境。

滴答滴答的钟声显得格外刺耳，时刻在提醒着菲利浦此时最大的敌人就是时间。他看着莫伊拉苍白的脸颊，终于做出了一个可能会影响他一生的决定。他把一个年轻的护士叫到他身边，低声让她去准备纳兰地尔。急诊室护士最重要的素质就是执行医嘱，因此并没有质疑他的决定，继而在两分钟内将药物注射进了莫伊拉的体内。之后菲利浦让大家离开床缘，将除颤器连接好，再一次按下了启动按钮。较高的能量带来了显著的效果，莫伊拉的身体直接从床上飞起来约有半尺高，使得其他医生护士不得不赶快上前扶住她以免摔到地上。当心电监护的显示器恢复显示时，大家惊奇地发现，莫伊拉不仅仅恢复了窦性心律，就连延长的 QT 间期也变得正常了。最重要的是，她的血压也已经恢复了。

在接下来的几分钟里，急诊室的工作人员安静地盯着显示屏，屋内只有莫伊拉的正常脉搏导致监护仪发出的"嘀、嘀"声。大概 5 分钟后，她的心律终于完全平稳，大家也松开了那根紧绷的弦，随即开始了复苏后续的其他治疗和护理，多余的工作人员也边讨论边离开了急诊室。菲利浦在交代完相关的后续治疗之后，径直来到了家属等候区，来告诉休这一好消息。

一看到休，菲利浦先挨了他的一记重拳，"你到底死到哪去了？你说了你马上就来的，莫伊拉到底怎么样了？"

此时此刻，菲利浦只得做了另一个艰难的决定，他隐瞒了给莫伊拉注射了还在试验阶段的药物，毫无疑问，因为事先没有休的许可，他违反了医疗伦理的规定。他只得对自己辩解道，毕竟药物作用很好，何必再让休为这件事情担心呢，莫伊拉已经脱离了危险。他自己和同事也在打算着写一些原创性的论文，并祈祷没有人发现这件事情。

"很高兴地通知您莫伊拉的情况不错，心律最终稳定下来并且延长的 QT 间期也已经恢复了正常，我们将把她送到 ICU①，然后尝试着找找到底是什么原因导致了她的晕倒。"

"什么原因都没有，她就那么倒下了！"休愤怒地喊道。

邦妮赶忙从座位上站起身，挽住了休的手臂对他柔声说："萨凯斯医生知道是她自己倒下的，他只是想帮助我们。"

她慰藉的声音使休冷静下来，"嗯，我知道，只是太多人问我这个问题，而我真的不知道原因。"

菲利浦同样尝试着安慰他，"没事儿，这正是我来这里的目的，我很高兴事情能向好的方向发展，但是我们还没有走出泥潭，我们要进一步观察在心脏停止跳动的这段时间内，是否对她的其他器官造成了严重的损害。"

"我们理解，感谢您所做的一切工作。"邦妮搭腔道。

尽管菲利浦十分理解休的感受，他也很感激邦妮的支持，但是，他没想明白为什么邦妮突然就像患者的家人一样参与到这件事情中来，整个过程中有些事情好像不太对劲儿，但是又没法具体说出来哪里出了问题。无论如何，这里发生的事情可以暂时忘掉了，但或许对他们三个人来讲，这一幕的记忆会非常生动和清晰。

---

① ICU，即 Intensive care Unit 的缩写，中文全称重症加强护理病房。

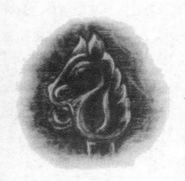

第二章

在急诊室里，莫伊拉的病情渐渐稳定，她被转移到 ICU，进行气管插管。她的主管医生是萨凯斯，另外还有一位非心脏科医生协助负责她的诊治护理工作。此外被安排到 ICU 参与莫伊拉诊治的还有急诊室的一名内科住院医生、一名实习医生以及菲利浦的一位心脏科访问学者，他们轮流给莫伊拉做了病史记录，并做了全面的体格检查。

各项实验室检查显示莫伊拉的其他主要器官损伤较轻，唯独大脑的损伤较重。毒理学检查表明其体内有抗组胺药成分，这是菲利浦医生所开具的，此外还发现了少量菲利浦没有开具过的利尿剂。他怀疑也许是莫伊拉自己服用了这种药物，也或者是药物分析时的样本污染罢了。无论如何，这里面没有发现能够导致 QT 间期延长的药物。超声检查也提示，目前她的心脏功能已恢复正常。

因为莫伊拉的心脏在低灌流以及多次电复律过程中没有出现永久性损伤，菲利浦稍许感到了一丝宽慰。她在心脏骤停后曾出现了急性肝肾衰竭，但很快就恢复了正常。菲利浦医生请求呼吸科医生协助调整了莫伊拉的呼吸机。他们认为莫伊拉的肺是良好的，但是部分呼吸中枢却停止工作了。

目前来看，她的大脑才是最大的问题。由于缺氧时间过长，大脑已经几乎没有自发活动了。包括护士在内的所有人都立即察觉到了这一问题。菲利浦医生邀请神经科医生斯蒂夫·高德斯坦前来会诊。

菲利浦非常敬重斯蒂夫，虽说此人长得并不帅气，对病人态度也不好，但是他说话直率。斯蒂夫喜欢穿着短的白袍，戴着蝴蝶领结。经常挎着装满各种检查器材的黑包，有点像个乡村医生。他总是急匆匆的，有时常常被误认为是刚入门的医学生。

斯蒂夫一如既往，做了全面的神经系统检查，包括对大脑功能的检查。他安排了脑电图检查和脑电波测试，以确定莫伊拉的大脑是否还能产生电活动。

结果出来后，斯蒂夫立马打电话将检查结果告诉了菲利浦，"心律失常导致了长时间的血流供应障碍，她大脑的上部及下部都受到了严重的损害。她的瞳孔反射异常，而且没有自主呼吸，这意味着她的脑干已经受损。第一次脑电图检测很少看见有规则的电活动，所以我也不确定究竟能有多少功能可以恢复。"

斯蒂夫承认现在放弃还为时尚早，但是他建议菲利浦现在可以让家属做最坏的打算。简单说，莫伊拉的大脑功能可能永远都不会恢复。

"既然事已至此，那么您建议我当下应该做些什么？"菲利浦问道。

"嗯，我读的《新英格兰医学杂志》的一篇论文认为应该进行低温治疗。降低她的体温可以最大限度地使她大脑功能恢复。"

许多学者都认为全身降温是一种合乎逻辑且有效的治疗手段。而副作用则是可能对其他的器官造成损伤，并且抵消低温治疗带来的获益。事实上，格莱德温纪念医院也参加了严重脑损伤患者全身低温治疗的效益风险比较研究。根据研究，利用冰毯和冰水灌胃方法将莫伊拉的体温降低至 35℃，并维持 24～36 小时时副作用很小。最近的研究也证实，只要严密监视，神经系统功能可以得到显著地改善。斯蒂夫在写完会诊记录后，再次打电话给菲利浦。

"我在病历上写了很长的会诊记录，并且和所有的护工和护士核对了一遍，我向她丈夫交代了病情并让他做好准备，但是当他听到我提到降温治疗后显得非常生气，嚷嚷道为什么每个人都想拿他的妻子当小白鼠。我完全搞不懂他在说些什么，我告诉他这种治疗是主流方式，且很合理。他却不能理解，不停地问什么时候才能确定大脑功能损伤是否为永久性的。当我告诉他可能需要 3～4 天时，他显得很不高兴。"

菲利浦试图为休的可疑举动做辩解。"是的，他的行为的确古怪，但我相信现在这种状态下他的举止古怪也是可以理解的，因为毕竟今天早上，他的妻子骤然倒下了。"

"我也这么认为，"斯蒂夫说道，"但是我感觉他只想快点干脆了事，完全不抱有任何希望。我觉得这很奇怪。而他身旁的金发女子一个劲地插话。她说她有医学背景，但我却不这么认为，然后，她告诉我她在药厂工作。"

菲利浦好像想起了什么。"对的，我就觉得她很眼熟。我一定是在什么药厂推广会上见过她，但是我不记得是在哪里了。她是莫伊拉上学时的闺密。她可能也想尽其所能做点什么。"

"不管怎样，那个男的有点奇怪，菲利浦，他现在也已经知道了病情，且做了最坏准备。我的工作也到此为止了，我明天就将莫伊拉交给你治疗。我们会在 48 小时时复查脑电图看看有没有活跃迹象。但现在，她的大脑一片死寂。"

菲利浦再次表示感谢，挂断了电话，但是斯蒂夫对于休的评价一直萦绕在他脑海里。斯蒂夫显然不是第一个对休做出这种评价的人了。休是一个成功商人的小儿子，其父亲经营着一家食品加工公司。休的臃肿尊容经常出现在美兰社区时代周刊的社会版中，但这并不意味着他备受敬仰。事实上，"圈子"里的人都知道他并不是靠自己的奋斗才取得成功的。

休读的是最好的私立学校，但即便是他父亲给了巨额的捐助，他也没有考上他的两个长兄就读的哈佛、耶鲁这类名校。休最后读了宾州大学，在他父亲看来只是一个"二流的州立大学"。不论何时，当他父亲被问及他的儿子读的是什么专业时，他总是快速回答道："泡妞。"

四年平淡的大学生活只是证明了他肝脏强大的代偿能力。大学毕业后休宣布他将加入家族产业。他父亲简·汉姆林表现得并不高兴。在一番周旋后，他让休去圣·约瑟夫大学读了 MBA，从而将休的念头推迟了几年。这是一所体面的大学，但在他父亲看来"比不上哈佛"，获得商科学位是休被他父亲重用的前提。

MBA 毕业后，休被安排到办公室工作，并配有秘书、汽车、手机，但却无事可做。一如既往，休高兴地接受了这份工作，因为这样他就有很多时间打高尔夫球，到处游手好闲。

莫伊拉·汉姆林的背景则十分不同，奥善家族勉强算是个中产阶层，在春城区土生土长，这个地方是西南郊区的一个蓝领社区。莫伊拉的家庭在当地还算富足。莫伊拉长着棕色的头发，衬托着她雪白的肤色和湛蓝发亮的眼睛。她的祖母经常说"噢，我的小心肝，你的脸就像爱尔兰地图那样美丽。"

但是养活 5 个孩子确实是一笔巨大的开支。莫伊拉的父母努力从他们微薄的收入中积攒积蓄，才能让所有孩子都能到附近的天主教会学校念书。她的父母都要工作，父亲是一家购物中心的保安，母亲则是弗兰克·敏特一家餐厅的收银员。

和这个地区绝大多数家庭一样，她的父母在空闲时间也要拼命挣钱，才能勉强维持家庭开支。她的哥哥送报纸并且打零工；莫伊拉则帮着拖地并且给学校的同学熨校服；她奶奶则负责做饭，他们都帮着家里搞卫生。吃完晚饭后，孩子们就围着胶木餐桌写作业。夏季和放假时，家务琐事做完之后，莫伊拉则跑到图书馆贪婪地获取知识，了解她生活以外的精彩世界。

上学时，莫伊拉非常喜欢体育，并且努力训练，且非常优秀。事实上，她的优秀成绩以及网球技术足以让她在公共基金的资助下去宾州发展。但为了省钱，她选择留在家中，并且在校园酒吧中打工——做服务员来贴补她的通勤费用。即便如此，她能省下的钱还是寥寥无几。虽然她渴望像别的女生那样变得时髦，但是她总觉得自己像在看一部永远不能理解的外国电影。

但是，一次在校园 Smokey Joe 酒吧打工的经历深深地刺痛了她。一群时髦女生穿着昂贵的克什米尔山羊毛衣和山羊皮裤，蹬着高跟鞋来到吧台，后面跟着一群帅气的小伙。其中一个男生举手召唤她让她拿菜单。当她向他们走去时，那个小伙说道："我们要点餐，我们要点一个疯狂配对菜。哦，我指的是游戏，不是一种蔬菜，啊哈？"

他们的谈论中带有各种侮辱和指指点点。她双颊通红，两眼湿润，躲在暗光下不敢让人看见。某一天，她发誓，她要让他们为自己的行为后悔。莫伊拉知道只有良好的教育，才能让她逃离她父母那种破旧三居室的生活。所以她努力学习，甚至做着白日梦。

毕业后，她决定去商学院学习。沃顿学院的录取通知书虽然十分诱人，但她还是选择了能提供全额奖学金的圣·乔学院。这个决定彻底改变了她的一生。

休很快被莫伊拉的天生丽质和天真无邪的性格所吸引。而莫伊拉也被他大胆开放的性格、昂贵的服装和红色保时捷所吸引。"哦，我的老天爷，"她的哥哥听说她的男友之后都惊呼起来，"他知道你的出身吗？莫伊拉。你有没有和他说过我们？"事实上，她没有。因为她也担心，每次休问到她的家庭时，她都闪烁其词。

他们相熟后两个月的那个春天的一天，休说他晚饭前不得不绕道去拿他的晚礼服，因为他的会所有一个男生派对。当他驾车转弯驶上一条林荫道，停在一个两边蹲着两只大石狮子的铁门前面时，莫伊拉以为他们已经到了会所或者是酒店。随后地勤员查理走过来帮他停车，客厅女佣康赤塔在门口向他们问好。莫伊拉惊得差点晕过去。他怎么能够带她回家呢？

莫伊拉非常羞涩，休的求婚则让她不知所措。当他大胆地宣布几天后他就要和莫伊拉结婚时，她感到非常高兴，受宠若惊和神魂颠倒。私下里，她不知道是他本人还是他的地位吸引了她。第三次约会后，他送给她的淡紫色山羊毛衣多多少少弥补了她在 Smokey Joe 酒吧受到的侮辱。

莫伊拉觉得休长得英俊，尽管有些微胖，但她努力忽视他的缺点。莫伊拉是个健身狂，且形体良好，而休则游手好闲，但她并不反感。后来，她知道休的父亲拥有一个豪华的体育竞技场，提供各种运动，此外，他还是老鹰队的股东之一。休在学校时总是被大家羡慕，因为他私下里认识很多球员，还有他们的自拍照。

莫伊拉喜爱舞蹈、网球、徒步以及其他各种户外运动。休喜欢打高尔夫，但是他没什么球技，也懒得训练。他总是输掉赌球，大家把他当做"大傻子"。

如果要努力寻找莫伊拉和休的共同点，那就是他们发现了一个彼此都满意的地方——大西洋赌城。休的父亲不久前在一家新开的赌场旁买了公寓，休叫莫伊拉周末和他一同去大西洋赌城，莫伊拉起初表示反对，但最终休还是劝服了莫伊拉。"我会买一张好的戏票，然后我们去吃大餐，假如你不愿意去赌场可以不去。"

尽管很不情愿，莫伊拉还是同意了，而这次冒险也被证明是极为成功的。休整天都在赌场赌博，莫伊拉则在沙滩上慢跑，并此生第一次在 SPA 中做了按摩。他们见面吃饭时，她容光焕发。而后又在前排听了四季乐队的演唱会。休甚至安排她和领唱弗兰克·威利见面。这次旅居为他们今后的生活营造了很好的模式：日分夜聚。

莫伊拉很希望休见一见她的家人。一天夜里，她问他应该怎样安排这次见面时，他说："我有一个好主意，我们带他们去看一场老鹰队的比赛。下周末有一场季前赛的夜场比赛。我们在南费里吃过便饭后，就去看比赛。"

这个主意果然奏效。在 Dante& Luigi 吃饭时，气氛开始有些紧张。但是莫伊拉父亲见了老鹰队教练和球员后，在豪华的包间中看球，他兴奋得简直就像一个孩子。事实上，汤姆·奥善和玛丽·奥善都对这次奢华的晚间聚会印象深刻。他们很快就将休的犹太人血统抛置脑后。当休进一步施展魅力时，莫伊拉父母的心都融化了。

相反的，老汉姆林夫妇则没有这么容易就接受莫伊拉。他们欣赏莫伊拉的激情和才智，但是信仰问题一直困扰着他们。他们的许多朋友都说自己的孩子与非犹太人结婚，下一代孙子辈就会因信仰问题麻烦不断。

逐渐地，莫伊拉成功迫使自己相信，自己深爱着休，而不是他的金钱。当他在一次烛光晚餐中问及这个问题时，莫伊拉红着脸接受了4克拉的大钻戒。

他们毕业不久就举行了炫目的婚礼。招待的钱远远超出了莫伊拉父母的支付能力，所以汉姆林家族帮着付款。之后夫妇俩去新西兰和澳大利亚度了一个月的蜜月。两人的婚姻生活顺利起航。

他们度蜜月回国后，两人搬进了离他父母的别墅不远的新家。莫伊拉接受了一份镇税务所的工作。休则继续花费大量的薪水用于牧场，继续参加高尔夫、赌博等。不久之后，莫伊拉怀孕。孩子出生后，她想休息一段时间，她不能忍受和新生的儿子分离。休也让她不要再去工作，但她感觉到她的决定让休对她的喜爱有所减少。他总是心不在焉地结束他们的谈话。

莫伊拉每天都在一群佣人的照顾下生活，不必考虑其他事情。她开着一辆黑色的路虎，享用着各种私人定制，包括各色的山羊毛衣。

不久，他们又有了一个男孩和一个女孩。这对夫妇迅速组建了一个庞大的家庭。他们的孩子人缘极好，在学习体育方面都很优秀。

他们的爷爷奶奶也很骄傲。莫伊拉每天都外出打桥牌或网球，做着各种慈善事业。她每天都在选择到哪家酒店去吃饭，而且会喝一点酒，她认为一点点的酒对身体没有坏处。她也没有像以前那样做那么多的运动了，最后一次怀孕时增加的体重，也没有减下去。但是休并不在意，所以她也不了了之了。

后来，莫伊拉的经期开始紊乱，所以她的节育措施也有所松懈。在 39 岁时，她怀上了第 4 个孩子。她对此非常震惊，因为她和休的性生活此时已经非常的少。但是更令她震惊的是，休对这个消息非常反感，他斥责莫伊拉故意用怀孕来维持他们的婚姻。莫伊拉则觉得十分荒谬，她公开表示过不想和他在一起。

在这个年龄怀孕可能会有很多问题，因此她咨询了格莱德温纪念医院最好的妇产科大夫纳塔利·戈森。每次都是这位大夫给她接生。纳塔利在治疗高龄产妇和服药的孕妇方面很有经验。一开始，莫伊拉的病例对于纳塔利也只是常规病例。她也非常乐意接诊这样的有钱患者。

但是在接下来的几个月随访中，莫伊拉出现了一些心脏方面的问题。她告诉医生晚上有心悸的症状，"感觉像是有人在我的胸口敲鼓，突然会有一两下停跳。这种症状每几分钟或几小时就会有一次。"

纳塔利问莫伊拉，"你有没有类似黑曚或眩晕、胸痛等其他症状？"

"我有时感觉有点头晕，但只是出现在我剧烈运动过后。"

纳塔利知道这种症状在孕妇中很常见，且莫伊拉非常健康，也没有心脏病的家族史。她没有吃别的药，除了一些维他命。没有其他更加严重的症状时，纳塔利不会主动开具心脏检查，她通常不会将病人送去会诊，除非迫不得已。

但是，随着莫伊拉反复诉说有心悸的症状，纳塔利最终还是决定请菲利浦·萨凯斯过来会诊。尽管菲利浦·萨凯斯远非最好的医生，但在这里却是医术最精湛的。像亚当·威尔凯就时常因为一些房速或者室上速患者邀请菲利浦会诊。纳塔利非常欣赏菲利浦对她母亲的心律失常所采取的保守治疗策略。

当菲利浦接通电话时，她说道："菲利浦，如果你能过来看一看莫伊拉·汉姆林我将感激不尽，她是一个39岁的高龄孕妇，有些心律失常，她都快疯掉了。"

"这个名字很耳熟，我是不是见过她？"

"没有，你很可能是在杂志的社会版专栏中见过她的名字，她丈夫的家族非常有名，而且是个大慈善家，因此她可能也时常亮相。"

"太好了，社会名流，迫不及待呀。"

纳塔利自己也是美兰社区的社会名流，所以对于菲利浦的说法也不作反应。"好的，我会让她打你电话和你预约，我们会将手头的一些资料送给你。"

见到莫伊拉时，菲利浦非常惊讶。他原本以为她会是一个傲慢矫情的人。相反，她是一个非常迷人、聪敏、有幽默感的人，这让菲利浦也比较轻松。他静静地坐着，听她诉说病情，只是偶尔打断确认一些讯息。他询问是否有心律失常的家族史，莫伊拉回答没有。当问到是否有其他疾病时，莫伊拉则表示在大学期间吃饭有点问题。"我只是不想长胖，所以我常常保持饥饿，且经常迫使自己呕吐。但是后来我厌倦了这种方式，所以也停止了。"

除此之外，莫伊拉没有其他的疾病，也没有服用药物。"我只是在怀孕前服用过一点抗组胺药，因为我有季节性的过敏症状，但怀孕后就停了。"经过一番体检后，菲利浦确信莫伊拉存在某种心律失常。

"这种情况在怀孕期间很常见，也不必过于担心，莫伊拉。"他平静地说道，"你的心脏症状是由于你心脏底部一个叫做心室的地方出现的早搏，停跳也只是心脏早搏后重整了一下。大多数情况下，无需治疗，并且在生产过后会有所缓解。"

为了证明这些早搏是良性的，菲利浦给莫伊拉安排了一些检查：比如血常规和心电图。接着他把她劝说出办公室，将她介绍给他的秘书。

荣达·西蒙斯已经和菲利浦一起工作了 15 年。事实上，他们是真正的"患难与共"。那时菲利浦刚刚实习结束，在格莱德温纪念医院还只是一个新手，因此他也被安排了格莱德温纪念医院最没经验的秘书。荣达那时才 19 岁，是一个美国黑人女孩，操着犹太口音，刚从学校毕业。当时大多数人预测荣达在这个职位上干不长。因为荣达并不太聪明而菲利浦又是个难以相处的人，所以荣达看起来几乎没有太多机会。

但出乎大家意料的是，荣达和菲利浦非常投缘。这么多年来，她是唯一一个可以嘲笑菲利浦而不被他记恨的人。她的形象记忆能力很好，打字一流，职业道德优良，且对菲利浦非常尊敬，因为菲利浦本身机智、公正，尽管处事有些生硬。

荣达找到工作没过多久，夏季炎热的一天，菲利浦邀请她和她丈夫及孩子到他家游泳和烧烤。这是值得一提的事，因为菲利浦很少请客。那天下午，看到这家黑人沿着马路散步令他非常高兴，而他的邻居们则一阵惊慌。因为款待黑人并非美兰社区的传统。

工作上，荣达与菲利浦配合得很好。她着装保守，乐于与患者交流，与别的医生也很合得来。菲利浦不用电话时，荣达经常打电话和其他科的主管医生聊天，因此人人都喜爱她。

荣达给莫伊拉安排了检查以及随访的时间。莫伊拉之后告诉了她母亲，"萨凯斯医生并不是大家所称的性格古怪的大夫。他知道自己说的是什么，他的秘书荣达也非常棒。"

莫伊拉这次的就诊非常舒心。做完检查，她的生活重新回到正轨。在等待检查结果的这几天里，她都把它们抛到脑后了。休并不在意这些事情。其实，他知道莫伊拉在看心脏科医生的唯一原因是因为他自己有时也有心悸症状，但却不敢看医生。

检查结果出来后，莫伊拉便去找菲利浦。从后者的表情和语调她便立刻知道情况不太好。她努力保持镇静，但还是觉得胸口喘不过气来。菲利浦拉出检查桌尽头的凳子，坐在她旁边。

"你的大部分检查结果都正常，莫伊拉。血生化只有钾和镁浓度稍低一点。你现在食欲正常么，吃东西方面还有没有问题？"

莫伊拉有些抵触。"没有！有时候我吃些垃圾食品，不过总的来说我吃得还是很健康。"

"好吧，目前我还想不出会有其他什么原因导致这些值偏低——我的护士会告诉你一些吃饭需要注意的事情，她会告诉你吃哪些东西可以增加你的电解质水平。真正的问题是，你的心电图。我发现你的 QT 间期较长。"

"什么意思？"莫伊拉问道，努力让自己的语调保持镇定。

"意思是说你的心脏在电激动和复极化方面有些问题。"

菲利浦继续给莫伊拉讲一些心脏电生理方面的知识。对莫伊拉来说，要理解这些复杂术语实在太困难了，但她还是尽量集中精力听懂并记住所听到的。菲利浦并不是一个能把复杂东西讲得简单明了的人，他对反应比较慢的人常失去耐心。"我尽力了——如果他实在跟不上我的思路，那我也没办法了。"他常这样自我开脱。

"心脏是个电泵，这个'电'是由于离子在心脏细胞膜间跨跃产生的。"他说，"一旦电激动心脏，心脏就收缩，然后它需要恢复回来，这样血液才可以再次进入心脏，然后再次电激动。心脏激动的时候，钠离子进入细胞内，然后钾离子离开细胞，这样心脏就恢复开始的状态了。由于某些原因，具体是什么原因目前还不太清楚，一些人出生时钾离子通道就有些异常，所以心脏电活动不能像正常的那样快速恢复。这个问题从心电图可以看出来，就是测心电图上叫做 QT 间期的时间。"

"就是说我的 QT 间期时间长了，是它造成我心脏乱跳的么？"

"由于一些细胞恢复得比另外一些慢，这样心脏就产生短路了，就会导致一些严重的心律失常问题。QT 间期延长就是这种情况的一个标志，你可能出生时就有这个问题了。说实话，就目前所有的资料，我并不完全确定这个心电图反映出的问题就是导致你心悸的原因，我会给你开些进一步的检查。要是你确实是长 QT 综合征，但并没有严重症状，你的家族里也没有人无缘无故就突然早逝，在这种情况下，我们会让你吃些药预防这个乱跳的问题进一步发展。"

"我不想吃药，"莫伊拉不情愿地说，"而且我还在怀孕呢。"

"你别想太多了。我现在并不肯定这就是最后的诊断结果。哪怕你确实被诊断为长 QT 综合征，你也可以选择治疗方式，即使你不愿治疗，也可以先观察试试。就这一点来说，我还不知道你犯严重恶性心律失常的风险有多高。我们要更多的证据才行。"

虽然菲利浦几乎可以肯定莫伊拉就是长 QT 综合征，但在她同意治疗前，他无疑需要有更明确的证据表明她需要进行治疗。除此以外，进一步的检查也能明确她需要治疗的力度。长 QT 综合征与猝死确实有关。菲利浦通过一个监测设备可以评估莫伊拉的风险。这样，如果莫伊拉对治疗持抵触态度，他也能知道该对她施加多大的压力来说服她进行必要的处理。从莫伊拉的表情看，她就快要变得惊慌失措了。菲利浦觉得还是应该采用更直接的对话方式。

"这样吧，"他尽量让自己的语气平和。"我们再做一些检查，我觉得这些检查其实挺简单的，检查结果能让我们更了解这个问题。"

"好的，不过可以尽快做完么？这一切开始吓到我了。"

"我肯定荣达会在一周内在我们实验室给你安排好一切的。同时，我会给你做一个 24 小时动态心电图，这样我就可以看到一天之中你的 QT 间期的变化情况。还会给你做一个平板运动试验，检查你在运动应激状态下会不会发生心律失常。同时还要给你做一个超声心动图，通过超声可以显示心脏的结构，看看你心脏的瓣膜结构有没有异常。这些检查的风险都不会太大，但是能给我们提供很多信息。"

"好的，听起来不错，那我们什么时候会知道答案呢？"莫伊拉紧张地询问道。

菲利浦极力掩饰对这个问题的反感，因为这个问题已经被问过千万遍。他告诉莫伊拉检查至少需要一周才会有结果。考虑到她现在近乎崩溃的处境，情感上的支持和检查一样重要。出于这种原因，他建议随访时休最好能陪着莫伊拉一起来。

莫伊拉的眼泪流了下来,"我让他今天陪我来,但是他说来你这里只会让他感到紧张和沮丧。所以我让他别来了。"在菲利浦看来在困难时期不陪着妻子简直是不可思议的。休在莫伊拉心脏停博后出现的一系列古怪的举动让菲利浦现在觉得他并不是自己想交友的类型。但不幸的是,后来他对这个人的了解要远远超过他的想象。

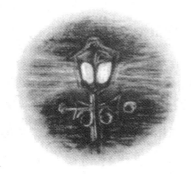

第三章

　　为了避免惊吓到她，菲利浦并没有向莫伊拉详尽解释每一个诊断之间的细微差别。他同样痛恨医生为了追求所谓的"知情同意"而将所有信息毫无保留地透露给病人。他见过上百例被医生"坦诚的意见"所击溃的病人。年轻的大夫们没有十足根据就抛给病人诸如"大面积心梗"或者"严重心衰"之类的名词。尽管患者们需要足够的信息，但有技巧的大夫不需要刻意地隐瞒，就可以让病人从治疗中获益。在莫伊拉的病例中，菲利浦就对她保留了很多令人恐惧的细节。

　　菲利浦绝大部分的研究生涯都致力于研究影响心脏电生理自我再兴奋的因素，在基础研究向临床转化方面也很有经验。这种能力并不多见。只有少数的大夫能直接将基础科学的研究应用于临床。对于莫伊拉患这种病的后果，他本来有很多信息可以告诉她，但他觉得坏消息还是传递得越少越好。比方说，菲利浦知道如果他告诉莫伊拉她的病有一定的遗传性，那她现在就会开始担心自己的孩子。当然，孩子终归是要接受检测的，但他不想现在就告诉她。

　　不可忽略的是，医学的发展日新月异，科学家们早期的想法相对简单，实际上心脏的反复兴奋是一种基因决定的复杂的病理过程。就在几年前，一群有创新精神的意大利研究者报道了婴儿猝死综合征的病例，可能与莫伊拉的病因相似。

尽管菲利浦自认是这个领域的专家，也领导着一个有许多外国专家的实验室，但他所取得的数据并不全部是从这些外国同行成果中得到的。"他们是一群头脑聪明的人"，他这样评价他们。他几乎没有单独去过实验室，也不像其他"大佬"一样，靠自己的团队出数据，然后在发表的文章上缀上自己的名字。

作为一个团队，在成熟的项目上，实验室的研究人员都有良好的职业道德和超高的工作效率。其他实验室几周甚至几个月的工作，他们不但几天就能完成，而且连数据也能精确地分析出来。正因为这样，菲利浦很少批评他们的工作。基金申请和文章经常不用修改就能被接受。

举例来说，菲利浦的实验室探索过一个重要的问题，那就是在可疑人群中，是什么因素触发了恶性心律失常。拿莫伊拉来说，她可能生来 QT 间期就长，是什么原因造成她突然发作心律失常呢？如果她的病是遗传得来的，那为什么她的父母没有类似的症状呢？虽然低血钾和低血镁是众所周知的诱发因素，但这并不能作为全部的解释。

菲利浦的实验室也确定了一个不断增长的药物名单，这些药物能进一步阻碍钾离子流动，使先天的电解质异常更加严重。需要敲响警钟的是，对这种倾向不了解的首诊大夫可能会因为非心脏病因给患者开这个名单上的药物从而造成不良后果。

这份名单上有抗生素、抗组胺药和镇静剂，有一些甚至是非处方药（OTC）。菲利浦实验室和其他研究人员都确认这些药曾引起许多健康成年人的死亡。正因如此，出于对药物安全性的考虑，美国食品药品管理局（FDA）做出了一个空前的决定，即要求所有在美国获批的新药都必须评价其对心肌细胞复极化的影响。

从临床工作角度出发，菲利浦致力于通过心电图来预测长 QT 综合征患者发生心律失常的风险，他们已经发现心电图波形的异常是猝死的良好预测指标。就这点来看，莫伊拉的心电图尤为值得研究。她的 QT 间期只是中等程度的延长，但 T 波有一个巨大的顿挫。从这点看来，菲利浦怀疑当莫伊拉的血钾或血镁浓度恰好较低时，如果同时服用名单上的药物，就可能发生严重的心律失常。菲利浦深知，对于她来说，必须严格避免服用可能诱发恶性事件的药物。

另一个让菲利浦感到不安的情况是：如果像莫伊拉这样年轻的病人死亡，他很可能会被起诉。死亡通常预示着起诉，特别是有很多的“专家”，只要给钱就可以因为任何事情来起诉医生。

没有哪个地方发生诉讼的几率比费城更高了，这个城市医疗事故律师的密度是世界上最高的。菲利浦对这一切太了解了，他知道医疗诉讼就像一个噩梦般需要耗费巨大的精力和时间。更糟糕的是，一旦官司败诉，会带来巨大的精神创伤，也意味着名誉尽毁。

而这种情况在美兰社区尤为过分。这里的富绅们要求零失误的医疗服务，不能接受任何不好的结果。当不幸发生在一个健康人身上时，第一个假设就是医生的诊疗过程肯定有失误。有些专打医疗事故官司的律师甚至用广告牌来鼓吹他们歪曲的医学观，孜孜不倦地在患者心里埋下怀疑的种子。因此，菲利浦和他的同事们实践CYA（即医疗检查全覆盖）医疗并不奇怪。这种实践模式花费巨大，因为医生需要做更多的检查测试以免漏诊。因为与漏诊的错误相比，多记账的错误更容易被宽恕。

在这一天结束时，菲利浦担心对莫伊拉的检查做得有点多，准备让组里另一个同事接收她。总体上说，菲利浦还是很喜欢学院式的"沙龙咨询"。他把莫伊拉的病例夹在腋下，信步走进米兰·库克凌乱的办公室。

这位年轻的同事是菲利浦从他自己的培训项目里招募的。他看重米兰不仅是因为他有过硬的专业技能，更因为他理性的判断力。米兰是一个高大、英俊的东欧男人，移民到美国前在祖籍南斯拉夫克服了种种的个人困难。在被招到菲利浦管理的 GMH 无创实验室前，他在哈佛培训系统工作。尽管不是一个有条不紊的人，但米兰充满活力，喜欢去看望病人并且愿意使他本就充实的日程更加繁忙。

米兰用黑亮的眼睛直盯着菲利浦。"我不认为你还有其他选择，菲利浦。"他最终回答道，"你还得再做检查。但我觉得她发生猝死的风险相对较低。你看，她没有家族史，今年已 39 岁而且之前没有病史。"

这正是菲利浦所期望从米兰口中听到的务实的答案。"是这样没错，但是我觉得她心电图上 T 波形态比较诡异。而现阶段的主要问题是，我是该用药物为她治疗还是只随访观察呢？"

米兰的回答也很迅速，"照她目前的情况，我会暂时选择随访观察。只要她不用有风险的药物，再保持电解质稳定，就不会有什么危险。不是吗？"

"好吧，那我们先看看她其他检查结果怎么样，然后再根据她自己的意愿作决定。她现在怀孕了，所以直到生产前她可能都不希望服用药物。"

"嗯，那我们就根据检查结果和她个人意愿综合考虑吧。但如果我是你的话，我肯定不会继续治疗。"

终于，菲利浦拿到了所有的检查结果，这些结果与他的设想几乎是吻合的。莫伊拉的心脏结构正常，没有冠状动脉病变和瓣膜病。心脏泵血功能正常，运动试验结果也是正常的。心电图和动态心电图的结果显示，她确实患有长 QT 综合征。

一周以后，菲利浦带着所有的检查结果在办公室里与莫伊拉和休见了面。莫伊拉还是趴在桌子上，休则坐在她对面的靠背椅子上。莫伊拉写了一长串的问题，菲利浦耐心地挨个解答。

"为什么她有这种病？""她生来就有基因方面的缺陷。""之前为什么没有诊断？""莫伊拉以前没有做过心电图。"（她不记得曾经做过心电图）而且即使做过，由于它的表型隐匿，没有经验的大夫可能就会忽略。"那孩子呢？""孩子们都要检查心电图，莫伊拉的一级亲属也要检查。""还需要做其他的检查吗？""不需要了，这就是最终诊断。"

接下来就是主要问题了，莫伊拉发问的声音有点颤抖："那我们接下来该怎么办？"

菲利浦毫不犹豫地说："莫伊拉，根据你的检查结果和家族史情况，你发生猝死的风险并不高。你年近 40 岁而且之前从没发作过。所有这些都表明，事情没有那么糟糕。针对你的情况，我们建议你服用一些药物来维持心脏电生理的稳定。而最好的预防措施就是服用 β 受体阻滞剂。"

接下来，菲利浦详细解释了什么是 β 受体阻滞剂，以及它是如何通过抑制肾上腺素对心脏的作用进而降低恶性心律失常发生率的。

某些情况下，如受到惊吓，可以引起肾上腺素水平升高，在长 QT 综合征患者中可以诱发心律失常。菲利浦觉得应用 β 受体阻滞剂来治疗莫伊拉是合理的，但是他马上补充道，跟所有药物一样，它也有副作用。

菲利浦接着解释道，"β 受体阻滞剂可能会引起疲劳、倦怠等副作用。对于怀孕妇女来说，它还可能引起体力下降，生产的孩子可能会个头稍小，体重稍轻。"

"这样的话，我在孕期服用这种药物就不是绝对安全的，还有其他可以采取的措施吗？"莫伊拉问道。

"有时候我们会建议患者植入除颤器。但是这样的病人多是风险较高的，比如有家族猝死史或出现过一过性黑矇症状的。显然，你并不是。"

就在这个时候，休从椅子上一跃而起，斩钉截铁地说："我同意莫伊拉的意见，我不赞成她在怀孕期间服药。"

菲利浦对休此时过激的情绪有点不解，但看到莫伊拉也表示同意地点着头。

"听着莫伊拉，我能理解你的决定，但是你必须要知道，你有可能再次发生心律失常、晕厥甚至猝死。严密监测电解质水平，维持钾离子和镁离子的正常水平从而防止 QT 间期出现延长对你来说是万事之首。利尿剂是非常危险的，他们在滤出水分的同时也会滤除这两种离子，任何形式的减肥药都是有害的，因为它们会引起心脏的肾上腺素样反应。"

当休询问其他不能服用的药物时，菲利浦从工作服兜中掏出了一张小卡片，上面罗列了可能会延长 QT 间期的药物，并且让莫伊拉收好。"我也要一张"，休急忙上前拿了一张，然后将这张粉色的小纸片叠好放到了外套口袋里。

菲利浦叮嘱莫伊拉每隔几周要来复查，并且如果一旦出现心悸要马上给他打电话。她点点头，尽力挤出了一丝勉强的微笑。但是，休却连道别都没有，就转身离开了诊室。

之后，菲利浦开始坐在他桌前给纳塔利·戈森写信向她解释之前的治疗方案，在莫伊拉之后的怀孕期间，他将会提供严密的随访资料。

在"会谈"之后，莫伊拉的症状得到了显著的缓解。菲利浦也知道对病人的安慰本身就可以缓解患者的焦虑情绪，这对治疗十分有益。在接下来的几周内，莫伊拉有过几次轻症发作，并且打电话到菲利浦的办公室，也和护士进行了充分的交流。她的每次到来都十分简短并且直入主题，而菲利浦也可以轻轻松松，并不需提供太多的帮助。

莫伊拉着实不清楚该怎样对待菲利浦，毫无疑问，她并不喜欢他的生硬，但又由衷地对他的专业十分敬仰，最终下定决心在怀孕期间忍受他狂暴的性格。当她询问休对菲利浦的看法时，他只轻哼了一声，没好气地说他就像大多数医生那样自私自大，只考虑自己。

当预产期临近，为了以防万一，纳塔利决定在菲利浦可以到场的时候给莫伊拉药物以使其准时分娩。在经过菲利浦允许的药物被莫伊拉服用之后，分娩进行得非常顺利，就好像莫伊拉在发生心脏问题之前第一次分娩的时候一样。

当天，产房内摆满了各种监护设备，复苏的仪器也都被提前准备好，甚至较平常还多了几位专家。莫伊拉也一直在问护士自己是不是能挺过这一关，事实上，她做得非常好，并且成功地生下了一个小男孩，取名叫做南散。

莫伊拉恢复得非常之快，在几周内就回到了菲利浦的办公室进行常规复查，他们就像怀孕时在医院进行的交谈一样。只是这次，她额外提起了倍他乐克对小南散的副作用，她是母乳喂养，而倍他乐克又是经过乳汁代谢的药物，会导致南散的心率和血压降低。另外，她从网上查到倍他乐克会导致体重增加，这实在是让她这个视体重如生命的女人无法接受，实际上她正准备减掉因为生孩子而增加的体重，并且再次穿回她漂亮纤细的衣服呢。综合考虑这些原因，她固执地认为自己不再服用倍他乐克的决定正确无比。

"不可能的，医生，休和我进行过深入的交流，我决定要把握住我自己的好机会，就像你告诉我的那样，远离那些有害的药物并且平稳地控制饮食。"

"你可以自己选择的，我理解你的决定，我们也将按你说的做。"尽管如此，菲利浦还是仔细地将这些对话记录在案，特别是莫伊拉拒绝治疗的部分。以及她并不是高危人群的事实，因此探讨植入体内除颤器就变得没有必要了。

"最后你的小伙伴是怎么决定的？"刚刚从菲利浦办公室门口经过的米兰在莫伊拉离开之后问道。

"她什么都不想做。"

"那最后会给她用什么药么？"

"维生素 A 和抗组胺药。"

抗组胺药引起了米兰的兴趣，"我希望那是安全的。"

"确实，"菲利浦回答道，"我可以给她服用的唯一安全的抗组胺剂是阿哌尔。"

米兰和菲利浦都知道已经有复杂的临床试验证明了阿哌尔在患有长 QT 综合征患者使用上的安全性,这是对其前身 Delcane 的重大改进,而后者已经因为引起一部分患者猝死而在临床上被禁用。

"看上去不错。"米兰说道。

"老天,真希望如此啊,我觉得我已经在这该死的病例上花费太多的精力了。"菲利浦无限感慨。

米兰点点头,"是啊,你这次实在是太仔细了,我知道为什么,她是一个非常高调的患者,尽管如此,你实在是没法再更加仔细了……"

实际上,他们俩都没法想象到,那些词语到底意味着什么。

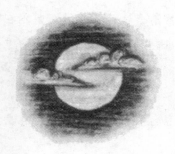

第四章

在莫伊拉心脏骤停以后，她的住院诊疗按计划进行。经过 24 小时的冬眠治疗后，她恢复到了正常体温。在此过程中，医护人员密切观察她是否出现低体温的并发症，如肝衰竭和肌肉损伤。即使在使用了大量的镁剂和钾剂的情况下，她的电解质最终也仅维持在正常水平，需要补充的电解质剂量远远超过菲利浦的预期。不仅如此，菲利浦对莫伊拉在急诊室的低电解质水平仍然不能给出一个让人信服的解释。莫伊拉曾向菲利浦确认在怀孕以后饮食正常并否认使用利尿剂。菲利浦对此提出了许多可能的解释，但意义甚微。最棘手的问题是为什么莫伊拉的心脏骤停会在稳定多年之后又突然发作了呢？

菲利浦密切关注着莫伊拉病情的发展，并对此与护士每天至少进行两次沟通。她各重要脏器包括肾和肝的功能，都已恢复正常。菲利浦花费了大量的精力在莫伊拉这个病例中，并与参与她诊治及护理的住院医生、护理人员以及其他治疗人员进行了积极的讨论和协商。他每天都会与会诊医生探讨病情，尤其是神经学家斯蒂夫·高德斯坦。

以他多年的经验，菲利浦深知一个小小的错误就有可能导致一个患者的死亡。他也明白如果莫伊拉没有挺过来，他将会因此受到责备。医院里有许多人以整理及报告医疗事故为职业，菲利浦对此感到气愤并称之为"马后炮"。凡是经常诊治患者的人都会明白患者是多么的脆弱。心律问题很容易导致严重的后果。发生在医院外的心脏骤停死亡率相当高，仅有不足20%的人得以幸存。如果像莫伊拉这样没有及时正确地进行抢救复苏，幸存的人数则更少。

不过菲利浦决定给莫伊拉一个机会来接受挑战，他认真地制订了治疗计划中的每个细节，并努力定期向休及她父母告知莫伊拉的情况。

休很少来医院，也不回菲利浦的电话。当菲利浦最后见到休的时候，他问到发病前莫伊拉的饮食是否有改变。

"我甚至不明白你在讲什么，"休说道，"为什么一旦这样的事情发生，医生总是责备病人及家属？莫伊拉的饮食非常健康，有时候她甚至在这方面做得有些过了头。"

每当菲利浦想讨论莫伊拉病情的时候，休总是很粗鲁，有时在提及莫伊拉时甚至使用过去时态。难道休已经准备放弃莫伊拉了吗？

一天晚上，菲利浦早早找到了休想要再次沟通一下用药的问题，可是得到的是又一次消极的回应。

"我已经告诉你她都吃了什么！"休吼了一句。菲利浦忍住怒气，并将休这种态度归咎于他压力过大。他需要这些信息，因此他坚持，"休，你要知道你提供的正确信息是多么重要。莫伊拉变成这样最可能的原因也许就是一种引起她QT间期延长的药物。而我现在要做的就是明确这种药物是否存在以及其原因。"

当莫伊拉住进 ICU 的时候，菲利浦采集了她的血样及尿样送去实验室，并进行尽可能全面的敏感药物的筛查。他明白，延长 QT 间期的药物即使在很低的血药浓度也会造成恶性心律失常。甚至是不相关的药物，例如抗菌药物，也可能会引起致命性心律失常。几天后菲利浦拿到了化验结果，显示唯一可能的"凶手"是阿哌尔——莫伊拉服用的一种抗组胺药物。令人吃惊的是莫伊拉体内这种药物的血药浓度异常地高。

尽管他知道这个问题会再一次惹休不快，但他必须问清楚莫伊拉为什么要服用如此多的阿哌尔。

"我他妈的怎么会知道？我又没给她吃那该死的药！每年这个时候她过敏就会特别严重，而她一过敏就会吃这个药。也许她就长期规律地吃药了。还有，你他妈的为什么这样问我？不是你让她这么做的吗？不就是你搞砸了？"

早些年，菲利浦是出了名的坏脾气，也从不跟人废话。他的大学室友给他起外号叫"疯狗"，而这个外号也一直伴随他直至医学院毕业。对于粗鲁的及他认为做错事的人，菲利浦是出了名的难缠。而这个外号也来源于一件著名的轶事。有次菲利浦碰到有人从车窗往外乱掷垃圾，他拾起垃圾追上那个司机并把垃圾扔回车窗里，甚至还附送了一番请勿污染环境的宣教。

年龄以及阅历磨平了菲利浦的棱角，使他在待人接物方面变得更加温文尔雅，在医疗行业中他也学会了降低姿态。出于对自己精湛医术的信心，菲利浦还击了休的责骂。"不，休，"他镇定地说："我们并没有搞砸。阿哌尔在任何剂量下对莫伊拉这样的患者都是安全的。但即使我们推测莫伊拉在出事前刚刚服用了药物，她的血药浓度也高了 5～10 倍。也就是说，她的服药剂量比我之前推荐的要多出太多了。既然她并没有遵从医嘱，我便有些怀疑她是否有服用其他药物的习惯，从而损害了她的健康。"

"哈，我可帮不了你，"休低吼，"你们将这些归咎于莫伊拉用药的改变，因为她无法告诉你们发生了什么，我也不会。"

这是最棘手的问题：莫伊拉醒来的机会微乎其微。尽管进行了低温疗法、通气管理以及无微不至的护理，莫伊拉的大脑并未出现好转的迹象。神经科专家斯蒂夫每天检查莫伊拉的状况，结果并不乐观。

"任何指标几乎都没有改善。"入院 5 天后的一次谈话中斯蒂夫这样告诉菲利浦。

"那现在你有什么建议吗？"

"正如伟大先驱杰克·博格尔所言'顺其自然'。现在就放弃仍然为时过早。你还想从我这里得到什么暗示吗？"

有时候小小的幽默也会有所帮助，但菲利浦并不能放松。他明白再做一次家属谈话是十分必要的，可他实在没有心情跟休再吵一架。

"斯蒂夫，我有一个问题。你与她丈夫讲过这些吗？他怎么想的？"

"你是说跟'好好先生'谈吗？当然，这可真是个'愉快'的夜晚。你可是欠我一个大人情，得好好请我喝一杯！"

斯蒂夫去了家属等待室正好碰上刚到医院的休。他向休简单并如实地交代了莫伊拉的病情。休的反应一如预料很不友善。

"你们是想放弃她吗？怎么回事，你们是想腾出床位给你们又搞砸了的病人吧?"斯蒂夫面对谩骂的修养比菲利浦要好得多。

"听着,汉姆林先生,我们正竭尽全力挽救你的妻子。目前的局面很不幸。急诊的医生告诉我们你妻子急救复苏的时机太迟导致了她如今的大脑损伤。"

"我也告诉他们我尽了全力,"休反驳道,"我不知道怎么做心肺复苏,那该死的房子里也没人会这个。如果我的邻居在家,也许这一切都不一样了。"

"我理解,汉姆林先生。莫伊拉恢复部分神经系统功能并非完全不可能,我只是不知道何时恢复以及能恢复多少。我们只能等等看看。"

"听着,莫伊拉有一份生前遗嘱,而我是她的委托人。她任何时候都不愿意在机器的辅助下维持生命。所以就某种意义而言,我们必须考虑是否及何时移除她的生命支持设备。"

站在一旁的邦妮插话道,"高德斯坦医生,家属们希望你能在此期间尽可能使她好转。"

"当然,我们也不想过早地使她脱离呼吸机。我们还需要做一个脑电波测试——脑电图,来看大脑是否还存在活动。"

"好的,那听起来不错。你准备什么时候做?"邦妮问。

"我可以安排明早做一个。"

"好的,做完后请及时通知我们结果。"休命令道。

斯蒂夫回到了 ICU 并写下了脑电图检查的医嘱。他在写莫伊拉病历的时候给菲利浦打了个电话,而此时菲利浦正在家与家人度过本周的第一个夜晚。斯蒂夫打的电话响起的时候他们正在用晚餐,但菲利浦仍然接了电话。他对于休做了什么有些担忧。

"怎么样?"菲利浦问道。

"野蛮人。菲利浦,那家伙被惹毛了。我们明天准备做个脑电图,他想让我们电话告知结果。那个金发美女希望大家都再努力一把,而休却表明莫伊拉并不愿意靠机器维持生命。"

菲利浦预料到了这些不顺利。中止生命保障系统一直是患者管理中的敏感问题,往往一石激起千层浪。然而在一般情况下,家属们都坚持晚一点中止以给他们的挚爱一个生还的机会。"我理解他。但这仅仅过去了四天的时间,她还有机会醒过来或至少恢复一部分的功能。"

"我也这么想,但她的大脑损伤过重,明显好转的可能性微乎其微。除非脑电图全是平的,我们就可以继续治疗,不过也只是多争取一点时间罢了。"

菲利浦点头同意,"好吧,等测试结果出来我们再说该做些什么吧。"

"菲利浦,小心那家伙。他怒气可不小,而且我觉得他不是什么善茬,这事很可能挺麻烦的。"

"你说有可能打官司?"菲利浦也曾想到这个可能性,但他得消除斯蒂夫的顾虑。"我已经把这个病例的相关文件都保存好了,不可能打官司。"

"少来,菲利浦,你哄谁呢?你真以为打不打官司跟你医术好坏有关吗?别忘了,任何人可以为任何一个理由把医生告上法庭。"

菲利浦知道斯蒂夫说的没错。大部分的医疗纠纷背后总会有一个不负责任的律师和一个贪婪的医生,很多已经难辨对错。宾州已经修改法律,要求在一个医疗纠纷进入司法程序前必须有一位专家对医疗行为进行鉴定，但有钱能使鬼推磨，为了金钱随便签字的医生不乏其人。

尽管如此，菲利浦仍然嘴硬，"我早就知道这些人，没事的。不管怎样，我们还得认真处理这个病例，去做我们认为对的事情。"

为了做脑电图，患者必须剃掉头发以便于头皮上的电极能够准确记录到大脑的电活动。脑电图曾经是一个常规的检查，但随着新的影像技术像计算机轴向断层成像（CAT）扫描以及磁共振（MRI）的出现，脑电图检查几乎已经退出了临床应用。如今只有很少一部分医院仍然做这个检查。当出现癫痫的症状时，经常利用脑电图来检测大脑病变区域的高频电信号。脑电图也可以用来诊断脑死亡以决定是否中止生命支持设备，这也是对莫伊拉做脑电图的原因。

莫伊拉在入院的第二天就做了一个脑电图，结果显示脑皮质的电活动很弱，表明大脑损伤较为严重。但诊断脑死亡还为时过早。第二份脑电图表明大脑电活动更加微弱。现在可以肯定大脑损伤已经不可逆转了。斯蒂夫得知检查结果时就立刻通知了菲利浦，并劝菲利浦放弃，"好吧，我想这回轮到我要疯掉了。我会告诉休这个坏消息并听听他的想法。不过我想我们应该知道他的答案了。"

菲利浦给休打了电话并约他在 ICU 的接待室见面。休在电话里并没有问到脑电图的结果，但答应马上会来医院。当菲利浦走进接待室的时候，休和邦妮挽着手一起坐在沙发上，正在轻声细语地交谈。邦妮眼眶已经湿润，努力安慰着心烦意乱的休。

菲利浦坐在他们的对面，开始谈论脑电图的结果并告诉他们希望渺茫。"我明白这是个难以接受的消息，你们可能需要时间来权衡一下再决定怎么做。"

"我并不想我妻子去世，"休缓缓回答道，"但她如果真的走了，也一定要有尊严地走。所以一旦你确定她再没有恢复的可能，我会同意移除她的生命支持设备。"

菲利浦跟休讲明脑电图的确诊意义，"我觉得你还是跟家人商量一下再给我最后的答复吧。"

一听这话，休立马火了，"听着，我不需要任何人帮我作决定。我必须要做这个决定，而且我想我已经做了。"

菲利浦继续问道："你和莫伊拉的父母谈过吗？如果他们都同意你的决定比较好。"对于那些家属们在是否继续生命维持上意见相左的病例中，菲利浦的建议是十分妥帖的。

"我没跟他们谈，他们让我做对莫伊拉最好的事——在我看来，这就是最好的选择。"

菲利浦说："我有责任再问一个问题。莫伊拉的驾照上显示如果时机合适，她愿意捐赠器官。那么，现在的时机正合适。从许多方面看来，莫伊拉是个很好的捐赠者。她所有的器官都工作正常，可以帮助到很多仍然在等待移植肾、肝、角膜和肺的人。我们不会将她的心脏用于移植但可以用于实验研究。这可以帮助我们彻底弄清楚她到底发生了什么。"

听到这话，休的怒气差点掀翻了整个房间，与之相比，他之前的脾气简直算是和风细雨。尽管邦妮努力劝他，他还是冲到菲利浦面前并威胁道："你们这些操蛋的医生永远都不肯罢休是不是？最初你总是鼓吹自己是多有名气，结果你让我妻子发生了心脏骤停。然后因为你们的过失她在这家医院里脑死亡。现在你居然有脸说要拿她做实验？哼，没门！你不能做尸检，你不能动她，更不准取出她的器官。我不在乎谁需要，也不在乎你们要学到些什么。这回答了你那狗屁问题吗？"

菲利浦震惊了。家属拒绝尸检和器官捐赠并不少见，但从没出现过反应这么激烈的情况。他对于休毫不在意莫伊拉的遗愿感到非常吃惊。当然他也没有忽略休的用词。律师们经常用"过失"这个词来形容医生不达标的操作，也就是指医疗不当。也许斯蒂夫说的没错，休已经在考虑打官司了。不知道休有没有跟某些人讨论过医疗纠纷的事？菲利浦在脑子里把这些迅速过了一遍，决定转到下一个话题。

菲利浦站起来直面休，尽可能冷静地说："现在，我还是建议你今天下午把家人都叫来与莫伊拉告别，然后我会关闭她的呼吸机。如果她没有自主呼吸，那可能很快就会离开。"

休一言不发，大步走出了接待室。邦妮不好意思地道了歉也走了出去。菲利浦松了一口气，他们的交锋虽然结束，但痛苦的一天不过刚刚开始。

下午 ICU 出现了感人和悲伤的一幕。莫伊拉的家人、亲戚以及孩子们走到她的床旁一一告别，要么满面泪痕，要么悲痛难抑。飘动的窗帘丝毫也缓和不了弥漫在这些人周围的悲伤。

休是最后一个，当菲利浦断开呼吸机的时候，他静静地站在床边。护士关掉了所有的监护并移除了她的通气管道。在接下来的一段时间里，奇迹并没有出现。菲利浦眼看着莫伊拉的心跳变弱变慢。慢慢地，她的血压及心率开始下降。过了几分钟，她的心跳停止了。

菲利浦抱着双臂站在床边，摇了摇头。快 6 点的时候，他宣布了莫伊拉·汉姆林的死亡。休一直沉默。他等了一会儿，也没说什么，收拾了一下窗帘就离开了 ICU。在出去的路上他告诉主管护士殡仪师会安排处理莫伊拉的遗体。

莫伊拉的死因仍不明确，菲利浦想过是否要给验尸官打个电话申请一下尸检，但他明白这只会更加激怒休，可能还会引起一些法律纠纷，而这都不是莫伊拉希望看到的。所以他放弃了，而莫伊拉的遗体也在当晚离开了医院。

正如她结婚后的很多活动，莫伊拉的葬礼也是美兰社区引人注目的大事。除了俱乐部的成员和家人孩子，许多市民和社会团体也到场参加。莫伊拉曾活跃于本地的社团和公立图书馆，她还曾经筹款帮助公园建设以及动物福利。如此高调的葬礼自然也是舆论的焦点。

城里的小天主教堂挤满了人。为了给所有的来宾告别遗体的机会，本定于 2 小时后的葬礼被推迟了。晴朗的好天气与葬礼悲伤的气氛有些格格不入。

菲利浦参加过的葬礼并不多，因为他没时间。此外，医生需要在情感上和自己的患者保持一定的距离。更为重要的是，在这种场合下医生与悲痛的家属见面着实有些尴尬。所有人心里都会有一个不解的疑问："你当初为什么不做些什么来拯救她的生命？"在如此悲伤的氛围中这情有可原。人们对年轻人的无故死亡还没有做好心理准备。

对于莫伊拉，菲利浦觉得应另当别论。出于内疚他不愿意参加葬礼，但他更喜欢莫伊拉，因此他说服了自己。纳塔利陪他一起去，他忍受了走进教堂时家属们的白眼，以及慰问时休草草的握手和敷衍的答谢。

葬礼持续了很久但对菲利浦而言毫无意义。他听着莫伊拉的家人念着悼词，却发现休并不在其中。所有人都在悲痛失去了这么一位年轻的好妈妈。

菲利浦并未参加用餐。虽然是天主教徒，但他对于那些教会组织以及无关和伪善的事感到反感，因此他很少和南希以及孩子们去教堂。这曾经让他很难过，不过他也听之任之了。当哀悼者从教堂走出来看着灵柩前往墓地的时候，菲利浦和纳塔利更为尴尬。他看见悲伤的孩子们坐在加长的黑色轿车里缓缓离开。

墓地的仪式非常简短。莫伊拉华美的棺材被脚手架固定在墓穴上方，神父祈祷着，莫伊拉的家人们失声痛哭。

当他离开墓地的时候，看见休正在跟看门人谈话。偶尔间听到看门人叮嘱他的同事们暂停棺木降入地下，直至哀悼者们离开。菲利浦在高尔夫俱乐部举办的午餐会上仅做了短暂停留便匆匆回了办公室，他需要找点事做以转移注意力。

莫伊拉去世后，菲利浦用了很久重新审视这个病案，试图搞清楚她身上到底发生了什么。他反复查看药物筛查以及其他的化验结果，总觉得有什么不对劲，可他也说不出究竟是什么。他睡眠减少，也不能回到正常的日常工作中。荣达竭尽所能地帮助他，但心血管科室的同事们仍然对菲利浦的抑郁心情感到担忧。

对于菲利浦而言，他的生活也发生了改变。他晚睡早起，陪伴家人的时间也少得可怜。相反，他总是喝点烈酒，在露台上仰望星空。南希说他对莫伊拉的死反应过激。他喝了太多的伏特加，而"鸡尾酒时间"也开始得越来越早，从天还没黑一直至深夜。他不得不承认南希说的没错，他也很不喜欢酒精带来的感觉，但酒精可以麻痹他对于那个年轻女人扑朔迷离的死亡所带来的痛苦。

　　几周以后，菲利浦开始在工作和生活中寻找一个平衡。看到他慢慢从痛苦中缓过劲来，南希放下了心，荣达和同事们也都松了一口气。即使如此，菲利浦和他的家人也都明白莫伊拉·汉姆林的死对他的影响，还会持续很长一段时间。

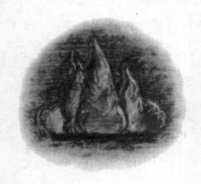

第五章

　　莫伊拉刚去世的一段时间内，菲利浦想了很多关于休·汉姆林的事，仍然对这件案子的结束耿耿于怀。许多事情都还悬而未决，但菲利浦想得最多，认为最重要的还是汉姆林家孩子未来的健康问题。既然莫伊拉患有遗传性疾病，那孩子们检查一下是否也有长 QT 综合征是十分必要的。菲利浦需要跟休好好谈谈这件事，不过他预料到休不会随便接电话，所以他需要选一个最佳的时间地点约他出来。

　　休和他的家人决定在莫伊拉死后服丧 7 天。以他们的风俗，这样可以使他们的犹太朋友及家人能够来祭拜一下亡灵。

　　菲利浦在讣告上看到了这个通知并决定和南希一起参加。他希望借此机会能够与休简单地谈谈孩子们的未来。

　　当他们穿梭在美兰社区里的绿地中，映入菲利浦和南希眼帘的是一座又一座美轮美奂的房屋。"我简直不敢相信这一地区有多少那样的新建筑。"南希不由感慨。

　　"这附近的地价很贵，所以他们拆除了许多四、五十年前修建的老房子才盖起了现在的这些宫殿。"

"那他们肯定不会翻修房子吧?"

"干吗那么麻烦?这里的人挥金如土随心所欲,而且他们不太喜欢战后的房子,所以这些建筑几乎一夜倾塌。"

当菲利浦和南希到达汉姆林家时,他们一致认定这是美兰社区中如雨后春笋般冒出来的豪宅中的一个典型范例,一座装潢豪华的大宅子,里面随处可见古董家具、精美的吊灯以及厚实的华丽地毯。他们将车钥匙交给男佣,随着其他客人一起进入了巨大的客厅。他们停在一群衣着考究的客人旁边。厅里设了四个吧台,待应生们端着冷盘和餐前小吃穿梭于人群中。

菲利浦注意了休一段时间。他低声对南希说:"我想找个最佳时机和他谈谈,让他换个环境。"从远处看,休表现得很安静。他看起来并不忧伤,似乎还有些愉快。邦妮是个不可忽略的存在,扮演着女主人的角色。

在这个聚会上,菲利浦和南希听说莫伊拉的遗体还未下葬感到十分震惊。显然,在墓地发生了一些意外。原来正当遗体要入土时,休突然安排将遗体返回殡仪馆火葬,并声称莫伊拉更喜欢火葬。

很难解释为什么休突然想起了这么重要的遗愿,或者这根本是一个新的把戏?菲利浦认为莫伊拉里的天主教信仰肯定反对火葬。既然家人反对为什么休在墓地突然改了主意?无论如何,哀悼者离开时都认为莫伊拉已经在墓地下葬了。但它的确发生了,休另有安排。菲利浦怀疑这个决定是否有着更深层、更隐晦的原因。

菲利浦一边观察着周围,一边比较着犹太式与一般的爱尔兰式的守丧有什么不同。在不停地吃吃喝喝以及社交问候后,菲利浦小声对南希说跟休谈完就离开这里吧。在一个看似恰当的时机,菲利浦向休走了过去，可一开始他就犯了个明显的错误。

"休，我们对莫伊拉的死感到相当遗憾。这是个悲剧。我知道你现在痛不欲生，也很难做些其他的事。但你现在必须听我说两句，还有一些其他的事需要注意。"

菲利浦一口气说了许多，压根不给休插话的机会。"我明白莫伊拉的长 QT 综合征并不算严重，但她猝死的事实让许多事都变得不一样了。你应该尽快请一位儿科医生给孩子们做一个评估，我会给你一张名片，上面有我推荐的医生的联系方式。维姬·沃梅尔医生是儿童医院的心脏科主任，也是我的好友。她是这方面的专家并且医术精湛。我已经把你的情况和她谈了谈，她也有一定的了解。事不宜迟，我强烈建议你尽快给她电话。"

休要么是没注意，要么是对菲利浦的打扰有些不愉快，他并没有接受菲利浦给的名片，甚至看都没看他一眼。"这个问题我自己会处理。"

"你是找别的医生还是你已经决定找维姬了？这一领域有许多医生，有些还不错，但有些就真的不怎么样。你必须慧眼识珠。休，没有再犯错的机会了。"

休瞥了菲利浦一眼，从牙缝里挤出一句话，"我已经说过，我会自己处理。"

"休，莫伊拉有长 QT 综合征，你的孩子们可能也会受影响。你也不想事情变得更糟，不是吗？"

休厉声说道："看看是谁在教我该做些什么？我知道怎么照顾我的家人。你现在离开这里让我能和我想见的人谈谈我会非常感激。当然，如果你猜不到我想见谁，那我告诉你决不是你！"

菲利浦还没说完，并决定忍下这口气。"我只是告诉你不要再掉以轻心了。希望你能跟维姬或是你想找的医生谈谈，并把他们的意见告诉我以便于我继续跟踪这个案子。"

"放心吧，你会知道关于这个案子的更多的情况，我保证。"

菲利浦忽略了他的言辞。他必须说明白自己的意图，避免被休激怒。"听着，休，我在这件事上如此坚持是有原因的。首先，我保留了一些莫伊拉的血样。如果维姬给孩子们做基因检测时，知道莫伊拉的基因型将对结果的解释十分有利。"

菲利浦知道目前长 QT 综合征有 7 种基因型，每一类型的治疗方案都不相同。弄清楚莫伊拉家族的基因型对于有效治疗可能受到遗传影响的孩子们十分必要。遗传类型也很重要。显性遗传时，一旦父母一方有致病基因，后代就可能患病；而隐性遗传只有双方都携带致病基因时后代才有可能患病，发生率要小得多。

菲利浦从莫伊拉的表现及心电图类型中怀疑她很可能是显性遗传基因。这就意味着如果孩子们寿命够长能够拥有自己的后代，他们有可能携带这个基因并将其遗传下去。但为了保险起见，孩子们的检查结果需要与莫伊拉的进行比对。

"我记得并未允许你抽取并冷冻她的血样。"休的口气充满了挑衅。"这算是非法试验吧？"

菲利浦对休的异议感到吃惊，而且不明白他为什么要反对。"我们取血的时候通常不必获得患者的知情同意。我今晚到这里来是想给你一些重要的建议，并且我只是想帮助你和你的家人。"

休漫不经心地转身离开，"是啊，帮了个大忙。你可真是送佛送到西天。不过我现在要走了。"

虽然受挫，但他并没有放弃。菲利浦回去找到了南希。这次交谈加重了他的疑虑，莫伊拉这件事是不是有什么不对劲。但他无法辨别那是什么，也不能肯定其真假。从他多年的训练及经验来看，菲利浦不能忽略自己的直觉，这也是一个好医生必备的。

菲利浦对以前的一些事还记忆犹新。那时他的导师带着一大批住院医生和学生们查房。简单地做完问诊和体格检查之后他们就会走出病房并很快下个诊断。几乎从没有人对此表示异议，也许有人觉得这样有些荒谬。

起初，菲利浦像其他初学者一样有些怀疑高年资医生诊断的准确性。但当许多证据表明他们的正确时，菲利浦开始明白有经验的医生凭借多年的临床和科研经验会有一种直觉。

现在菲利浦自己也成了高年资的医生，他可以凭直觉就知道其他低年资医生不知道的事。他的直觉告诉他莫伊拉的死决没有表现出来的这么简单。尽管他很想继续追查下去，但如果莫伊拉的死仍然没有答案的话他必须把重点放到汉姆林家孩子的未来上。他们很有可能以同样恐怖的方式猝死。

在接下来的几周，菲利浦没有收到任何来自休的消息。荣达给休的家里及办公室都打过电话，不过他一直不在也从未回过电话。

几周以后，他在一次会议上偶遇了维姬·沃梅尔，并邀请她喝杯咖啡，聊了聊他们共同的几个病人。菲利浦是个很快就能对他人作出判断的人，但他并不了解维姬。他十分赞赏维姬在学术这条艰难路上的奋勇前行。他见过许多女性在这个领域慢慢丧失了个性及温柔，不知道维姬是不是个特例。她不仅聪明睿智，也十分温柔可亲。她那南方特有的慢吞吞的说话方式中和了她精明锐气的头脑，那种闲散的充满女人味的风度使她很受欢迎。

他们就在会议举办的酒店找了个咖啡馆，并挑了个靠窗的座位。菲利浦点了一杯奶泡脱脂咖啡，问道："维姬，你有听说休·汉姆林给孩子们做检查的事吗？"

维姬点点头："是的，我们做了检查。就在他妻子过世一个月的时候，他秘书给我们打了电话约了见面。他希望给孩子们筛查一下长 QT 综合征，但表明不会提供他妻子的资料。在门诊见面的时候我安慰了他几句，孩子们非常可爱。两个孩子的心电图有 QT 间期延长的异常表现，因此我们让他们服用 β 受体阻滞剂。"

"我仍然不知道 β 受体阻滞剂对他们的妈妈是否有效。"

维姬并不了解莫伊拉的事。她认为菲利浦应该在疗程中已经建议过这个治疗的。但这对她治疗汉姆林家的孩子并没什么帮助，并且她也不想和菲利浦言之过深，她觉得他显得有点过于热心了。

"孩子们到现在对 β 受体阻滞剂的耐受性怎么样？"菲利浦问道。由于副作用的存在，儿童用药往往并不容易。β 受体阻滞剂可能导致疲劳和噩梦。

"目前还不错。但他们到现在还没有回来复诊。"

"孩子们做基因检测了吗？"

"做了，但结果出来还要几个月。"

菲利浦非常清楚及时拿到基因检测的结果是一件多么不容易的事。基因学科本身就十分复杂而且只有很少几家实验室有资质做这项检查。由于该测试不作商业用途，测试者必须排队并等待实验室抽出空来，这往往要耗费数月甚至是几年。虽然如此，搞清楚基因型对于预防恶性心律失常事件十分重要。

"至少你有莫伊拉的血样，可以将孩子们的结果与她的进行比对。"

维姬看起来很吃惊，"我以为你知道呢，汉姆林先生已经告诉我们不允许我们使用她的血样。"

菲利浦不可置信地问："他究竟为什么要这么做？他得知道莫伊拉的基因型对基因实验室是多么重要！"

"菲利浦，我不知道他是否明白甚至是在意。他是个怪人而且我真的不喜欢跟他相处。陪他一起来的那个女人倒是不错，她努力让休控制情绪，但他总是失控。我已经将汉姆林家这个案子交给了一个下级医生乔·理查森。既然孩子们已经开始治疗，乔也相当能干，我就不必事事躬亲了。乔与家属之间并不多话，他能够处理好这个案子。"

菲利浦很熟悉休的行事风格。但这样的无理举动是否暗示着什么别的计划？

随着时间的流逝，菲利浦感觉到自己再这么钻牛角尖将进入一个死胡同，所以他转移注意力，重新沉浸于自己的工作。汉姆林家的事渐渐退出菲利浦的生活。莫伊拉去世几个月后菲利浦收到借阅莫伊拉病历的请求。即使署名是一家律师事务所，他也没怎么放在心上。许多已故患者的家属为了保险或遗产的问题都会提出此类要求，所以菲利浦也没多想。当他在学校见到休和邦妮的时候，他们有时会漠然地点下头致意。他们的孩子很少一起出来，因此也没什么机会接触。

莫伊拉去世后几个月，菲利浦因为一些其他事在办公室见到了莫伊拉的妈妈。菲利浦发现她的心电图并没有长 QT 综合征的表现。

在治疗莫伊拉的过程中，菲利浦曾提出要筛查一下莫伊拉的家人但被拒绝了，因此他并不知道谁患有这个疾病以及它是怎么遗传的。那天莫伊拉的母亲对于他曾经为她女儿做的一切表达了谢意，但她看起来有些不够成熟，对自己女儿的生活有些不知所云。

从这次谈话中他也知道了休和邦妮在莫伊拉去世后 6 个月就结了婚。那只是个小型的婚礼，而且莫伊拉的家人并不在邀请之列。她告诉菲利浦现在很少见到自己的外孙，甚至得请求休的同意才能探视。最重要的是，她和她丈夫对于葬礼后休的态度感到很不满。莫伊拉的死让他们感到悲痛和困惑，耗尽了他们的心力。他们想尽力顺从休以获得探视外孙的机会。

最后，莫伊拉的事变成了沉痛但渐渐淡去的回忆。直到几个月后的一天下午，荣达一脸震惊地走进他的办公室，手里拿着一个厚厚的信封——休·汉姆林起诉他医疗过失。菲利浦在接下来的一个小时坐在位子上一动不动，感觉像被别人狠狠打了一拳。他把起诉状看了一遍又一遍，直到荣达不停地给他打电话，候诊室里已经挤了一群患者。

由于医疗过失官司的目的一般都是民事赔偿，而且赔偿金额取决于过失的程度，起诉状往往把医生描述得要么像个白痴，要么就是恶魔的化身，或者是二者兼具。

菲利浦的起诉状声称他在许多方面"对莫伊拉进行了不标准的治疗"，他"并未充分告知家属莫伊拉猝死的风险，也没有对她进行能够预防长 QT 综合征患者猝死的药物或器械治疗"，他"本应该及时补充莫伊拉的钾和镁但并未做到这一点致使她的电解质水平降低，最后导致了莫伊拉的心律失常。"

不仅如此，菲利浦曾"在没有告知汉姆林太太及其丈夫恶性心律失常风险的情况下蓄意并私自暂停了治疗。"菲利浦还"在未征得休同意时就在急诊室对莫伊拉采用了试验性治疗方案。"并且"这种不负责任的行为很大程度上导致了莫伊拉·汉姆林的病情恶化，使她离开了孩子们。"

起诉状的另一重要部分是关于这起"不当死亡"给这个家庭带来的经济损失。虽然休十分富有，但起诉状提到莫伊拉的孩子们由于缺少母爱而不得不寻求其他方面的照顾，此外还需要补偿他们精神方面的损失，因为他们在"自己的家里眼睁睁"地目睹了母亲的死亡。

这起诉讼的被告还包括纳塔利·戈森、亚当·威尔凯，当然还有这家医院，因为他们雇用了像菲利浦这样不合格的医生，对他的不当行为也未采取有力监管。

菲利浦惊呆了。纵观他的职业生涯，他一向谨慎行医，从不粗心大意。即使他不是这个世界上最和善的人，但也从没有人指责他不称职。

除了深深地感觉被冒犯了，菲利浦对于起诉状里的指责感到愤怒，因为它们几乎黑白颠倒。他曾经详细地向休和莫伊拉解释过治疗方案，并在每轮治疗时都会给他们选择机会。在菲利浦给莫伊拉做检查时她的电解质水平是正常的，因此补充电解质不仅是禁忌，而且还可能造成不利的影响，因为高电解质水平跟低水平一样的危险。显然，休明白在急诊室菲利浦是想尽力复苏莫伊拉的，并且当着邦妮的面同意了治疗方案。莫伊拉的心脏骤停是个悲剧，但这是突然发生并不可预期的。

第二个指责从医学上根本站不住脚。许多事情的发生没有任何预警也不是任何人的错。菲利浦很惊讶休居然把枪口指向了他，明明知道他是多么努力地在挽救莫伊拉。再说莫伊拉在自己卧室的地板上无助地躺了那么久也并不是他的责任呀。

莫伊拉心脏骤停后菲利浦花了大量的心思在她的治疗上，与她家人的沟通也堪称典范。一个引人注目的错误是急诊室当时在未获得家人知情同意的情况下使用了试验性治疗药物。菲利浦不知道休的律师是如何发现这一点的，但明白自己很难为这个带有英雄主义色彩的医疗行为进行辩护，即使这个药物的确有效，莫伊拉的心律也因此稳定。

这是每个医生的噩梦，菲利浦对于自己陷入这一切感到相当无助。首先他必须通知保险公司和约见代理律师。保险公司指派丹·爱德华负责这个案子。丹给荣达打电话，希望在菲利浦的办公室与他进行约 3 小时的会面。菲利浦很少为别人空出这么长时间，即使是付费的，但他知道自己毫无选择。商榷他的辩护策略才是至关重要的。

丹迟到了几分钟，大步流星地迈入菲利浦的办公室并与他有力地握手。他面容整洁，衣着考究，脊背挺直，头发梳得一丝不乱，就像是 20 世纪 20 年代的电影明星。他那带有花边的袖口以及金质的袖扣，使他看起来就如他向往的那样，像一位从《绅士季刊》上走出来的律师。菲利浦感觉他衣着过于正式了。

"萨凯斯医生，我可以向你保证，你完全不用担心。我已经看了这些文件，一切尽在掌握之中。在我看来，你保存了所有证据，而莫伊拉·汉姆林在自己的治疗策略上作了些糟糕的决定。"

菲利浦没有那么信心满满。"也许我封闭了那些太过于痛苦的回忆，记得不是特别准确。我会把这些东西都找出来仔细再过一遍，看是否遗漏某些有意义的东西。"

丹从耶鲁法学院毕业不过两年，处理的法律事务也并不多。他没有医学背景，对于复杂的案子也了解不深。保险公司赔偿给原告大笔款项的原因之一便是没钱雇佣在渎职相关案件上经验丰富的顶级律师。因此，菲利浦这回分到了一个新手，这在他们的首次会面中就表现出来。这件案子从医学和法律角度都超出了丹的能力范围。但最后，丹仍然承诺会代表菲利浦的利益并聪明地说了些安慰他的话，尽管他自己都不是那么有信心。

即使是丹，也明白这是一个多么棘手的案子。对于这样一个好妈妈的突发意外死亡，陪审团会怎么看？丹自己都很难搞明白她的诊断以及不用药物治疗的原理，而且他完全没有注意到未经知情同意便使用的试验性药物。但他很敏锐地发现了庭审地点的问题。

"萨凯斯医生，由于医院的持股公司总部设在费城，因此这个案子会在费城法院审理，原告律师正希望如此。那里的陪审团文化程度不高，对医疗细节也不在意，而且很有可能会出于对'被害者'的同情而动摇。在这个案子中，陪审团必须理解这些复杂的医学诊断以及治疗方案制定的相关获益和风险。我们必须教会他们，但这对于蓝领阶层的陪审团难度太大。因此我准备申请将庭审地点换到医疗过失行为发生的蒙哥马利市。通常情况下，蒙哥马利市的陪审团受过大学教育，对医生也更富有同情心。这是我们非常关键的一步，我们也必须认真做好。"

丹的第二个重点就是菲利浦自己。他必须忍耐长期的官司缠身，也许会像其他面临这种境况的好医生一样，希望选择一条捷径进行和解。丹告诉菲利浦他想把这个官司坚持下去，这样以后此类案件也许就会受到公平地对待了。

对菲利浦而言，他却有另一方面的顾虑。除了这个烦人的案子，他还担心自己对于医疗纠纷的惧怕是否会影响到今后对待病人的方式。菲利浦此时还不知道，与莫伊拉·汉姆林一案对他的生活造成的悲剧相比，他对待病人方式的改变是多么的不值一提。

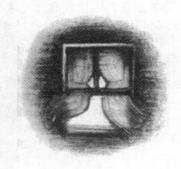

第六章

　　丹渐渐地理解菲利浦为什么如此反感这个案子，因为他是个完美主义者，他无法忍受别人可能因为他在治疗病人时犯的可能危及生命的错误而指责他。与其他人一样，他对菲利浦的技能及医术有一个高度评价。丹也知道菲利浦并不是一帆风顺。事实上，菲利浦·萨凯斯一直都在克服各种困难。

　　他出生在南费城贫民区的一个黎巴嫩移民家庭。他的父母仅接受过初级教育。由于中东地区的贫穷与战乱，他们来到美国投奔亲戚，希望在这块充满机遇的大陆上重建新生活。当菲利浦被问及他们离开黎巴嫩的原因时，得到的总是敷衍的回答。也许正是他们对于家乡的痛苦回忆让他们选择了遗忘关于它的一切。

　　菲利浦的父母先后移民到美国，他们是在做苦力时在一块番茄田里相遇的。通过共同朋友的介绍，他们认识了，短暂的恋爱之后就结婚并搬至费城。

　　菲利浦的父亲一直梦想着从采摘农产品进阶为出售农产品。他相信，那些住在费城郊区的蓝领工人们的家眷在没有汽车和超市的情况下，会对本地出售的新鲜瓜果蔬菜赞不绝口。他攒钱买了辆旧卡车和一个车间，就凑起了萨凯斯蔬果公司。最终，通过辛勤劳动和坚持不懈，他的商业直觉被证明是正确的。

巴托斯·萨凯斯是一个瘦高结实的男人，有使不完的劲。他早上起得很早，开着他那辆破旧的卡车前往南费城的码头市场，挑选和购买最新鲜的农产品。然后，他载着这些货物回到郊区贩卖，收益可观。巴托斯和凯瑟琳夫妇有两个儿子，菲利浦和小他四岁的弟弟布莱恩。后来，他们将小家庭搬到了费城西部的一个工业小镇桥港。慢慢地，凯瑟琳学会了管理账目和钱财，成为了一位强悍的女商人。

菲利浦和布莱恩从刚学会走路就被赋予帮助家里生意的期望。在少年时代，他们就已经能将卡车里的产品和车间里的空货箱处理得有条不紊。当他们想跟朋友出去玩的时候，母亲总是沉默回应，有时候还轻蔑地看他们一眼，他们往往就此作罢。

当小伙子们长大了，也加入到父亲和诺曼叔叔中来，开着卡车，帮忙上货卸货。周末和暑假都用来工作，当他们上了大学，就已经自己开卡车了。与表兄弟们一样，他们对于家族的生意有很强的责任感，假期的时间都会用来当全职工人。工作很辛苦，但这变成了菲利浦的第二本能。他感觉敏锐，像一个老练的工人那样知道产品中什么是最好的。他也很喜欢父亲的工人们，并从他们身上学到了很多东西，这使他在日后与患者相处的过程中受益颇多。

但在他父母看来，在家族生意里帮忙并不是不做作业或成绩不好的借口。当他的表兄弟们满足于参与家族生意时，菲利浦的父母对自己的孩子有更高的要求。成绩好是最基本的，成绩不好或中等将会受到惩罚。

因此，这两个聪明男孩在当地天主教学校的成绩相当好。但由于他们没有时间出去玩或参加课外活动，同学们都叫他们"书呆子"。也因为这个原因，他们变得内向，更喜欢待在家里自己玩或跟表兄弟们玩儿，而不是出去探索充满陌生人的世界。

当菲利浦上高三的时候，向他提供奖学金的只有拉萨尔大学，那是在费城的一个小学校。他父亲听说有助学金就告诉菲利浦没什么可考虑的，拉萨尔就是他的去处。毫无疑问，菲利浦顺从了，为了省钱他住在家里，天天往返于学校，家里的生意也帮忙着。

最后，去拉萨尔大学证明是一个非常不错的选择。菲利浦喜欢这种小学校的简单生活，并且它的生物系实力很强。他对科学有种天生的热爱并想成为一名医生。他的父亲认为医生是最有前途的职业，一想到儿子能拥有受人尊重的职业生涯就热泪盈眶。

菲利浦在拉萨尔大学表现优秀，他的指导老师鼓励他申请医学院。再一次，他选择住在家里往返于哈尼曼医学院，单程就有20英里。他发现自己非常喜欢心脏科，因为它是解剖、生理和操作技能综合的学科。菲利浦也很喜欢动手，而手术也是心脏科的一部分，可以让他灵巧的双手发挥最大的潜能。

菲利浦在深思熟虑之后决定出国继续研究生学业。英国的拉德克里夫医院愿意给他提供一个机会。这意味着他将第一次离开父母和兄弟，并完全脱离农产品生意。但菲利浦和双亲都一致认为他应该珍惜这个宝贵的学习机会。

在英国，他努力工作。临床训练课程就已经相当繁重了，但他还开始做一些临床研究，并将在之后的职业生涯中延续。他的住院医生十分尊重他但不理解他为什么忘情于工作而不去享受生活。不过，这正是他的本性，也将是贯穿他研究和职业生涯的特点。

菲利浦的工作态度和临床成果吸引了心脏科主任皮特·布莱依的注意，后来菲利浦与他一起发表了两篇重要的论文。有一天布莱依问他："你对心脏学科的哪一部分最感兴趣？"

菲利浦毫不犹豫地回答："我真的很喜欢心律失常学科，它最能激起我的兴趣。"

菲利浦迷上了这个心脏科的新分支并渴望投身其中。"所有类型的心脏病患者都可能会有心律失常，有些是快速型，有些是缓慢型。我读了早期的一些研究发现，人们将导管置入心脏测量电活动，来决定哪些患者需要药物、外科或特殊器械治疗以预防或终止心律失常的发生。于我而言这新鲜而有趣，而且我觉得这方面还有许多可以学习的东西。"

布莱依帮他在美国找了一些学习机会让他完成梦想。其中一个项目是在哈佛大学提供的专门培训，并由布莱依的好友伯纳德·罗恩斯坦医生指导。当罗恩斯坦听说了菲利浦的兴趣，同意他来进修学习一年。

菲利浦在波士顿的学习安排得满满当当。他在这些年所建立的关系对于他今后的职业生涯相当重要，最终对他的研究创新帮助很大。

当菲利浦的进修学习接近尾声的时候，他意识到应该为选择第一份工作作一个艰难的决定。他接到了许多诱人的邀请，其中还包括哈佛的一个条件优厚的职位。但他父母希望他回到费城。那时费城尚没有一家医院开展心律失常项目，而在没有什么实际经验的情况下，在心脏科建立一个比较新的科室难度很大。菲利浦接受了哈佛的职位，并认为也许过几年他就会搬回费城。

就在他同意接受新工作的几天之后，菲利浦看到了 GMH 的招聘广告，那是位于费城郊区的一个不错但并不十分出名的医院，离他的父母也不远。抱着顺便回家看看的想法，菲利浦与格莱德温纪念医院的医生们见了面。在会面中，他们的热情给他留下了深刻的印象。他们全身心投入到建立最好的心脏科这项事业中，并希望菲利浦成为其中的一员。他们愿意提供各种资源并为菲利浦的加入开出了诱人的条件。

令他父母极度开心，也让哈佛震惊的是，菲利浦在深思熟虑之后接受了格莱德温纪念医院提供的这个职位。他加入了 GMH 并成为心血管监护病房(CCU)的主任，开始建立医院的首个心律失常中心。

他的到来出人意料。以他那低调但井井有条的行事方式，菲利浦开始建立一个新的病房，这里最终成了患有复杂心律失常病人的首选。他并没有成为下级医生的好哥们，但他的所作所为都极具意义。短短几年，他就成了心脏科的带头人。

在接下来的 20 年，菲利浦在心律失常界树立了自己的声望。他写了几百篇论文，也获得了许多有关心源性猝死和致命性心律失常研究的奖项。他个人的成功以及孤傲的性格让有些人认为他自私或者不好相处。但菲利浦对这些并不在意并且继续特立独行。

有时候菲利浦觉得自己像是马戏团的杂技演员。杂技演员开始总会抛出三至四个球并可以轻松地掌控他们。为了让观众兴致更高，他会让助手不停地加球，但为了减轻负担，他却不得不把越来越多的球抛向空中。

作为一位成功的临床医生、管理者、老师、学者、顾问以及导师，他几乎没有社交生活。其实，为了保证"所有的球都在空中"，菲利浦需要经常加班。他减少睡眠，早早地就到医院开始工作直至深夜。

菲利浦为数不多的几个朋友都是上学及进修时结交的。他总是觉得别人粗俗，因此与陌生人的结交基本上也是浅尝辄止。菲利浦衣饰整洁，但并不算英俊。事实上，他那强势和严肃的行事作风让他的黑发和面孔都散发着一种生人勿近的气息。

尤其是女士们总能感觉到菲利浦对她们的不喜欢。他总是以一种高姿态来对待女性，并且当谈话进行到他认为很傻或不感兴趣的部分时就表现出不耐烦或干脆沉默。他在大学及医学院也约会过几个女生，但从未认真谈过恋爱。菲利浦也不明白医学培养怎么会跟浪漫有所关联。他有一句名言：医生应该保持独身而不是牧师，一个人既要献身于医学又要有美好的个人生活几乎不可能，那为什么还要去尝试呢？

当他遇到南希的时候，与她相处的感觉并没什么不同。他当然注意到了她姣好的面容，但和往常一样，他没时间去欣赏她那浓密的大波浪金发、婀娜多姿的身材以及明亮的双眼，直到了解了她活泼的性格。

当菲利浦接受新工作的时候南希是格莱德温纪念医院 CCU 的护士长。那时她烦透了科里的官僚主义作风，对菲利浦之前的主任也是颇有微词。他们并未把 CCU 的医疗有序地运转起来。她抱怨管理者们对她的建议请求置之不理，也为科里留不住医生感到惋惜。

在长达一个小时的热烈欢迎后，南希言辞激烈地向菲利浦提出了几个有关科室的问题，而他静静地听着并仔细做了笔记。结束的时候，菲利浦同意她的大多数想法并且承诺会尽力一个一个解决这些问题。明摆着，如果他在格莱德温纪念医院成功了，那科室就得像瑞士手表那样精准地工作。

令南希吃惊的是，菲利浦实现了他的诺言。他改进了病房里的报告结构并建立患者每日治疗个人负责制度，医护人员必须解答问题。他也坚持认为病房是护士和医生组建的团队而非那种过时的等级制度的附属品。但菲利浦就是菲利浦，他对下属的要求依然严苛。但由于他激进的工作方式使得医院的管理者邀请他在南希的帮助下重新设计一个新的心脏病房。

南希观察着菲利浦的所作所为，他耐心的工作态度和对病房的责任感给她留下了深刻的印象。她也欣赏他渊博的专业知识。通过他的帮助，患有复杂心律失常疾病的病人现在可以获得新生并拥有美好的生活。病房里原来那种悲凉低落的士气在短短几个月就迅速高涨起来。

尽管菲利浦对南希而言有一定的吸引力，但他仍然花了两个月才鼓起勇气约她出来。她不能说有多喜欢菲利浦，但她尊敬他。说实话，南希厌倦了这份工作并希望与一个成功的医生结婚，所以她接受了邀约。"不入虎穴，焉得虎子。"她一边鼓励着镜子里的自己一边穿上漂亮的毛衣，套上贴身的黑色皮裤。

他们首次约会定在了绿色山谷，这是一家位于费尔芒特的18世纪的旅馆，革命战争时期华盛顿和他的将军们时常光顾这里。就在他们用餐的房间，据说华盛顿在这噼啪作响的灶台前制定了许多战争策略。舒适的氛围非常适合谈话，食物也很美味。晚些时候，当他们在旅馆附近的维斯艾肯小溪旁向聚集的鹅群投喂面包屑时，菲利浦发现自己注视着南希时不可抑制地想抚摸一下她那像瓷器一般的脸庞。

南希和菲利浦在第一个冬天频频见面。在第三次约会的时候，她告诉他自己在读护士学校时的第一段婚姻。她前夫是一个身材结实、喜好娱乐的建筑工人，但当她学业结束时两人对人生的期望发生了改变，最终两人分道扬镳。

南希的双亲都已经去世，但本地还有她的兄弟姐妹。当她把菲利浦带到他们面前时，他们对他的印象颇佳，不过也很吃惊——南希怎么会跟这样一个看起来没有幽默感的男人约会。

南希对这个黎巴嫩家庭的首次拜访让所有人都很紧张。菲利浦父母从没见过菲利浦约会过女孩子，他们也不知道该如何接待一个爱尔兰的天主教徒。但南希的魅力迅速征服了他们。更重要的是，他们对菲利浦终于有一个稳定的对象松了一口气。他们希望他能够与一位聪明有魅力的女士结婚，好让他们早些抱上孙子。

南希从第一次换便盆起就开始讨厌护士的工作，但把它当做一种谋生的方式。她曾经在大学学习美术专业并热爱绘画与雕塑。她甚至在自己的公寓里有个小小的工作室。与菲利浦在一起之后，她重新找回了之前由于医疗工作而荒废的许多爱好。他们一起去看电影、参观美术馆、去听费城管弦乐队的演奏会。他们一起打保龄球，打网球并开始分享对方的小秘密。他们想方设法地延长在一起的时光。

在几个月的约会之后，他们搬到了一起并开始计划结婚的事宜。他们决定在秋高气爽的下午举行一个简单的非宗教的仪式，然后去夏威夷度一个简短的蜜月。他们买了一座朴实的房子开始组建自己的小家庭。令菲利浦父母开心的是，他们的两个女儿继承了南希的美貌和菲利浦的聪明，但不幸的是，也继承了他的性格。

婚后的生活很普通，菲利浦在医院长时间的工作意味着没有多少时间陪伴家人。南希很高兴结束了自己的职业来照顾孩子们。有时她也抱怨菲利浦繁忙的工作以及少得可怜的自由，不过也享受着对艺术爱好的追求，积极参加学校和本地的慈善活动。最初当菲利浦参加各种医学会议时她也会感到孤单，不过后来她开始期盼他不在身边的日子。

菲利浦是个完美主义者，希望家里的一切井然有序。孩子们渴望在家里养宠物但遭到了菲利浦的拒绝，因为他认为那会搞脏家里的环境而且他也不想找麻烦。随着他事业的蒸蒸日上，南希开始对他的成功有些嫉妒，并且感到他对于自己在家庭里的付出并不体谅。

萨凯斯夫妇的婚姻由普通慢慢向田园风格发展。菲利浦和南希开始生活在各自的世界里，他们的条件也变得越来越令人羡慕。后来，她对孩子们的关注取代了对他的关爱。南希热闹的朋友们和参加各种志愿活动满足了她对陪伴的需求，菲利浦的国际奔波和个人成功也极大满足了他的抱负。

但汉姆林的案子打破了这表面的平静，以菲利浦和南希都预想不到的方式影响了他们的生活。

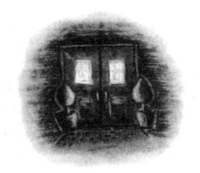

第七章

　　在初悉自己的第一次诉讼的巨大震惊后，菲利浦除了花费大量时间来思考他应该怎样去辩护之外，仍继续他繁忙的工作日程，尽管他自己从来没有当过被告，但是他过去曾经看过一些有关医疗事故官司的辩护。

　　"那个原告的律师要拼命地去打这场官司，"在一次与丹的自助午餐中，菲利浦这样声称，"首先，他们将要指派一批下属人员去负责这个案子，他们会找到一些之前当过护士或医务人员的初级律师和律师助手，并让他们去仔细审查所有的记录以提供证据——可以使当事人间接涉及到任何可疑事情之中的证据。他们找到的证据越多，就越容易去说服陪审团指证我的失职。相信我，从疏忽到愚蠢的差别并没有那么大。"

　　在过去的几年里，菲利浦曾与格莱德温纪念医院现任心胸外科主任斯科特·戈尔德施米特有过几次关于医疗事故官司的对话。事实上，斯科特这样一个高调的外科医生也曾经学着乐观，并劝导自己将医疗官司视为做医生的代价。"我自己曾经当过被告和证人，"某个下午，当他们共同在手术室里植入器械时，斯科特这样对菲利浦说道，"就像这个患者一样，做心脏手术的病人非常虚弱，但他们也是无知的，他们并没有意识到手术是一件有风险的事情。"

斯科特经常接诊一些因为他们的病情太过严重而遭到别的医生拒绝的病人，因为他可以从高危手术中受益。他是一个杰出的外科医生，总是很享受处理一些棘手的病例并赢得胜利的过程。但是，某些命悬一线的病人家属并不这样想，他们总是将死亡——无论是否无可避免——诉诸法律诉讼。

斯科特已经厌倦了安慰自己，"菲利浦，你看，你不是一个人，我们所有人都已经对医疗事故处理的改革感到厌倦，除非在哈里斯堡有人站出来做一些事情，否则宾夕法尼亚不可能吸引并留住好医生。"

"我知道，但我并没有看到怎样才能让这样的状况发生改变。耶稣呀，原告的律师竟然在电视和广告牌上刊登告示，你看看他们给了制定法律的政客们多少钱。"

斯科特点点头，这时他正在缝合一根起搏器的导线。"预防措施迫在眉睫。律师只有打赢官司后才能获得酬劳，但是他们仅仅需要赢得一两场大官司便可以衣食无忧，没有对痛苦和受难的切身同情，他们会越来越贪得无厌。"

"费城是全美国医疗保险金额最高的城市，我们的神经外科医生每年要支付超过 20 万美金来付保费，难怪没有一个神经外科医生愿意接诊一个急诊患者。"

尽管斯科特对医疗官司这场战役经验老到，但是他仍然对它有一种幽默感。"菲利浦，他们的策略简单但却实用，尽可能地往墙上扔大便，看看有多少能粘在上面。"他开始缝制除颤器的囊袋，菲利浦将要进行测试，这时，斯科特继续这个话题，用一件案例来告诉菲利浦这个体系到底是怎么了。

"有一次，我为一位非常危重的 82 岁老先生做了二尖瓣修补术，这位老先生在术后第三天去世了，于是他的家属就起诉我们了。他们觉得我肯定犯错了，原告的律师仔细检查了病人的病例后，发现这个病人在接受利多卡因治疗心律失常后立刻就死亡了。在控告中，他们说我们给错了利多卡因的剂量从而导致这个病人发生心跳骤停。"

"这个剂量过大了吗？"

"是的，但并不足以导致心跳骤停，是由于他年龄太大并且刚接受了一场大手术才发生的。但是律师肯定会因为找到一些东西而觉得欣慰，因为手术本身是没有任何问题的。对他们来说另外一个好消息是他们可以利用医院关于医疗纠纷的政策，并找到所有接触过这个病人的医生，这样他们就能挖掘出更多对他们有利的所谓内幕证据。"

"那最后谁打赢了？"

"原告，即使并没有找到利多卡因导致他死亡的直接证据。我们也并没有明显违反医疗活动的原则，但是这对于陪审团来说并没有什么意义，他们只是同情病人的妻子。当然，我也被处罚了，因为我是主刀，所以理应对这个病人发生的任何情况负责，即使我当时并没有上班而是在家休息，这条医嘱也不是我亲自下的，但这都已经不重要了。"

斯科特和菲利浦握握手，他们都明白，类似这样的经历使医生们嗜酒或者干脆完全脱离医疗行业，甚至有许多人最终需要心理咨询；

对于另外一些人来说，一些兴趣爱好可以舒缓他们的压力，使他们在某种程度上恢复正常。斯科特的发泄方式极其危险，但这是令他痴迷的。他从韦尔绿树成荫的黑钻石小道顶端飞速滑翔却不戴头盔，所以大家甚至认为他想寻死。当有人问斯科特为什么这么不计后果时，他只是耸耸肩，微笑着说："这是对我的治疗。"

在了解斯科特如何处理医疗纠纷后，菲利浦决定亲自详细查阅病历。他向医院申请复印病历，但几天之后才得到，这令他感到沮丧，因为医院在接到医疗纠纷的通知后会封存病历，以防有人篡改。尽管这种造假行为几乎没发生过，但是这样的控告本身就会使陪审团认为被告的医生是有错的，在开庭之前就倾向于原告方，他们认为封存病历就可以杜绝这种无稽之谈。

当菲利浦最终拿到病历复印件后，他利用晚上和清晨的时间详细审阅，分析从莫伊拉妊娠到最终住院的每一条医嘱、病程记录和化验检查结果。他花费大量精力，并没有发现任何违反原则的操作，所有这些都是合适的，如果说有的话，就是咨询和护理记录异常地完整。菲利浦对莫伊拉受到的非常富有同情心的医疗服务印象深刻，特别是在她临近死亡的时候。毫无疑问，给她开纳兰地尔是最糟糕的事情，但是他在病例中却没有找到这条医嘱，而原告的律师是如何找到的呢？

菲利浦意识到他自己对病例的回顾很可能有失偏颇，毕竟，他肯定倾向于使自己和同事受益，他也清楚，必要时专家也会对这个病例进行鉴定，并在法庭上给出书面意见作为证据。当丹问及应该请哪位专家来鉴定以有利于他们的时候，他选择了鲍伯·梅尔斯通博士，乔治亚大学心脏病学主任。鲍伯是心源性猝死方面的世界权威，对长 QT 综合征有浓厚的兴趣。在丹随后的电话中，迈尔斯通毫不犹豫就同意了。

"好的，我可以看一下，"他告诉丹，"菲利浦很不错，如果他败诉了我会非常惊讶，但是我一定会给出一个公正的鉴定。"

"你不能跟菲利浦直接讨论这个病例。"丹提醒他，"聪明的原告律师会寻找任何可能造成偏见或串通的证据，当你出庭作证时他们就会举出这些证据。"

"我知道，我会小心的。"

"你也要记住，原告律师会问你，你出庭作证有多少收入。"

"我的收费是每小时500美金，这就是我在办公室能挣的。"

"我知道，但要跟为陪审团工作的劳力或者司机每天25美金的收入比起来，这可是一笔不小的财富啊。"

鲍伯通叹了一口气，"当然，但是原告律师绝对不会泄露他和原告之间的协议条款以及胜诉后他会获得多少钱。"

丹表示非常同意，但他怀疑梅尔斯通是否能完全知晓任务，"你只要留意他们会问及你的出庭费就可以，最重要的是你一定要如实回答。"

不久之后，鲍伯就开始对这个病例进行鉴定，他的评价是："菲利浦做得很好，我认为没什么必要来打这场官司。"

"梅尔斯通先生，你发现被告方有任何过失吗？"

"呃……在没有得到授权就给莫伊拉开一种研究阶段的药物确实是一个棘手的问题，在这场医疗纠纷中会成为菲利浦被攻击的弱点。但是我会说服陪审团，即使不用这种药物，莫伊拉的死亡也是无法避免的，这种药物和她的死亡并没有直接关系。"

"那么这就是我们可以做的吗？"丹问到。

鲍伯非常谨慎，他知道这个案例还有潜在的风险，"可能吧，但是如果不这样做的话，陪审团就会认定这个药物或多或少导致了莫伊拉的死亡，这件事绝对会让你暴跳如雷。我曾经见过一支没有太多经验的陪审团见到一位年轻漂亮母亲的死亡，并且当时的治疗用药像现在一样复杂，一旦出现这种情况，局势很容易就会向不利的方向发展。"

"那么你觉得我们应该怎么做呢？"

"我确信菲利浦肯定没有医疗过失，我会写一封意见信来强调这一点，但是你们也必须面对现实，这件事情太复杂了，所以陪审团也有很大可能不会采信我的意见。"

丹把鲍伯的意见告诉菲利浦后，他觉得很欣慰，然而丹并没有告诉他关于鲍伯的疑虑。但菲利浦对丹在这个案子中的表现并不满意，他认为这个年轻人做事缺乏经验和远见。由于丹对这件事知道的并不多，所以菲利浦认为他太肤浅了，菲利浦需要一个更加机敏的助手在身旁，一个能够更全面地了解情况并提出真知灼见的助手。他明白，一个自信的、有学识的律师很容易便会彻底颠覆一个案子的判决。

菲利浦不由得回想起曾与他一起工作过的琼·福斯特，她是一个致力于医疗纠纷的著名律师。菲利浦经常为被告作公证，有一次琼请他为她复核一个病例，他原本并不同意，但是当琼描述了整件事情后，他同意去给出一个意见。

琼的客户是一个年轻男子，他在印地安纳的一家小医院做了一台手术，这家医院位于郊区，距离附近的大城市仅有40英里。这个45岁的病人仅仅有过几次心悸的感觉，就惊慌失措地告诉了主管大夫，很快大夫就把他转诊到当地一个心脏病大夫那里，而那个心脏病大夫二话不说，简单认为唯一的办法就是进行心导管术，但是他没有说还有许多其他的解决方法，比如说简单的药物治疗，也没有说明这个病人并没有生命危险，而他的导管室仅仅做过两台这样的电生理手术。但这个病人当时太害怕了，所以没有做一些必要的咨询就直接同意手术了。

显然，从一开始医生就采取了过度医疗的措施，并且手术时间太长了。医生认为已经找到了异常的折返环，但实际上这是心脏的正常结构，他对这个正常结构进行了消融手术，从而使病人发生心跳停搏，最终导致他必须植入永久起搏器。更糟糕的是，他们使用的是刚安装的 X 线设备，还没有进行参数校正，导致这个病人接受的射线量是正常所需量的 10 倍，这不仅增加了他罹患癌症的风险，而且还在他的背部产生了一块放射性损伤，使他承受着剧痛，需要几个月才能恢复。

菲利浦鉴定过病例之后，他简直不敢相信，他觉得哪有医生会将自己的病人置于如此痛苦的境地，尽管他不愿意指证其他医生，但他还是给出了鉴定意见，琼说这个意见会让病人得到赔偿。菲利浦被"免职"了，但是这个病例最后并没有上法庭，这个病人得到了他应得的赔偿。

当琼处理这个案件的时候，菲利浦仔细端详着她，她的坚定和自信深深感染着他，她并非非常漂亮，但是她的穿着和举止都很大方，最关键的是，她是一个很有责任心的律师，她总是把自己的客户放在第一位。菲利浦那时就在想，如果他需要任何法律援助，琼就是他首选的咨询对象，所以，当他看出丹没有出色地完成工作时，就给琼打了电话，向琼描述了大致的情况后，琼便知道了整件事情。

"好的，首先你应该向你的保险公司提出咨询变更的申请。"

"他们允许我变更法律咨询的可能性大吗？"

"不太大，因为他们已经把咨询费付给了丹，如果你要换一个新的律师，他会要求保险公司支付了解详细情况所需的费用，他们肯定不愿意换用一个比你现在的律师收费更昂贵的律师，而且因为我主要为原告做律师，所以他们也不太可能让我来做你的律师。"

"琼，我很绝望，我非常需要一位好的辩护律师，但是我觉得丹肯定不会完成这项工作，我怎样才能说服你来帮帮我？我辞退丹再自己支付代理费用，怎么样？我愿意按通常的收费标准支付你。"

"菲利浦，这非常昂贵，这样吧，我就减免一些你的费用，但是以后我遇到相似的情况你也要来帮我，怎么样？就是所谓的部分支付。"

"太棒了，那你打算怎样与丹交接？"

"仍让丹当你的首席顾问，我会在暗中出力，我会在必要的时候向丹施压，另外，我也会接触这个案子的关键人物，如果这个案子闹到法庭，我也会让他一直完成他的工作。我认识很多原告律师和法官，我应该不用出面太多就可以控制事情的发展。"

琼有广泛的人脉，她的父亲之前是联邦政府的法官，她自己也是受人尊敬的费城律师协会成员以及美国律师协会前任官员，她曾经见证了许多法律界有影响力的人士的成长历程，作为一名经验丰富的律师，她在执业过程中的诚信使她获得了广泛的尊敬。

很快，琼就约丹在她事务所的餐厅见面了，两人点了咖啡。为了不致使丹感到难堪，琼很有技巧性地向他解释了为什么菲利浦会找她来帮忙。

"丹，菲利浦和我很熟，我们是很好的朋友，所以他来找我帮忙。我会把我的一些想法告诉你，但不会主宰你的任何行为，你仍然是菲利浦的顾问，但是我确信我的一些观点对你会有所帮助。"

在得知菲利浦是为长远考虑才找琼来参与这个案子后，丹表示非常理解，"琼，我知道你的名望，但这完全没有关系，你的经验肯定会有利于我们的辩护，所以我感到很荣幸。"

"太好了，首先是关于审判地点，为什么是在费城呢？整件事都是发生在蒙哥马利县啊。"

"我知道，我也问过自己同样的问题，医疗系统的控股公司在费城，所以，原告就利用这一点作为借口将庭审地点选在了费城而不是市郊。"

琼很熟悉这个套路，继续说到，"你知道这有多重要吗，想要在费城赢得这样一场官司几乎不可能。在这么复杂的一个案子中，陪审团肯定不会察觉到这种细节。"

"我同意，并且我也认为他们会更加同情一位年轻母亲的惨死。虽然休现在衣食无忧，还可以雇一个保姆来照顾孩子，但是陪审团理所当然地想要为孩子们'争取应有的权利'，而不管这个案子本身的情况和现实的经济状况。"

"我明白，但是为什么休·汉姆林要起诉菲利浦，这一定让你很不解，他一定非常气愤或者是想证明些什么，我不相信他只是想要钱。"

丹点点头，往杯子里加了点奶精和糖，虽然他阅历尚浅，但根据他的经验，医疗纠纷的动机往往都是钱，但显然，休还另有目的。

"这么说你已经申请过更换庭审地点了吗？"琼问到。

"嗯，但是我并不知道法官是否会同意。"

"这个案子是谁负责的？"

"黛德丽·普莱森斯。"

琼有点沮丧，显然她对这个答案感到不悦，"好吧，碰到这么一个蠢材，真是太糟糕了，连陪审团的一个门卫都比她强。"

在许多大城市，监督法官会把案子随机指派到每个法官，但他自己并不清楚每件案子的具体情况。指派庭审法官就像是买彩票一样，你当然希望能碰上一个负责的法官，能够了解这件案子的每一个细节和进展。

"如果在费城开庭，又是由她来审理，我觉得我们很可能要遇到麻烦了，"丹解释道，"但是我已经尽力避免引起普莱森斯的反感。"丹在提醒琼不能失态，因为尽管琼经验丰富，但是确实有一次，她当场对庭审法官发火，尤其是当她面对的是一个拙劣的法官时，那次冲突使她名声大振。

"我在上法律学校的时候就知道黛德丽，"琼抿了一小口她的啤酒后说道，"其实我们可以影响她的想法，当案子进入关键阶段的时候，我们可以一起来设法说服她。但是我更担心的是医院，他们对这件案子是什么态度？"

琼知道在医疗纠纷的案件中，医院的律师往往不愿与医生合作，这样一来，医院就不至于被患者控告本身有什么明显过失，最多只会因允许"不称职"的医生在医院提供失当的医疗服务被追责。与原告一起站在医生的对立面，医院可以将自己的责任最小化，但是这样会引起医生与医院的争执，引起医生们的公愤。这样做只会在两个被告之间产生矛盾，反而使原告隔岸观火，这种伎俩只会导致法官作出明显偏向原告的裁决，而使医生受到深深的伤害。

"目前为止，医院的律师还是很配合的，"丹告诉琼，"只不过，我还不知道他们是否会一直保持这个态度，菲利浦一直担心医院会牺牲他的利益。"

"为什么他会这么想呢？"

"很显然，给莫伊拉用试验药这件事是医院的工作人员向原告方透露的，这使菲利浦十分沮丧，因为这种药物在病历上并没有记录，所以他推测原告是通过医院的渠道了解到这个消息的。"

"他可能还真没说错，"琼说，"如果医院发现任何方法可以通过牺牲菲利浦的个人利益而使医院免责的话，他们一定会这么做的，如果有可能，他们一定想让菲利浦陷入这个案子中。这样一来，如果以后再有类似的事情，医院就会拿这件事当做先例。"

"你觉得菲利浦甘心就这样接受吗？"

"当这件案子开始变得棘手的时候，他可能会考虑这样做，但是这会对他在业界的声誉造成非常大的影响，我们必须让他坚持住，即使他对医院失望透顶。如果能帮到他，我实在不希望他的名字出现在那个数据库中。"

美国健康人道服务部建立了一个数据库，其中列出了所有出过医疗事故的医生，公众可以看到这个数据库，病人选择医生、医疗机构聘用医生都会参考这个数据库。

"我会劝他一直坚持着把这场官司打下去，他非常清楚他自己并没有任何过失，我们的专家也赞成。我已经负责这个案子很长时间了，我觉得无论如何菲利浦都不应该被起诉。所以，我对他的建议就是辩护！辩护！再辩护！"

琼非常坚信菲利浦是无辜的，琼知道，他们在准备陈述、辩护的时候要十分谨慎。他们离开餐厅进入了电梯，丹和琼一致认为这个案子布满陷阱。这个案子最大的挑战是始终做到恰到好处，一方面让这个经验尚浅的首席顾问时刻保持警惕，另一方面要帮助菲利浦积极辩护并且在法庭上表现得当。这件案子无疑是一场艰苦的战役，但这正是琼非常乐于挑战的官司，尽管她从未承认。

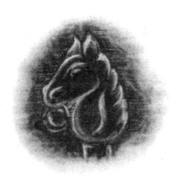

第八章

　　医疗纠纷案件是一场马拉松式的战役。首先，案件太多使法庭的受理能力捉襟见肘，所以一般在原告申请诉讼后的几年之后才会开庭审理。尽管有的州已经实施一些开庭前预审的举措，但是原告在正式开庭前几乎没有什么大的支出，不仅如此，预审小组的决议是不具有法律效力的，所以，如果一些意志坚定的原告认为确实有开庭审理的必要，仍然可以提出这样的要求。

　　另外一个重要原因就是医疗专家的可信度，一些医生、护士通过提高自己在法律界的知名度来获得案件的审核权，他们之中只有少数是像鲍伯这样的业界权威，更多的人其实是想通过审核案件赚点外快，他们中的绝大多数人并不是出色的医务人员，甚至很多人从未从事过医疗工作。

　　事实上，已经有很多法律专家在呼吁，审核医疗纠纷案件也需要专业的法律工作者，这些法律专家有一些是权威的公共发言人，但是也有一些人只不过在作秀。许多专业人士提出应该严惩那些滥用自己专业职权来赚取外快的医生，但是收效甚微。

　　这样的例子中令琼印象最深刻的是约翰·李医生，他是一名急诊医生，曾经为七家法律事务所共出庭作证 75 次，这些案件几乎涉及了医学所有的分支学科。对于一位 35 岁的年轻医生来说，这样的专业知识广度简直令人惊叹。但是据调查，约翰从骨病学校毕业后只接受了两年的住院医生培训，而且是在新泽西最差劲的医院之一。这样看来，他从未在医学会议上发表摘要或作会议发言，也从未通过任何专科医学会认证考试，也就不足为奇了。他每周只出两天门诊，简直是一只十足的井底之蛙。琼告诉菲利浦，约翰在出庭作证时是"浮动计价式"收费，"请他出庭的费用是按小时计价的，不仅如此，如果他支持的一方打赢官司，他还会收取额外的提成。"

然后是针对每一个微小细节的争辩，原告的律师喋喋不休地追问菲利浦第一次咨询时那张心电图原件和报告的下落，那张心电图不在莫伊拉的病历里，没有人知道它的下落，这使原告认为有人故意销毁了这个有价值的证据。菲利浦对丹和琼说："他所谓的那张心电图和我们在心脏骤停后在医院看到的那张心电图没有什么两样，我为什么要把它拿走呢？"在预审过程中，丹把这些话告诉原告的法律顾问伦恩·巴克莱后，他义正词严地说道：

"我们的专家认为那张心电图是非常重要的证据，我们必须看到它，如果你不能提供出来的话，我们完全有理由猜测病历是做过改动的，而且我们一定会向陪审团说明这件事。"

这番话彻底激怒了丹，因为他还没有见过原告律师如此无理取闹的说法，他立即激动起来，说道："这完全就是胡说八道！难道你不知道吗！"

"如果你不喜欢我们的举证方式，大可去告诉法官啊！"

琼提醒菲利浦，巴克莱在法庭上一定会用这种卑劣的手段来争辩的，休在准备陈述词的时候就已经做了充分的准备，伦恩·巴克莱在国内是以进攻性言辞进行人身攻击而著称的。在过去的 20 年里，他的事务所已经接手过一些受广泛关注的案子，其中就有拉斯维加斯赌场大火和世贸中心恐怖袭击。巴克莱挣的钱已经足够买到任何他想要的东西，他总是炫耀他爱好收集二战中的飞机，并且会亲自驾驶升空。他的身材矮小却健硕，外形粗犷，在同事中外号"拿破仑"。

巴克莱的事务所没有合伙人，只有一支精良的员工队伍。虽然他非常乐于接手一些有关人身伤害的案子，但是他尤其喜欢接手医疗纠纷的案件。许多人猜测他是为了报复一位曾在多年前将他拒于门外的医疗专家，与沉浸在金钱中相比，他更加享受于羞辱医生时的快感。

当巴克莱见到休并听到莫伊拉的故事后，他确认自己又要接手一桩大活了，而且这件案子中还有很多有利于他的因素，比如说对方请了丹这个缺乏经验的年轻律师。虽然琼·福斯特也参与到这个案子中，但是她主要是做原告律师的，因此很容易保持中立的态度。他将休的案子列入"A"表中，这就意味着他要亲自上阵一试。

他从自己比较喜欢的专家名单中挑选出了乔·威尔逊·奥特莱，他是曼哈顿上东城的一名退休医生，兼哥伦比亚大学医学院教授，他坚持每年在这里安排两周的授课，每次都在学生的欢呼中如期展开。另外，他还坚持每年向医学院捐款，从未中断。

他喜欢大家叫他比尔，他已经结婚并衣食无忧，他并不需要钱，他为医疗纠纷案件作证只不过是因为他喜欢做一些充满刺激和挑战的事。他的妻子说这份工作可以使他脱离被踩在脚下的感觉。他还喜欢在陪审团面前充当专家的角色。因为比尔知道，他自己在学术界只不过是一个无足轻重的人物，他并没有发表过很多研究论文，而他大部分时间都在说"我也这样认为"。他对心脏病学科的发展基本上没有贡献，但是他知道，他有哥伦比亚大学教授的身份、纽约的背景、得体的装扮，因此会令陪审团印象深刻。

伦恩·巴克莱告诉比尔，他这样一个身高六尺、碧眼银发的老先生完全符合"出镜医生"的形象，为什么不这样做呢？他的外表看上去干净整洁，另外每个月参观两次画廊，更为他增添了几分儒雅的气质，他西装革履，配上丝质领结，看上去简直完美无瑕。比尔知道，他光鲜亮丽的外表绝对会影响到女性陪审员的判断。

比尔的性想象力非常丰富，这几乎使他入狱。在他早年的行医生涯中，一位女性病人因为受到性骚扰而起诉了他，最终，通过威逼利诱，他成功说服了这个病人及其丈夫：这只不过是一场误会，但是众口铄金，比尔最终也没能达到他想要的事业高度。

在摸清比尔的习惯后，巴克莱知道比尔的评审肯定不会有什么真知灼见，他仔细查阅了莫伊拉的病历并将记录发给比尔。当巴克莱打电话给比尔询问评审意见时，他得到的却是长达数分钟的脱节版本，他用惯用的方式打断了比尔，"比尔，听起来你已经非常了解这个案子了，这确实是我和我的助手希望的。那这样吧，我知道你真的很忙，那我就让我的手下起草一个评审意见的初稿，你在这个基础上再作修改，可以吗？"

巴克莱知道，仔细审阅这个案子并写出铜墙铁壁般的意见是一项相当艰巨的任务，比尔绝对会找其他人来做，所以要让自己的助手来完成这项繁重的起草工作，比尔肯定会非常乐意。他也很清楚，比尔肯定不会对这个文件作任何修改，所以他想要的任何意见都可以直接写上去，也一定会原封不动地返回来。

巴克莱对于写一封言辞犀利的专家意见报告并不在行。从病历中可以看出，无论是向休和莫伊拉交代病情，还是书写病历记录，菲利浦都做得非常严谨，简直是无懈可击。所以，巴克莱只能打好感情牌：一位这么年轻的准妈妈，正当她要享受当母亲的感觉时却失去了生命，留下的是永远失去了母亲的孩子们；还有她的丈夫，他已经饱受打击，处于无尽的绝望中，就这样失去了他的真爱。如此看来，与其说菲利浦是一名医生，不如说他是一名科学家，他只关注于提高自己的专业技能，却忽视了病人和家属的幸福。

巴克莱在与医院的律师迪兰交谈过后，终于找到了案子的突破口。据迪兰透露，莫伊拉·汉姆林在急诊室进行治疗时曾接受过一种还处于试验阶段的药物，并且休表示他从未签署过相关的知情同意书，而且在病例中也没有相关的记录。如果让陪审团知道菲利浦把莫伊拉当成"实验小白鼠"的话，他们一定会大发雷霆。不仅如此，在菲利浦给莫伊拉用了她本不应该用的药物之后，就发生了心跳骤停，这一点也会令陪审团偏向我们。那么我们就可以说服陪审团，当菲利浦得知莫伊拉发生心跳骤停后，为了摆脱困境，他只能一错再错，最终导致了这样的恶果。

在预审会上，巴克莱提出要修改起诉状，要求对菲利浦进行惩罚性赔偿，这就意味着原告将会向陪审团证实，菲利浦并不仅仅是疏忽，而是"蓄意"将一种试验药物注射到莫伊拉体内，尽管她的家属并不同意用这种药。听到巴克莱的这番话，丹和琼都惊呆了。

"另外，我认为菲利浦篡改过病历，这就是为什么我们一直找不到莫伊拉心电图的原因，单是这种行为就应该受到严惩和更多的惩罚性赔偿。"

琼轻蔑地笑了笑，"伦恩，你就祈祷你会获得惩罚性赔偿吧，呵呵！"

"那咱们走着瞧！"巴克莱自信地回答道。

"我知道你要耍什么把戏，你要萨凯斯医生在开庭前就和解，"琼挑战性地说道，"我跟你说，这完全不可能！"

其实琼对自己也不是很确信，医疗事故保险并没有覆盖到惩罚性赔偿，而医生只能自己完成全额赔偿，这使被告医生感到一些害怕。医生们讨厌承担风险，尤其是和钱有关的风险，这意味着要将自己的个人资产置于如此危险的境地。这是一种巴克莱不经常用到的老方法，但是他知道休有足够的财富，他仅仅对一笔可观的赔偿感兴趣，那么为什么不拿出惩罚性赔偿的策略呢？他也没什么可输的。

"琼，我觉得你接手这个案子是个错误的决定，"巴克莱说道："陪审团会相信萨凯斯医生是一个粗心的人，没有得到患者和家属的同意就给她一种试验用药，这无论对他还是对你都是一个大问题啊，相信法庭很快就会把修改版的起诉状交到你手中。另外，我也会联系联邦负责监督萨凯斯医生临床试验的相关人士，我会让他们知道，萨凯斯医生并没有跟患者签署知情同意书。"

琼和丹把这个消息告诉菲利浦时，他才恍然大悟："当时我所做的一切都是为了挽回莫伊拉的生命，可现在呢，她家人想做的却是惩罚我的行为！"他已经被伤得体无完肤了。

菲利浦每天都对这件案子冥思苦想，每件事、每个画面都像一部老电影一样在脑海中不停地回放。即使他在发呆时都仿佛能看到莫伊拉在检查室、急诊室、重症监护室中的一幅幅黑白画面。这件案子的阴影影响到他生活的方方面面，他无法从如此沉重的阴影中走出来。

一位好医生应该以乐观、幽默的语气与病人交谈，而在这件事发生之前，菲利浦从来没有这么做。而现在，他和他的同事把每一个病人都看做是将来要与他们对簿公堂的那个人。他不再相信任何人，因为这件案子实在令他失望透顶。有一次，他找弟弟布莱恩倾诉，但是布莱恩完全不能理解这件事，也不能设身处地地体会菲利浦的感受，在解释了几个钟头之后，布莱恩已经听不进去了，菲利浦最终也只好放弃。

菲利浦大多数朋友对医疗纠纷都有着相似的看法，但是当他找别人倾诉时，他们却不愿谈起这件事。他们总是说："哥们儿，这就是干医生这行的代价！"重提这些事对他来说同样是莫大的痛苦，他感觉自己和周围的世界已经完全隔离，就像在海面上随波逐流的独木舟。

不仅如此，这件案子对菲利浦家庭造成的影响更加严重，几乎每天晚上，菲利浦都会带着新的坏消息怒气冲天地回到家。起初，南希还会给他一点伏特加来缓和他的情绪，但是慢慢的，他需要喝越来越多的伏特加才能平静下来；晚饭过后，他都会恍恍惚惚地呆坐在电视机前；他对南希一点都提不起性趣，每次南希试着说起一些高兴的事时，都会引起他义愤填膺的长篇大论；另外，他对孩子也失去了耐心。这个案子对菲利浦来说确实很痛苦，但南希也同样深受其害。

尽管如此，菲利浦告诉丹和琼，他一点都没想过要和解，他坚持说："我一点都没做错，所以如果你俩愿意坚持的话，我也一定会忍受这些无谓的诋毁。"

但是，最令菲利浦、南希和律师担心的是随着菲利浦逐渐陷入绝望的深渊，休却似乎渐入佳境。在莫伊拉的葬礼之后，他没有陪着家人，但是他父亲并没有不高兴，他的兄弟会陪在父亲身边，所以即使他不在也不会引起大家的注意。

另一方面，邦妮的日子也殷实了起来。几年之前，她跟一位妇产科医生约翰·罗曼努结了婚，他继承了费城南部一个家庭的财产。婚后，邦妮仍然苦心经营着自己的事业，然而，一场巨变摧毁了这个家庭。一向健康的约翰·罗曼努突然患上了严重的感冒，他吃了点抗生素后感觉有所好转，但是第二天早晨，邦妮就发现他已经倒在躺椅上去世了。

在约翰·罗曼努的葬礼后，邦妮重燃她与大学舍友莫伊拉·汉姆林的友情，邦妮想，也许莫伊拉和休是她从南费城走上上流社会的垫脚石。果然如她所愿，很快他们三人就形影不离，邦妮得以在美兰社区附近买了一套房子。

莫伊拉去世之后，休和邦妮的关系更亲近了，她非常喜欢休的孩子，他们叫她"邦妮阿姨"。之后，休重新振作起来回到了工作中，这使他父亲很惊喜，因而给了他很多新的生意。在几个月的约会和磨合之后，两人走进了婚姻的殿堂。他们的婚礼非常低调，只邀请了家人和密友参加。

他们商议，邦妮的新家更适合孩子居住，因为他们直到现在还常常做噩梦，每次到主卧都会嚎啕大哭。就这样，休的一家子，带着佣人和宠物，很快都搬到了邦妮的新家。

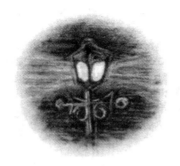

第九章

在度日如年的等待后，菲利浦终于盼到了开庭的日子，普莱森斯法官拒绝了他们变更庭审地点的申请，琼费尽心思地告诉菲利浦在费城法庭上应该怎样克制自己，她说："你必须使自己看上去既严肃又关切，但是不能焦虑；要自信但不能自大；要表现出同情但不能有负罪感。你应该身着深色西服和素色领带，开庭前理个发，但不要太花哨，那样太过了，最好带一块比较精致的表但不能太名贵，再带一枚婚戒，其他首饰就不用了，病人都希望他们的医生家境良好但不能太殷实。"

"他们都希望自己的医生开一辆精致的轿车，比如说一辆雷克萨斯——这反映出他们的工作能力比较强，"琼解释道，"但是千万不能开宾利或者是劳斯莱斯，那就意味着医生是靠剥削他们的病人来牟取暴利的。"

"南希问她能不能来法庭旁听。"

"可以，但是不能每天都来，也不能带着孩子，"琼回答道："费城的陪审团也可以分辨什么是亲人的支持，什么是公然操纵。但是菲利浦，你必须每天待在法庭，只要陪审团还在，你就必须在。"琼曾经见过陪审团强烈谴责不重视庭审的医生。

"你可以早晨去工作一会儿，之后再到法庭，但别把自己弄得太狼狈。"菲利浦听着听着，猛然间发现自己有多么地依赖琼。

在庭审的第十一个钟头，原告提出让莫伊拉的其他医生回避，只留下菲利浦和院方单独谈话。在调解会上，很明显原告提出的赔偿数额要远远高于保险公司的赔付金额，所以法官也没有多费唇舌让双方和解，而是必须进行裁决。琼和丹对原告方的一些反驳都以失败告终，包括莫伊拉生前和她家人在一起的一段视频。

另外，丹和琼也没能驳倒原告方提供的专家证词，他们提出莫伊拉的病非常罕见，只有像鲍伯·梅尔斯通这样的电生理专家才知道这种疾病的复杂性，而法官则认为原告方邀请的专家也是心脏病医生，足以应付这个任务。而且他们只能在辩护阶段才能质疑原告专家的证词，琼对普莱森斯法官这种偏向原告方的行为已经习以为常了，但是这种情况会令她的任务更加艰巨。

开庭的第一天对菲利浦来说太艰辛了，在早晨忙乱的奔波之后，他听到琼和丹向法官陈述他的行为，他就像是一个马上就要见校长的犯错的孩子，然后在他的两位律师中间走到了法庭上，感觉就像是一个马上要赶赴刑场的罪犯。

从外面看，费城市政厅是建筑界的杰作，有着高高的门廊、生动的雕像、华丽的装饰；而从里面看，它就是一座古板的破楼，里面的味道就像是从破旧的电话亭中散发出的阵阵臭味，粗鲁的保安在四处巡视，衣衫褴褛的罪犯则在走廊和楼梯上咨询自己的律师。对于菲利浦来说，这凄凉的场景正映射出他的情绪。

走进法庭后，菲利浦一头撞到了休，还没来得及看清那个人是谁，他下意识地嘟哝了一句"不好意思"，当他们朝相反的方向继续走时，菲利浦注意到了休憎恨的眼神。尽管他想对休发飙，却还是控制住了。当天早晨，菲利浦还对南希吼道："这家伙无缘无故地冤枉我，他根本不知道究竟发生了什么，我想他压根也不想知道，他的生活已经恢复原样了，现在却要毁掉我的生活！我要他为自己的所作所为付出代价！"

陪审团的投票就要提上日程了，第一场的陪审员大多是非洲裔美籍的女性，大家似乎都不情愿待在那儿，但是每个人的态度看起来都很明确，每一位陪审员填了一张问卷调查表，之后分发给双方律师，菲利浦看着他们专注地阅读着那几页纸，并与同事交换意见，他努力去辨别可能会有哪一位陪审员给自己一方一些同情分，但却又担心可能没有人会真正了解这件医疗纠纷案件的复杂性。

在陪审团众多成员中，一位有魅力的非裔女性看上去很眼熟。在预审阶段，她说她几年前是格莱德温纪念医院 CCU 的一位护士。这时，菲利浦才回想起，那时她的工作能力很强，但是却毅然辞职，到了一家企业工作。南希那时刚好是她们的护士长，南希屡次想留下她，但最终她还是离开了，但她在企业的工作并不顺利。律师知道她认识菲利浦后，剥夺了她的投票权。

要腾出两周的时间来参加庭审，这对大多数陪审员来说都是一件非常艰难的事，直到两点钟，陪审团的名单才公布出来，普莱森斯法官回到了法庭来宣读双方的陈情书，之后宣布休庭一天，明天早晨再来一个"全新的开始"。"我怀疑她到底想不想开庭"，菲利浦在琼耳边嘀咕道，琼冲着他瞪了一眼。

庭审结束后大家纷纷离开，丹对菲利浦说："菲利浦，你先回家休息一下吧，你看上去一副没睡好的样子，要让陪审员看到你这幅样子，他们肯定会觉得你很焦虑，那就不好了。"

"好的，但是我得先回一趟医院写点东西，看看我的病人，要让南希看到她的男人午后还窝在家里，她会不高兴的。"

当天晚上，菲利浦吃了一片安眠药，好好睡了一觉，但是南希早饭时却跟他说，他昨晚辗转反侧了一个晚上。他到了法庭，准备自己的开庭陈述，却发现律师正在走廊里闲逛，原来是由于一位男性陪审员和一位女性候补陪审员擅离职守，导致无法开庭。正当法官要向他们下达传票时，他们两个才手挽着手姗姗来迟，昨晚他们小酌了一瓶威士忌，这时他们已经迟到了整整两个钟头。然而，由于他们太过亲密会影响结果的公正性，法官还是剥夺了他们的投票权，这样就只剩下十一位陪审员和候补陪审员。考虑到费城的陪审团有些靠不住，而且如果再有这样的陪审员被剥夺投票权，会增加错判的风险，因此，法官安排了另外一组陪审团和两组候补，至此，这个案子第二天的庭审也结束了。

第三天的庭审刚开始，便是关于预审申请的争论，几乎所有的决议都再一次倒向了原告方，尽管他们并没有真正驳倒被告辩护的内容。

随后，法官让伦恩·巴克莱开始陈述，用琼的话来说，他的陈述就是一场"演讲"，他在大学的专业是戏剧，所以他特别喜欢在庭审的开始就献上一场富有激情的演说，从而带动更多的陪审员进入他的情绪之中而支持他们的一方。巴克莱一步步走向陪审团坐席，用一种父亲般慈祥的笑脸审视着陪审团，便开始了他的演说。

"陪审团的先生们、女士们，你们知道吗？菲利浦·萨凯斯是一个自大、粗心、傲慢的医生，他对患者的漫不经心直接导致莫伊拉·汉姆林丧失了宝贵的治疗机会，她本可以幸免于死亡的惨剧。其次，他残忍地给莫伊拉应用一种无益于她的药物，仅仅是为了他的试验，这进一步导致了她的无辜惨死。所以，就是因为他这种令人发指的行为，使莫伊拉遭受了难以想象的痛苦。"

莫伊拉从心跳骤停的那一刻起就已经丧失了意识，她完全不知道发生了什么。听着这样的无稽之谈，菲利浦尽力控制自己的表情，但这只是巴克莱的热身。"之后，菲利浦·萨凯斯蒙骗莫伊拉的家属，跟他们说已经拼尽全力去抢救她，殊不知，他的所作所为是如此的马虎。试想，一个医生竟然拿你的挚爱去做试验，而且是在你毫不知情的情况下，你会作何感想？"巴克莱问道。

"莫伊拉·汉姆林是一位年轻漂亮的女士，在生活中，她悉心照料她的孩子和丈夫。另外，熟悉她的人都知道，对于那些需要帮助的人，她总是毫无保留地奉献她的时间和精力。"

巴克莱又向陪审团介绍莫伊拉的父母和公婆："汉姆林一家直到现在还终日以泪洗面，莫伊拉的离去对这个家庭的每一位成员来说都是一次灾难性的打击。"

其实这一点才是最重要的，巴克莱知道，莫伊拉并没有收入，而且汉姆林的收入不菲，足以照顾他们的孩子。所以，要在经济方面作文章很难说得通，必须得说服评审团莫伊拉之死带给她的家庭莫大的精神方面的痛苦，他们理所应当得到赔偿。

巴克莱在开庭之前对下属说："我们必须让陪审团对莫伊拉之死感同身受，让他们感到莫伊拉是一个栩栩如生的人，最好让他们感到莫伊拉是他们的另一半或是兄弟姐妹，达到这种效果的最佳方式就是要让莫伊拉动起来。"

在巴克莱的开场之后，全场的灯光暗了下来，大屏幕上开始播放一段视频。这段制作精美的视频从几张照片开始，上面记录着莫伊拉和她孩子在一起的时光，再配上感伤的帕赫贝尔的乐曲作为背景音乐，以及有如上帝般浑厚的嗓音作为旁白。菲利浦听得出来，这是美国著名电视新闻评论家约翰·凡费拉的声音。他想，这是多么费尽心思的制作！他俯身在琼耳边说："你觉得是不是因为汉姆林在凡费拉工作的电视台播出广告，凡费拉才愿意来做配音？"

紧接着，是一些全家共庆节日的画面，特别是在生日和圣诞节，虽然汉姆林一家是犹太人，但是并没有犹太节日的画面，巴克莱了解到费城陪审员中几乎没有犹太人，所以特别强调了圣诞节。在这些触动人心的画面中，莫伊拉都是中心角色，她精心安排一切让家人高兴，自己也同样沉浸在欢乐中甜美地笑着。尽管菲利浦对这种刻意安排的煽情不屑一顾，但他不得不承认，莫伊拉确实是一位上镜的、近乎完美的年轻母亲，而莫伊拉与她刚出生的宝宝一连串的画面却穿透了菲利浦和陪审团的心灵，仿佛这里的画廊都被感动得潸然泪下。虽然菲利浦还能从凡费拉的嗓音中听出他患有声带小结，但是这样的声音却恰恰诠释出莫伊拉对于整个家庭是多么重要。

按照法官的要求，这段视频控制在五分钟之内，接着灯光又亮了起来，这时，屋子里的每个人都红着眼睛、抽泣着。

巴克莱用一种轻柔的、充满戏剧色彩的表达完成了他的开场，激起了陪审团的强烈同情。"先生们、女士们，接下来我会向你们证明，菲利浦·萨凯斯和格莱德温纪念医院的这种恶劣的行径，无情地夺走了莫伊拉本应该拥有的圆满、长久的家庭生活，这是一个不容辩驳的血淋淋的事实。接下来，大名鼎鼎的医学专家将会出庭作证，从专业的角度来向各位证明，我相信你们一定会支持这唯一公正的裁决。"

通过这一席话，巴克莱告诉陪审团，他们的决定必须是理智而公正的，然而菲利浦和辩护团却非常清楚，恰恰相反，巴克莱要通过博得他们的同情，使他们投出感性的一票。巴克莱认为，菲利浦无论如何都不可能博取到陪审团的同情，他表现得越漠然无情，陪审团就越有可能站在自己这一方而使他受到惩罚。在巴克莱总结他的开场陈述时，陪审员们用怨恨的眼神盯着菲利浦，巴克莱在结尾恳求各位陪审员"投上公正的一票，帮帮莫伊拉的家庭"时，陪审团都坚定地点点头。

在巴克莱如此犀利的陈词后，轮到丹出场了，这位年轻的律师用巴克莱演讲中的话来提醒陪审团和法庭，要理智地看清事实，而不要被莫伊拉年轻去世带来的同情主宰。他解释道："对于莫伊拉小姐的去世，萨凯斯医生和在座的每一位都同样感到难过，但是，你们必须清楚，他对莫伊拉·汉姆林实施的治疗是目前医疗水平下的标准治疗。更重要的是，萨凯斯医生经常与莫伊拉和她的丈夫交谈来告知她的病情，包括她心跳骤停那天为了挽救其生命所做出的一切努力，而且萨凯斯医生把所有的治疗决策及其原因都在病历中记录了下来。"

菲利浦聚精会神地听着，偶尔向陪审团席的方向偷瞄一眼，尽管有几个人感到无聊而在发呆，但是大部分陪审员都在认真地听着丹的陈述。丹接着说："接下来，有请心脏病和有关用药方面的专家来出庭证明萨凯斯医生的诊疗是令人钦佩的，莫伊拉小姐的去世是始料未及的。等各位了解事情的全部后，我保证你们一定会同意萨凯斯医生并没有医疗过错，相反，他对莫伊拉方方面面的治疗都是近乎完美的。"

丹和琼事先商量过，要在巴克莱戏剧性的开场后传递出一个简单、理性的信息，像丹身上的蓝色粗边西服和浅蓝色领带一样朴素的信息。

令大家始料未及的是，就在这时医院的律师大摇大摆地走出来，看上去就知道来者不善。迪兰·麦克沙恩是一个年轻激进的律师，他站出来迫不及待地说出他的观点：菲利浦理应对莫伊拉·汉姆林之死负责。菲利浦的辩护团知道，迪兰现在急着站出来把一切原因推到菲利浦身上，一定是医院想澄清：医院本身并不是行医者。但这真是个愚蠢的决定。

麦克沙恩箭步走到陪审团面前，他身材高大，只需要几步就站在了那群陪审员面前，他大声说道："我们负责的只是为医生提供一个良好的行医环境——他们到底能不能时刻提供正确及时的诊疗，这真不是我们能控制得了的。"

丹和琼知道，如果陪审团对莫伊拉一家感到同情，他们肯定不会有心情听到对被告方横加指责的话，似乎麦克沙恩也感觉到这一点。他匆忙地结束了自己的陈述，似乎还没说完，他就对陪审团说，在接下来的庭审过程中，会得到更多的信息。

接下来的一天，伦恩·巴克莱开始了他的论证，他打算着重强调一点，菲利浦不顾他患者的安危而造成了医疗事故，他首先请出休来为他的论证打下坚实的基础。

休做得很出色，解释了莫伊拉对菲利浦和格莱德温纪念医院是多么的信任。"我只是不能理解为什么萨凯斯医生会做出这样的事情，"休说道，另外，还提到他已经记不清关于选定治疗方案的谈话细节了。"我只记得，萨凯斯医生告诉莫伊拉一大堆的治疗方法，之后就照做了。"休说道，他问过很多问题，但菲利浦从不重视，也未曾回答。"我当时并不知道莫伊拉应该接受植入式除颤器的治疗来挽回她的生命，萨凯斯医生从来没有提到过。"另外，他还提到他不懂为什么不给莫伊拉应用 β 受体阻滞剂，因为这种药物可以防止她的猝死，"我真的记不清任何关于药物治疗或其他预防性治疗的谈话内容了。"

在休庭期间，菲利浦告诉丹和琼，休的证词有问题："他几乎没来办公室找过我，即使来了，也就只是坐在那儿。是莫伊拉自己拒绝了我的治疗，这家伙完全在睁着眼睛说瞎话！"

紧接着，休的父亲尤金·汉姆林出庭作证了，这个老头的相貌和他的儿子惊人的相似，俩人都垂着双下巴，只是多了几道皱纹和一些白发。他缓步走上法庭，到座椅上坐了下来，腰背的酸痛使他看上去有些痛苦，但仍然对陪审团微笑着。

尤金的任务就是指出莫伊拉是多么好的一位儿媳，他们有多么思念她，他描述了他与莫伊拉是怎样相识的，之后又怎样变得像父女一样。"莫伊拉是非常健康阳光的，如果她长 QT 的问题能够得到合适的治疗，她本可以享受更长久的生活。"虽然这番证词遭到丹的抗议，但尤金还是出色地完成了他的任务，安详而镇定地将他对儿媳遭到低劣的治疗并惨死的愤怒表达出来。随后，按照巴克莱的安排，尤金提到了莫伊拉之死对她孩子造成的极其恶劣的影响。"他们变得特别孤僻，有时甚至像僵尸一样麻木，他们平时一言不发，但是瞬间就会没有缘由地失声痛哭起来，你知道这有多糟糕吗！"

丹和琼决定还是先不要太多地挑战这些证词，现在陪审团对莫伊拉一家充满了同情，攻击这些证词只会让陪审员们更加恼怒。所以在互相提问过程中，琼只是常规地问了几个澄清事实的问题，并没有过多的质疑。

相反，迪兰·麦克沙恩又一次看错了形势，他一直在盘问尤金·汉姆林医院有无任何过错，但汉姆林对医院的政策确实一无所知。麦克沙恩漫无边际地说着医生应该如何服从医院的决定，这时，法官立即打断了他的高谈阔论："麦克沙恩先生，你认为这一系列的提问对本案有任何的意义吗？"他匆匆总结了他的提问后沮丧地坐下了。

巴克莱之前想过要不要让邦妮·罗曼努和休一起出庭，提供关于知情同意和在急诊室过度治疗的证词，但是他最终还是决定不让她出庭，因为他不想让陪审团知道关于休再婚的问题，这样一来，就会大大削弱"失去母亲的可怜孩子"博取到的同情。所以，他找到了比尔·奥特莱来代替邦妮出庭作证。

巴克莱觉得如果涉及太多的医学专业知识，陪审团都要听糊涂了，所以他只请了一位医学专家奥特莱来出庭，仅仅是想有一位看上去专业、可信的人来告诉陪审团菲利浦确实存在医疗过失。丹和琼知道陪审团可能会相信奥特莱的话，所以他们的主要任务就是挑战他的证词。

庭审到了这个阶段，法官决定以问答形式来加快庭审速度。巴克莱开始提问，但都是一些关于他教育背景、培训经历、工作经验和行医时间的常规问题。

"奥特莱医生，你大部分时间都在纽约的哥伦比亚大学长老会医院工作，是吗？"

"是的。"

"那家医院在美国享有盛誉，是吗？"

"是的。"

"直到现在，你还在那里看病、教学，是吗？"

奥特莱优雅地转过身去，向陪审团展示出他那迷人的笑容，"是的，而且我非常享受这种生活。"

随后，巴克莱向大家展示出奥特莱的简历，并邀请他说明他在美国专业组织、委员会中的成员身份。"好的，我在好多年前就参加了美国心脏病学院和美国心脏协会。"在一系列无关痛痒的问题后，巴克莱向法庭申请奥特莱的专家身份，并将提问权交给琼。

"奥特莱医生，早上好！我只有几个问题，你能介绍一下你的简历，并阐述一下你对于长 QT 综合征的认识吗？"

这个问题并没有使奥特莱感到惊慌。

"你的意思是我写过的关于这方面的文章吗？"

"是的，关于这方面的任何认识都可以，包括你的文章、演讲、你参加过的专业性会议。法官大人，我把简历递给你一份，你就可以随时翻页浏览了，这样可以吗？"

"好的。你明白这个问题了吗，奥特莱医生？"

"明白，法官大人。"

比尔·奥特莱拿到简历后开始翻阅，他觉得里面没有什么有用的东西，所以就飞速地浏览了一下。

"好的，我曾经做过几次发言，是关于心脏病患者风险评估的，这里边就包括了关于 QT 间期的一些信息，我确信。"

琼继续微笑着说："但是奥特莱医生，我需要一些证据来证明你确实比普通心脏病医生对 QT 间期有更深刻的见解，这样才能表示你的确有能力对萨凯斯医生在这起纠纷中的医疗行为作出中肯的评价，在你的简历中有什么可以证明这一点吗？"

奥特莱不想把事情弄大，所以回答道："恐怕我也不能证明。"

"好的，那么奥特莱医生，现在你也没有把自己列入到心脏电生理专家的行列，是吗？"

"我的确没有电生理方向的专业认证，但是我对心律失常卓有建树，并且我也已经诊疗过大量的心律失常患者。"

"你说你是几个心脏专业组织的成员，那么你参加过像美国心律协会这样的心律失常领域的组织吗？"

"嗯，在我的简历中，你可以看到我曾在 1987 年供职于心脏电生理的专家组，并且这次会议报告发表在《循环》杂志上，这是在心脏病领域享有盛誉的一本杂志。"

"确实如此，或许你对这篇文章有一些贡献，那么你参与其中的撰写工作了吗？"

"没有，我并没有亲自撰写这篇文章。"菲利浦跟琼说过，奥特莱或许是因为好友帮忙才进入那个组织的，其实他自己并没有那个能力。

随着提问的继续，琼尽力打压奥特莱的专业性，而奥特莱则尽力回避，但是最终，法官还是批准了奥特莱的专家身份。陪审团是否介意奥特莱的专业性还不得而知，但是菲利浦担心琼这样穷追不舍的提问、纠缠这位"高尚的医生"会使陪审团感到生气。

奥特莱证词的第二部分是关于他对菲利浦治疗措施的意见，他对这个问题可一点都不含糊。巴克莱问他菲利浦采取的治疗措施是否是标准疗法，他坚定地回答道："在莫伊拉·汉姆林的诊疗过程中，萨凯斯医生犯了很多严重的错误。首先，他应该应用 β 受体阻滞剂，并且随着病情的发展，应该选择植入心脏复律除颤器（ICD）治疗。我并没有发现任何 β 受体阻滞剂应用的禁忌证，这种药物是有益的，并且有证据表明这种药物可以减少长 QT 综合征患者的猝死风险。如果说由于莫伊拉的妊娠而使他们对药物和器械治疗产生犹豫的话，一旦她分娩结束，就没有任何的借口不去采取这些治疗手段。显然，菲利浦没有采取这样的治疗措施就是一种医疗事故。"

奥特莱对菲利浦的批判非常尖锐，"萨凯斯医生给莫伊拉应用了一种试验性药物，这更是毫无道理的，他连常规药物都没有选择，我实在无法理解他为什么要坚持尝试一种如此冒险的用药。但是，萨凯斯医生在应用一种具有潜在危险性的药物之前，并没有征得莫伊拉和家属的同意，他们不知道这种药物会对莫伊拉产生什么样的危害，所以这是非常明显的过错。"

"之后，他用来为汉姆林夫人除颤的器械并没有接受过格莱德温纪念医院技术部门的详细检查，这就使情况变得更糟糕了，器械上的标签显示这个器械已经过期了，而在萨凯斯医生对其进行电除颤之前，就应该知道这件事。虽然这能使汉姆林夫人的心脏恢复正常的节律，但这样的操作也是违规的，因为这会加重心脏的损伤。这种电击还有可能会伤害到汉姆林夫人的大脑，为她带来不可逆的神经损害。"

琼知道，要让菲利浦听到这样的证词还能静静地安坐在那里是一件相当不易的事，奥特莱怎么会知道器械检查的事情呢？估计就像试验药物的知情同意一样，是院方透露的，因为这些事情在病历中都没有记录。

之后是琼发问的环节，由于菲利浦已经跟她说明了详细的情况，所以她的发问就更有针对性，她的问题有如枪林弹雨，完全把矛头转到奥特莱身上。

"奥特莱医生，你知道 β 受体阻滞剂用来降低长 QT 综合征患者猝死风险的有效性到底如何呢？"

"β 受体阻滞剂的副作用是什么？"

"ICD 植入的风险是什么？"

"ICD 是目前治疗像汉姆林夫人这种长 QT 综合征的标准疗法吗？还是一种新的治疗手段？"

然后，琼问及莫伊拉的治疗策略是如何制定的。

"奥特莱医生，你在病历中发现了任何证据是关于治疗策略选择的谈话记录吗？"

"我确实在萨凯斯医生的办公记录中看到了。"

"那你还记得莫伊拉·汉姆林拒绝了 β 受体阻滞剂和 ICD 的治疗打算然后离开吗？"

"我确实看到了，但是我并没有把它当回事。你也知道，医生在指导患者治疗的过程中是多么重要，如果他们认为一种治疗措施会使患者受益的话，就应该主动要求患者接受这样的治疗。而在这个案子中，萨凯斯医生显然不够主动，他本应该坚持要求汉姆林夫人接受一些保护性的治疗，如果他把事情交代得足够清楚，我想她也是会接受这种治疗的。"

尽管琼尽力去盘问，但还是没能动摇奥特莱的观点：菲利浦在急诊室对莫伊拉的治疗采取了试验性用药，而且并没有征得休的知情同意。"法官，联邦政府机构也颁布了很多关于这种问题的指南，我只能说萨凯斯医生的这种做法是严重失当的。事实上，他并没有把这种药物和特殊的除颤治疗记录在病历中，并且他并没有征得患者或家庭的知情同意，这不仅是一种医疗事故，在联邦指南关于试验性治疗的规定中，更是一种故意的医疗违规，这是绝对不允许发生的事，萨凯斯医生必须对这一行为负责。"

再次询问的过程结束后，丹和琼感到他们已经有一些动摇到奥特莱，但是琼害怕陪审团并不明白在这样危急的情况下，什么才是真正最佳的治疗，陪审团将要作出的是非黑即白的抉择。她害怕在这样复杂的专业背景中，陪审团听到的仅仅是菲利浦做出一些不当的事，他理应对此负责。

在奥特莱的证词结束后，巴克莱几乎要准备放松了，另外两位证人将要出庭叙述莫伊拉之死对她孩子们的影响。首先是一位来自南加利福尼亚的儿童心理学家梅根·迪万，她的专业是治疗经历了失去父母或亲人这样灾难性打击的孩子们。就像许多出庭专家一样，迪万穿着得体——一条深褐色短裙、一件方格子外衣、一件白色衬衫、一条条纹围巾，看上去像男子的领带，再加上一副中鼻梁眼镜和一袭薄纱，完全是一副儿童心理学家的模样。

"迪万小姐，"巴克莱开始提问，"请你为陪审团描述一下汉姆林家两个小孩的心理状况，还有你与他们交谈后的结论。"

迪万回答道："他们情况非常相似，他们现在经常会做一些非常恐怖的噩梦，包括心肺复苏的场景，而这些噩梦几乎充满了他们的脑海，那些关于他们母亲的愉快记忆全都消失了，现在他们一说话就会提起这些事。"

"这些是失去母亲的孩子们的特有表现吗?"

"这是由于他们目睹了莫伊拉死亡和心肺复苏的全过程,这种打击在他们幼小的心灵上留下了深深的烙印,这使他们被压得透不过气来,我觉得这个创伤会遗留很长的时间,甚至可能永远不会恢复。"

交叉询问环节中,琼的第一个问题是想证实梅根是如何来到费城法庭上的,"迪万小姐,巴克莱先生是如何注意到你的?"

"我有些记不清了。"

"或许我能帮你回想起来,你的名字列在出庭专家的目录里吗?"

巴克莱立即提出抗议,琼的措辞太过攻击性了,法官同意了。

"好吧,让我重新组织一下问题,"琼说道,"一些名单列出了可以鉴定关于儿童心理创伤的案子的出庭专家姓名,你的姓名在任何一份名单上出现过吗?"

"这我也不太确定,或许吧。"

"请允许我拿出一份列有你名字和联系方式的名单,这是我在互联网上找到的,你看看这份名单,觉得眼熟吗?"

"是的,这确实是我的信息,但是我也不知道我的名字怎么会在这里出现。"

"迪万小姐,我们来进一步探讨这个问题,是巴克莱先生联系你来参与这件案子的鉴定吗?"

"是的。"

"你问过他他是如何得到你的名字的吗?"

"我记不清了。"

"你的记忆又模糊了,那么请问你还知道其他巴克莱先生能联系到你的方式吗?"

"不清楚。"

"那么我可以这样设想吗？巴克莱先生将你的名字清出了名单。"

巴克莱再一次提出抗议，法官再次同意了他的抗议，这样琼收回了她的提问，但是她的目的已经达到了。

"迪万小姐，你曾经为多少这样的案子出庭作证过？"

"我真的记不清了。"

"你一点儿都记不得吗？一百多次？五百多次？"

"或许就在这两者之间吧。"

"那么你已经为几百件案子出庭作证了，你总是为原告方作证吗？"

"是的。"

"在这几百件案子中，每一件案子中经受灾难性打击的孩子都会出现严重的心理损伤吗？"

"大部分情况下是的。"

"那么这些孩子中，有没有心理很健康、可以很正常地继续生活的情况？"

"嗯，在一些案子中也有过这样的情况。"

"你知道这种情况所占的比例大致有多少吗？"

迪万开始局促不安起来，她回答道："我不清楚。"陪审员注意到她的回答非常不自信。

"好的，你既然来到法庭进行鉴定并提供证词，肯定是根据你受到的培训和工作经验，你怎样证明你提出的意见是正确的？"

"我有点不明白你的问题。"

"迪万小姐，你一定为巴克莱先生这样的律师做过很多次鉴定了吧，对吗？"

"是的，在这方面我还是比较有经验的。"

"有十年以上吗？"

"是的，至少有十年了吧。"

"那么，对于你之前认为他们出现心理问题的孩子们，你后来又去看过他们吗？他们现在过得怎么样？"

"没有，那不是我的工作。"

"那你就不好奇吗？"

"好不好奇和我的工作完全没有任何关系！我是一名科学家！"

"你既然没有证实过这些孩子是否真正有心理障碍，你现在又怎么能令陪审团相信你的意见呢？你知道你现在做的事情有多重要吗？你这样说怎么能让陪审团相信你呢？"

巴克莱从座位上一跃而起，"法官大人，这位证人是有过专家资格认证的，福斯特小姐一直在纠缠她！"

"反对有效。"

琼再一次论证了她的观点，"我没有问题了，法官大人。"

原告方的最后一位证人在巴克莱的名单中没那么重要，他将会提供要抚养这些孩子长大的费用，原告方之前提出的赔偿申请并没有得到批准。事实上，原告方必须先得到一个有利于他们一方的裁决，否则，陪审团不会同意他们的赔偿申请。一位经济方面的专家进行了简短的陈述，他提出的赔偿数目比较合理，所以琼就选择直接跳过了交叉询问的阶段，她不想招致法官的厌倦，经济问题对这件案子不是至关重要的。伦恩·巴克莱想要的赔偿数目要比这位专家提出的大得多，在这种微不足道的问题上作文章也是没有意义的。

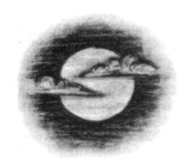

第十章

周五下午，巴克莱很早结束了他的证词陈述，法官宣布休庭。下周一早上将重新开庭，届时将由被告方陈述证据。周末，菲利浦加紧练习，想象着法官会作何反应。与此同时，南希忍受着菲利浦无休无止的反复练习，因此她提议做些其他事情。菲利浦不同意任何提议，在南希收拾壁橱时，他回到自己的房间收看体育节目。两个人一言不发。南希认为这是他们婚后最糟糕的周末。

周一菲利浦来到法院，看上去疲惫、焦虑。尽管如此，琼仍希望陪审团能尽快听到菲利浦陈述事件。她迫切希望他能在周末前陈述证词以平衡陪审团的意见。

南希首先把菲利浦引到证人席上，陪他排练了一遍证词。她主要强调要尽力做到简要、切中要害，控制自己的负面情绪。

菲利浦描述了与莫伊拉的第一次接触，解释了他推荐这个处置策略的理由，并尽量使陪审团理解他治疗问题的本质与复杂性。他讲述了莫伊拉如何决定放弃治疗，还仔细回顾了她最后一次的住院情况及他采取了哪些治疗措施来挽救她的生命。这时便到了他们仔细排练的部分。

"萨凯斯医生，在今天这样的场合下，你是否认为你对莫伊拉·汉姆林采取的治疗有所疏忽？"

"不，我给予莫伊拉的治疗始终都是最好的。我只是希望她能康复，过正常人的生活。"

"如果再次面对同样的病例，你会改变你的做法吗？"

"不会。我会采用完全相同的治疗措施。"

下一步，琼需要使陪审团确信菲利浦的治疗是经过莫伊拉和休同意的。"在莫伊拉·汉姆林的治疗过程中需要作出很多艰难的选择。你能向陪审团描述一下最终治疗方案是如何确定的吗？"

"我多次接诊过莫伊拉·汉姆林。每一次接诊，我都给她提出了治疗选择。由于她经常一个人，在与丈夫讨论过后，她会联系我。之后汉姆林夫人会选择她认为当时对她最好的治疗，我们会尊重她的选择。唯一的例外情况是她在医院内处于昏迷状态时，我只需与汉姆林先生商量对策。我用同样的方法与他交流，他似乎明白他可以作出任何在他看来对他妻子最好的决定。这不仅是我整个从医生涯一直坚持的做法，也是高智商的患者乐于接受的方式。"

"所以你认为汉姆林夫妇足够聪明，可以根据你提供的信息作出知情决定吗？"

"是的，我始终把我提供的选择及患者及其家属做出的决定记录下来。"

琼走向证人席，突然停顿了一下。"萨凯斯医生，你为什么在没有获得签署知情同意书的情况下，给莫伊拉·汉姆林使用一种仍处在试验阶段的抗心律失常药物？"

"对我来说，这是一个艰难的抉择。当时莫伊拉·汉姆林反复出现一种致死性心律失常，可以说她的心律已经彻底紊乱了。我知道如果不能终止这种心律失常，她有死亡的危险。我跟汉姆林先生交待了病情，但他无法作出决定。他进退两难。我打算再去找他谈话，但是考虑到如果我回去找他，莫伊拉可能会因得不到及时治疗而死亡。所以我这样做了，我很抱歉是以这种方式，但是我不后悔这样做。药物终止了心律失常，她的病情得到稳定。虽然用药后她还是死亡了，但是这并不是由药物引起的。"

琼点着头，把质证权交给了巴克莱。"萨凯斯医生，除了教学、研究及管理方面，您在患者护理方面花了多少时间呢？"

"我会每周投入 30 个小时左右用在患者护理方面，包括在各种场所、办公室、医院及实验室里。"

"那你用在工作的其他方面、教学、研究等等的时间又是多少呢？"

"大约每周 60 个小时。"菲利浦回答道。

"所以是不是可以认为你并没有将主要时间投入在患者护理方面？"

菲利浦知道巴克莱想说什么。"我要处理不同的事情，巴克莱先生跟我都想尽力做好每件事。"

巴克莱迅速转移了话题。"在给莫伊拉·汉姆林使用试验药物之前，你是否征得汉姆林先生的同意？"

"由于莫伊拉无法维持正常心律，我尝试获得汉姆林先生的同意。但时间紧迫，我不得不催促他作出决定。最终他也没能决定，我只能冒险使用这种药物。结果是汉姆林夫人的心律失常得到了控制。"

"但是医生，莫伊拉·汉姆林之后很快就死亡了。我们如何知道这与你的鲁莽行为无关呢？"

"当时我无从知道她的脑部由于在家里晕倒时间太久而产生了不可逆损伤。这才是她的死因，而并不是使她心律转复正常的药物。"

巴克莱严肃地摇着头并告诉法官提问结束。短暂的休息时间里，菲利浦猛喝咖啡，而琼试着安慰他。之后迪兰·麦克沙恩接着提问。正如他在开始时所提，麦克沙恩想让陪审团意识到菲利浦完全是我行我素。因此，他大部分的问题关注的是医院的行政管理系统和权力系统以及菲利浦是如何适应的。

"萨凯斯医生，你给予莫伊拉·汉姆林治疗的场合大部分是在医院外面，你的办公室里吗？"

"她生上一个孩子时，我在医院里见过她，但是我们绝大多数的对话地点是办公室。"

"对于给莫伊拉·汉姆林作出的任何决定，医院对其负责吗？"

"不是直接负责，但是无论我在哪里治疗汉姆林夫人，道德规范及良好的做法不会改变。我跟其他所有人一样需要遵守医院的医疗规范。医院批准了所有的研究项目，包括在我办公室开展的项目。我在治疗莫伊拉·汉姆林时也是严格按照医院的政策进行的。"

迪兰尝试推翻菲利浦的证词，试过几次后坐了下来。

菲利浦的关键证人是鲍伯·梅尔斯通。琼尽可能给鲍伯更多的自由，但是她也知道陪审团能接受的也就这么多了。鲍伯努力陈述的关键点起到了很重要的作用，只有这样，陪审团仔细考虑的时候才能记住鲍伯陈述的内容。判决的结果取决于陪审团更相信谁。

鲍伯胜任了这项任务。他的证据没有漏洞，显然他比任何人都更了解长 QT 综合征。巴克莱试图通过鲍伯的酬劳质疑他的证词。

"医生，为了站在这里给萨凯斯医生作证，你收了多少钱？"

由于与鲍伯的证词没有关系，琼对该问题提出反对，但是法官驳回了她的反对。

"我出庭作证的酬劳是每小时 500 美元。"

"审查这个案件，你也会有酬劳吧，不是吗？酬劳是多少呢？"

"总共花了 8 个小时，所以我赚了 4000 美元。"

巴克莱假装算数方面出了问题。"请医生原谅我，鉴于数学和科学不是我上学时的强项，如果我的计算正确的话，算上你的支出，你一共获得了 8000 到 10000 美元，我说的对吗？"

"是的，差不多。"

"医生，这可是一笔相当可观的数额啊。或许要比绝大多数陪审员半年的收入还要高，不是吗？"

琼立即提出反对，法官认为反对有效。法官同意鲍伯出庭作证。

鲍伯做好准备后，被琼带到证人席上。琼开始进行最重要的提问。

"梅尔斯通先生，你认为萨凯斯医生对汉姆林夫人采取的治疗措施合理吗？"

"是的，还可以采取的治疗方案包括 β 受体阻滞剂或者器械治疗。"

"萨凯斯医生认为汉姆林夫人不适合进行除颤器治疗，原因在于她以前没有意识丧失或严重的室性心律失常。你同意他的观点吗？"

"是的。对于类似汉姆林夫人这样的患者，没有证据支持应该预先使用植入式器械治疗。如果汉姆林夫人坚持接受器械治疗，可以尊重她的意见，但是萨凯斯医生没有理由促使其作出这样的决定。"

琼继续进行更加困难的提问，"β受体阻滞剂呢？汉姆林夫人应该使用这类药物吗？"

鲍伯转向陪审团，直接告诉他们，"这个问题不好回答，有数据证实β受体阻滞剂可使长QT综合征患者避免发生猝死。但是获益程度没有那么大，而且β受体阻滞剂有很多副作用，尤其对于喜爱运动的患者。汉姆林夫人没有出现过由于长QT综合征导致的严重症状，直到30多岁都没出现问题说明她发生猝死的风险很低。"

"萨凯斯医生证实汉姆林夫人拒绝服用β受体阻滞剂。这是一个不好的选择吧，如果不好，萨凯斯医生应该做些什么呢？

"这种情况在临床中很常见。医生只是负责告诉患者某种治疗的获益和风险，最终由患者决定是否接受。医生只能依靠患者作出的决定。在我看来，萨凯斯医生完成了他的工作，他多次把可选择的治疗方案告知汉姆林夫人及其家属，但她断然拒绝接受任何药物治疗。我认为萨凯斯医生已经尽了最大努力改变她的想法。她是一个聪明人，知道自己在做什么。"

"萨凯斯医生是否在其他方面也给了汉姆林夫人正确指导？"

"是的，他反复强调一旦出现与严重心律失常有关的症状如严重的心悸或黑矇时，她应及时向他报告，并告诉她避免服用加重她病情的药物。她也知道需要监测电解质水平。他已经考虑到了所有的情况了。"

琼继续提问次要危险的责任方面的问题。"梅尔斯通医生，现在的问题与汉姆林夫人在急诊室接受的治疗相关。你能告诉陪审团在GMH里到底发生了什么以及萨凯斯医生在这个治疗过程中起到了什么作用吗?"

鲍伯叙述了整个事件,着重强调了莫伊拉病情的危险程度及死亡的极大可能性。"在我看来,出现如此严重的心律失常,汉姆林夫人存活的可能性不到10%。萨凯斯医生采取的措施是合理的。他采用了一种试验用药及一种特殊的放电治疗,正如预期一样,她的心律恢复了正常。"

"这些治疗措施会不会增加莫伊拉的死亡风险呢?"

"绝对不会!这些只会显著增加她的存活率。"

"在使用试验用药前,萨凯斯医生是不是疏忽了要获得知情同意书?"

"我不这么认为。尽管我们希望获得患者或其家属的知情同意书,但是患者的生命是我们首先要考虑的。萨凯斯医生反应迅速,挽救了汉姆林夫人的生命,所以我认为其他事情都是不重要的。"

"那么,医生,为什么莫伊拉死亡了呢?"

"她的死亡是由于在家里多次出现的恶性心律失常导致她的脑部失去血液供应后受损所致。最终,她的脑部由于受损过于严重以至于无法维持生命。这正是心跳骤停的病人最常见的死因。"

现在进入最重要的问题。"医生,依你所见,如果以合理的医疗标准为基础,萨凯斯医生提供的治疗是否低于可以接受的标准呢?"

"我确实有些想法。他并没有。事实上,萨凯斯医生所做的一切都体现和反映了优秀的医疗实践。莫伊拉·汉姆林死于一种心律失常,这不是萨凯斯医生能预估或防止的。"

"谢谢你,医生。没有其他问题了。"

伦恩·巴克莱从他的椅子上缓慢地站起来,由于仔细阅读他的笔记，眼镜一半已经挂在鼻子的下缘。

"告诉我，医生，你是怎么认识的萨凯斯医生？"

琼提出反对。"法官大人，这与梅尔斯通的证词无关。"

"反对无效。医生，请回答这个问题。"

"我认识萨凯斯医生好多年了。"

"在什么场合中呢？"

"我和他共事一些项目，跟他共同完成一些事项。"

"你们是朋友吗？"

"我觉得可以这么说。"

"好朋友？"

"是的。"

"那么，当你受理这个案件时，你很焦急地想要证明萨凯斯医生是无辜的吧，可以这么说吗？"

"我仔细、公正地分析了这个案件。如果我认为萨凯斯医生工作中有所闪失，我是不会出现在这里的。"

"真的吗，医生？所以你认为在最初及后续的案件分析时你一直都是完全没有偏见的吗？"

"是的。我认为事实很明确，我的结论符合逻辑。"

伦恩·巴克莱的肢体语言及面部表情向陪审团说明他对鲍伯的回答有所怀疑。

"请回答我，医生。你以前被起诉过吗？"

琼提出反对。"法官大人，这个问题与本案相关吗？"

法官立即回答了她。"陪审团有权了解梅尔斯通医生的背景包括治疗失当史。医生，你可以回答了。"

"如果你在美国行医，你很有可能出现上述情况，所以是的，有过一次。"

"你能告诉我们是关于什么的吗？"

"一位年轻的男性患者患有心衰及严重的心律失常，在我给予治疗时死亡了。"

"案件经过审判了吗？"

"是的。"

"审判结果有不利于你的裁决吗？"

"不，没有，被告方胜诉。"

"有证人出庭给你作证吗？"

"是的。"

"不会是萨凯斯医生吧，是吗？"

"是的。"

巴克莱使这个承认背后的含义浮现出来。

"那么，再问一次，医生，你还认为分析这个案件时你没有一丝的偏见吗？即使萨凯斯医生曾去乔治亚救过你？"

琼转过头看丹。她并不知道菲利浦曾为梅尔斯通出庭作证过，从他的表情可以推断，丹和琼也无法保护信誉受损的梅尔斯通。"法官大人，我反对。巴克莱先生在误导我的证人。"

但是从他们的表情可以看出，陪审团及法官并不这么认为。她所作的只是请巴克莱语气缓和地引导证人回答问题。

"是的，我有信心认为我的观点在各个方面都是正确、公正的。"

鲍伯回答完最后一个问题后，巴克莱转向陪审团，对他们会意地一笑。在他们听到的所有证据中，这是最容易理解的：帮助朋友。这样他们就有了一个借口可以不理会困惑、复杂的医学证词。巴克莱几乎能感受到他们的安慰。在澄清了几个问题后，巴克莱让证人离开。

丹和琼没有其他证人，停止对该案提出证据。现在到了医院提供证据的时候。麦克沙恩请来了一位医院人事方面的专家作证。

格瑞·克瑞导是费城医学院的一名内科医生，他是一位热情的医院支持者，但并不受同一个城市的其他内科医生的待见。菲利浦即使从没见过他，也对他的名声有所耳闻。

"克瑞导医生，你了解 GMH 的医务人员结构吗？"麦克沙恩问道。

"是的，我深入研究过规章制度。"

"当萨凯斯医生在他的办公室给莫伊拉·汉姆林治疗时，医院要对他的决定负责吗？"

"肯定不会。萨凯斯医生在他自己的私人办公室里接诊，医院不会对这类行为负责。"

"当萨凯斯医生决定给莫伊拉·汉姆林使用一种潜在危险的试验用药时，医院参与了该决定吗？"

"当然没有。医院有专门的委员会负责批准研究协议，这一项目确实得到了批准。但是，医院必须保证研究入选合适的患者，确保研究正确进行。"

"那么，医生，在这儿你也并不是要评论在急诊室莫伊拉·汉姆林是否应该被入选药物试验组，是吗？"

"不是，我还不能算作专家，我只是在解释对于萨凯斯医生的行为，医院概不负责。"

"那么当萨凯斯医生在没有获得同意的情况下，给莫伊拉·汉姆林使用试验用药，GMH 对这种行为不负责任是吗？"

丹和琼看着彼此。证人被牵着鼻子走，但是此时即使反对也会被驳回。这个时候最好不要抱怨。巴克莱不再提问，菲利浦受到了明显的伤害。

琼的盘问有所保留。她需要确保陪审团认为菲利浦没有什么错误，但是她也不想过多地反对。最终，她使克瑞导承认截至目前，医院并没有针对菲利浦的行为采取任何纪律处分。"我猜测"，克瑞导说，"他们会等着这个审判结束后再作出纪律处分。"

"巴克莱先生和奥特莱医生声称萨凯斯医生违反了医疗标准，但是却没有人批评他在 GMH 里的行为。这不是很奇怪吗？"

"我当时不在场。如果我在的话，事情就会不一样了，相信我。"

"但是医生，你不在现场，不是吗？所以你无从知道医院是否考虑过萨凯斯医生违反了研究政策。事实上，你必须承认根本就没有一个文件能牵强地指证这类过失行为。"

"确实是这样。"

在医院结束证词后，法官明确告诉律师们，她想让陪审团尽快审理此案件。在法庭会议厅里，她强烈推荐的结案陈词简洁、扼要，事实也是如此。没有出现新的信息，律师和法官能感觉到陪审员的烦躁。

琼的结案陈词简短、客观。"菲利浦·萨凯斯同情莫伊拉·汉姆林的家人，但是不能由于这是个悲剧就判定有人做错。如梅尔斯通医生所说，萨凯斯医生完成了他的工作。"

巴克莱的结案陈词充满激情，他提醒陪审团汉姆林家庭的悲剧是由一位不顾莫伊拉·汉姆林健康的医生所致。"这个人一开始本可以用药挽救莫伊拉·汉姆林的生命，但是没有。之后为了保护自己，他给这个可怜的女患者用了有毒药物，之后发生了什么我们已经都知道了。"

法官要求陪审团作出判决。他们首先需要决定是否有过失行为。如果有的话，他们需要判断过失程度的大小，以及被告方责任的比例分配，本案中就是菲利浦及医院。她告诉他们讨论的基本原则，并让他们立即开始。由于双方都想了解他们的判断，因此法庭里没人认为这会讨论很久。

菲利浦和南希等待着判决，他们以前在法律剧和电影里看到过类似的桥段。但是他们怎么也想象不到现实情况下这有多紧张。紧张感可以明显感觉到。琼之前告诉他们如果讨论时间较短的话，预示着陪审团可能会做出有利于被告方的判决。所以当审理后六个小时，琼的手机接到电话时，菲利浦和南希带着希望再次回到法庭。

陪审员进入法庭时，每个人的眼睛都注视着他们。一些人看上去不太舒服，也有人只是瞪着前面。没有人注意原告或被告。法官请被告方起立，问陪审团，"你们作出判决了吗？"

陪审团主席，一位带着深色花绒帽子，喷着浓烈香水的严肃的黑人妇女回答说是的。

"你们的意见是？"

"我们作出支持原告的判决。"

菲利浦能感觉到他在渐渐失去理智，但是他尽力集中精神，因为之后的几句话将改变他的人生和事业。

"关于赔偿金额已经达成一致了吗？"

"是的，法官大人。被告方需向原告赔偿一共 5，000，000 美元及另外 2，000，000 美元作为过失的惩罚性赔偿。"

"那么赔偿金在被告方的分配比例是多少？"

"法官大人，我们认为所有赔偿金应该完全由菲利浦医生承担，GMH 无需支付。"

菲利浦似乎感到腹部被猛击。他呼吸困难，只得坐下。他能听到周围的各种声音，但是都没有意义。南希抱着他，琼蹲下来跟他说话，但他听不见。琼请求法官撤回判决，他无法听到，而这个要求也很快被拒绝。之后他听到丹和琼谴责判决的不公，他能听到南希默默哭泣。在法庭的一片喧闹中，他看到汉姆林家庭在彼此庆祝欢呼。

菲利浦的律师扶着他慢慢站起来，与南希、琼和丹一起摇摇晃晃地穿过走廊，他脑子里只有一个想法："我完了。"

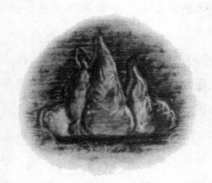

第十一章

判决后第二年的生活对菲利浦来说简直就是一场灾难。过去苦心经营的一切在这个判决后都改变了。对每一位认识他的人来说，他的失魂落魄不仅是由于这件事对他的精神打击引起的，同样也因为额外的经济压力。菲利浦极度自负，绝对接受不了患者的死亡是因为他可能的疏忽造成的这种说法，更别说接受法院的判决了。

虽然琼和丹及时申请将这个判决撤销，但他们的要求很快被驳回了。几天后，当菲利浦到达丹的办公室时，他整个人蓬头垢面，看起来非常疲惫。

"菲利浦，我愿意尽我的一切努力使这个案子改判，但是机会比较小，"丹说道，"即使我们得到重新审判的机会，你需要负担上诉时所产生的费用，这将是一笔比较大的支出。对判决进行上诉也意味着你要卷入整个程序，我知道你已经过度透支。你的另一个选择是接受这个判决，然后尽最大努力去经营你的生活。"

菲利浦过了很长时间才说话。"去他的上诉程序，"他最后叹息道，"我已经耗不起精力和金钱，我只想尽快回归我的生活。"

但这个愿望远比菲利浦和其代理人所想象的要艰难得多。首先，菲利浦发现自己面临巨大的经济压力，这个他不可能负担得起。他的代理人明确地告诉他，他和南希共同持有的财产没有危险。以前菲利浦对于财产的保护一直没有上过心。他也从来没有出现过不良医疗事故保险金不够用的情况。很久以前，他的投资顾问就曾建议他将手中所持有的全部财产放到两个人的名下，但是菲利浦没有采纳，现在终于出现问题了。

虽然他们的住宅安全，但是菲利浦和南希的度假屋及大部分储蓄都被用来偿还事故了。此外，菲利浦相当一部分的工资将会被扣发。剩下的部分明显不够他们在美兰社区的生活开支。

舍弃部分财产是艰难的选择，放弃乡村俱乐部会员的身份并没有什么问题，因为他们也不怎么用，但是菲利浦不得不告诉他的孩子，以后他们将负担不起私立学校的学费。

"爸爸，我们不想离开学校里的朋友"，坐到电视房间里的沙发上，瑞切尔请求道，"我喜欢现在的老师，不想换新老师。"

"你的母亲和我知道这会让你很失望"，菲利浦哽咽着说，"但是我们现在所能说的就是对你的新学校耐心一点，给它一个机会。那儿有很多的课外活动和体育活动。不管怎么说，我们真的别无选择，瑞切尔。我们仅仅能够负担得起这样学校的学费。"

"爸爸，现在为什么说负担不起，我们以前有很多钱，我听你告诉妈妈很多次了。"

"爸爸欠一些人钱，因此，现在的钱不够支付我们以前的生活，这种日子我们将会过一段时间。"

不管什么时候菲利浦跟瑞切尔和杰若米探讨那个问题，钱总是首要的话题，因此，菲利浦故意避开他的孩子。

经济上的捉襟见肘以及心理上的巨变同时出现，对菲利浦和南希的婚姻也造成了很大的考验。他们在一起的大多数时间基本上是完全沉默的，比如吃饭。而一旦交流都会吵架，只有这样才能中断这种持续的沉默。

渐渐地，菲利浦对家庭失去了兴趣。他不再出席孩子们的学校活动，喜欢自己待在家里独自喝酒。每天晚上，菲利浦都是等南希睡着很久之后才蹑手蹑脚地爬到床上，他们之间的性生活完全中断。有些天，菲利浦甚至讨厌刮胡子。一个冬天的晚上，当菲利浦坐在他的小房间里看足球赛的时候，南希终于开始面对他。

"菲利浦，我再也忍受不了这样的生活。你已经变成了一个我不认识的人，更谈不上了解。我甚至不确定你是不是还爱着我们。有些事情必须要立即改变。"

菲利浦无法直视南希，但他确实想理智地回答南希说的话。菲利浦用柔和的声调说："南希，这是我生命中经历的最困难的事情，我知道最近我不是一个好丈夫，但是我正艰难地度过每一天，让我休息一会。"

"也许你应该见一些人，也许你需要接受药物治疗帮你度过这段时间。"菲利浦想过咨询心理医生，但是他跟他的同事对心理医生有同样的偏见，他们觉得心理学是一门伪科学，不会真正地给人太多的帮助。但这次南希的话有点提醒了他。

第二天，菲利浦约了恰克·威尔逊，一个网球搭档，他比较擅长处理美兰社区的抑郁症问题。恰克乐于告诉菲利浦及其他人他处理了很多"现代生活压力下混淆的内在人格障碍，尤其是在电子时代"。事实上，他过去一直处理那些没有理由沮丧但是有大把时间生气的富裕的客户。

恰克来自密西西比，是一个很好的老年男人，他曾经在费城的宾夕法尼亚大学获得学位，并且非常喜欢呆在那儿。他喜欢穿牛仔裤及圆领羊绒毛衣，在他的办公室内，他也总是喜欢耐心地装饰一些东西来暗示，表明他是纯正的美国二战时期南方联盟的后裔。移居到这以后他还是保留了南方人说话慢的特点，这使他对女性患者保持了足够的吸引力，同时又让他们的丈夫对他感到好奇。邻居当中他以"笨小孩"著称，他会在门廊前面放反叛的旗帜。在威尔逊看来，"南方式的魅力"是一个好招牌。

恰克接到菲利浦的电话很开心，他已经很久没有见到菲利浦了，他喜欢看到菲利浦在网球场上完全不同的表现，即由一个非常积极进取的医生变成一个球场中享受网球乐趣的小孩。恰克了解到菲利浦现在境况不佳，他们家不得不取消了俱乐部会员的资格，至于详情菲利浦没有多说。恰克平时也不希望在办公室听到太多让人难以接受的消息，但他真心希望能够帮助菲利浦。

"伙计，有什么好的进展？"恰克相信他慢条斯理的说话方式会让他的病人放松。

菲利浦开门见山地说："恰克，我现在遇见了很棘手的问题，我需要你的帮助。"

"我肯定会帮助你，来我这边，我们可以坐下喝一两杯啤酒，然后你详细说一下事情的经过。"

"恰克，我希望你对我跟对待其他病人一样，我们在你办公室见面好吗？"

"为什么要那么正式，你明天5点左右过来，我们打保龄如何？"

菲利浦向恰克进行了 5 次咨询。恰克认为菲利浦的问题主要是情景性抑郁，因此不准备给他开药。但是菲利浦坚持药物治疗，恰克妥协了，但只是给他开了一些药效很弱的药物。另一方面，咨询的过程同样能让菲利浦换换心情。但是要让菲利浦认识到他对判决及其后果反应这么大的原因还是很困难的。

"对于你来说，判决结果究竟意味着什么?"恰克在第四次咨询的时候问道。

菲利浦眼里含着泪花，最后他说道："这件事情让我觉得自己完完全全就是一个失败者。"

"在你生命中，以前有没有过同样的感觉?"

"有过，当时我还是一个孩子。"

"那件事情具体是怎样的?"恰克察觉到事情有了一个突破。

"在七年级或者八年级的时候，我搞砸了一次数学考试，而那次考试在最终的成绩中占有很大的比例。我会做那些题，我怀疑自己只是把答案颠倒了顺序。不管怎么说，我完全搞砸了那次考试，最后学科成绩上只得了 D。这是我生命中唯一的一次 D，我父亲很生气，他在我面前从来没有大声说过话或者说过恶毒的话，但是那一次他真的那么对我了。他说我是一个失败者，他对我的学业很失望。那个 D 真的让人很受伤，我认为我丢掉了父亲对我的尊重，我觉得自己像一个废物。判决之后我的感觉也是这样的。"

"后来你和你的父亲有再谈过这件事情吗?"

"他去世之前我们从来没谈过，对我来说太痛苦了。"

虽然接受了药物治疗及回忆了这些瞬间，但是菲利浦的情绪和态度并没有很大改善。南希觉得她应该带孩子离开，向孩子们解释目前的境况会比已经发生的事情容易得多。他们告诉朋友和亲人他们只是需要"一点空间"，这是暂时的，但是他们都知道，除非菲利浦发生巨大的转变，否则南希不会回来。她的离开像下雪一样静，虽然寒冷、无声，但是却令人颤栗。

菲利浦开车送南希和孩子们去她父母的房子，跟他们道别后就回到了安静的家里，这里跟以往相比更令人压抑。当他走过酒窖古老的冰柜时，他取出一瓶伏特加，准备熬过这个糟糕的下午。菲利浦坐在沙发里睡着了，沙发前的电视还在重播着周末的夜场比赛。以后的几个月，每一天都以同样的方式结束。

菲利浦的医学事业和他的私生活一样迅速地崩溃。在办公室和医院内看见病人，他总是心神不定，很难集中注意力。他努力履行管理上的责任，但他不愿意跟医院内的任何一个人说话，他的会议也充满了不必要的争执和冲突。毫无疑问，医院将菲利浦对原告使用试验药物及未注册器械检查的消息透露出去令菲利浦大为生气，菲利浦现在生所有人的气。

结果是，医院管理层经过无休止的长篇大论，要求取消菲利浦作为心内科主任的职务，杰瑞·萨提尼——药品管理部门的领导，同时也是菲利浦的上级，最后不得不要求菲利浦辞职。

"菲利浦，我真的不想这么做，现实生活中我们不得不因为某些难以置信的原因与医院合作，你已经偏离了你正常的轨道，这惹怒了他们。"

"你知道他们对我做了什么，我怎么可能礼貌地对待这群混蛋？"

"如果你不能找到合适的方式与他们合作，我将会物色另一个可以跟他们合作的人选。他们给我发工资，我别无选择。"

"做你应该做的，我根本不在乎，这个地方压榨我已经足够久了，为了这个地方能出名，我已经牺牲了很多，作为回报，他们在法庭上把我搞得一塌糊涂，这帮混蛋现在仍然在侮辱我。"

杰瑞喜欢菲利浦，他们之间的合作一直很愉快，甚至有时还会一起打高尔夫比赛。但是杰瑞是个现实派，他已经快到退休的年纪了，不想因为与医院之间的一次大冲突而让他的退休金付诸东流。这就意味着必须牺牲菲利浦，那就牺牲他吧。菲利浦的位置可以找人来代替，虽然可能不会像他那样有天赋或者精力充沛，但一定是杰瑞圈内的人，还要像菲利浦一样能够给研究所带来利润和声望的人。作出明智的决定是他的长项，他一直如此。此外，菲利浦的待遇一直很高，也很富有，或许他应该受点挫折。只有这样才能使杰瑞的生活变得容易一点，而且这个想法也没有让他难过。

接下来是对菲利浦研究项目的调查。格莱德温纪念医院的研究项目办公室已经将事件报告给了联邦机构，他们负责监督资金支持的临床研究项目。因为其他比较有名的中心发生的不良事件已经被广泛报道，尤其是有一例患者因此死亡后，他们对于研究项目的不良事件容忍度已经非常低。因此，他们决定对"菲利浦事件"进行全面的调查。

几周来，美国国立卫生研究院（NIH）负责处理违背其原则的分支机构——人体研究保护办公室（OHRP）组织的代表正在实施调查。这个调查包括对于菲利浦及与这个研究有关的每一个人的直接问话调查。

对菲利浦的问话有点审讯的味道，OHRP官员费格森·威廉姆斯似乎已经确定菲利浦不对，他仅仅需要数据去证实他的想法。这名官员是一个非裔美籍运动员，大学的时候踢足球，他来的时候总是一丝不苟，穿着标准的政府制服——蓝色的西装，灰色的休闲裤并系着条纹领带，坐在菲利浦心内科会议室主任的位置上进行他的问话。

"在汉姆林先生的妻子使用新药的时候，你同汉姆林先生谈了多长时间的话？"

"我记不清楚具体的时间了，那是 3 年前的事情。"

"5 分钟，10 分钟，还是别的？"

"威廉姆斯先生，我没时间多想，我当时很着急，莫伊拉那个患者心脏骤停，在有限的时间里，我尽量涉及足够多的资料，因为当时一个生命正处在危险当中。"

"你有没有跟患者解释所有可能发生的意外情况？"

"我确定我解释了，我一直这样做，因为这很重要。看在基督的分上，这种事情我已经做了 20 年了，难道你认为我还不知道怎么做？"

"菲利浦医生，对于你的行为目前有很严重的指控，因此我不能对所有的事情都想当然，你有没有让汉姆林先生阅读整份文件？"

"我记不清楚他是不是读了每一个字，那是 5 页单倍行距的文档，读完的话需要比较长的时间。"

"因此，事实上你没有让他阅读那份文件并签字，是不是？你只是提前做了你要做的事情，在没有汉姆林先生允许的情况下就给患者服用了新药。"

"他至少读了知情同意书上的一部分内容，但是他没有签字。"

"你给患者服用药物之后有没有回去找他，让他签知情同意书？"

"没有，我当时正在全力抢救他妻子的生命，签知情同意书的事情在我脑海里一闪而过。"

事情就这样进行着，指控一个接着一个，每一个都会暗示菲利浦的研究进行得太快，以至于忽略了人体研究中已经存在的常规的流程。法庭上，格莱德温纪念医院的员工所做的事情都在说明菲利浦喜欢按照自己的意愿行事。事实上，菲利浦研究开始之初，他已经提醒研究委员会去收集知情同意书，因为这种严重的病例知情同意书比较难收集，对菲利浦来说，不幸的是他的提醒在研究委员会会议中并没有得到理会，医院中没有人会告诉菲利浦这件事。

随着威廉姆斯初步调查的进行，他又发现了这个研究文件中的其他几处不规范的地方。大多数是一些明确的小的违规，像表格没有签字或者实验室检查数值缺失。

最后，OHRP 组织责备菲利浦，在他们的官方信件中，OHRP 告知菲利浦跳过签订知情同意书是不合适的，非常过分。他们没有或极少注意到当时签署知情同意书将会丢掉莫伊拉的性命，或者是告知的知情同意书对其他的患者并没有导致什么问题，那些患者对于这种治疗反应良好。这封信很明确的指出，菲利浦不是导致这个问题的唯一的一个人，护士及其他研究者也因为没有重视知情同意书受到批评。对于所有人都发出了严重的警告，继续这么不重视将会导致格莱德温纪念医院丧失执行联邦资助的临床研究的资格。

美国食品药品管理局（FDA）也在考虑这件事情，由于菲利浦不考虑后果，滥用研究药物，他们倾向于取消菲利浦的行医资格。取消行医资格是非常严厉的处罚，取消资格后的临床医生/科学家将永远不能参加任何常规的临床试验。菲利浦意识到他自己必须主动地保护自己，同意他这种做法的是琼，"菲利浦，如果你被取消医师资格，你将不能给任何一家药物公司做顾问，你必须为此一战。"

菲利浦被要求去华盛顿会见 FDA 副理事鲍比·伍德斯通，他负责投诉。这次会面与同威廉姆斯之间的会面非常类似，这一次，也是不允许菲利浦带代理人随行。

"菲利浦医生，你怎样解释这些关于临床研究的指控？"

"在当时那种情况下，我已经尽全力了，莫伊拉·汉姆林濒临死亡，除了给予她我正在做临床试验的药物外，我别无选择。"

"这是你能给出的最好解释？"

"我恰好也认为这是最好的解释。或许你和你的助手可以偶尔来这里关心一下病人，那样你将会明白，看着一个富有活力的年轻女性死于致命性的心律失常是一种什么样的感受。"

"你认为自己是世界上唯一关心患者的人吗？如果这是你的态度，我觉得你的行为让我难以置信。你无所顾忌的行为非常恶劣，而且不管怎样，你都拒绝作出任何的忏悔。"

"忏悔，你希望我忏悔？我每天都因为莫伊拉的事情感到遗憾，如果说那摧毁了她的家庭，那它同样也摧毁了我的生活。以后如果遇见类似的事情我还是会做同样的事情。我不可能站在那里因为一些该死的规章制度任由一个病人死亡而无动于衷，伍德斯通医生，如果这么做要忏悔，你可以指出来，你自己做决定。"

伍德斯通结束谈话后仍然建议取消菲利浦的行医资格。这17个小时中，这位理事决定取消最严重的处罚，给予吊销行医资格5年的处罚。事实上，吊销5年行医资格对菲利浦职业生涯产生的影响和吊销行医资格一样，那将使他长时间不能担任药物顾问或者研究者。在药物飞速发展的商业环境中，只要几个月就会不再受到重视，菲利浦在职的时候对自己的待遇那么满意，从来不用考虑收入，失去药物公司的咨询工作对他来说是另一个大的挫折。

虽然无奈，但是事情已不能改变，菲利浦不得不面对一个事实，那就是他不能保留他的抵押物品。经南希同意后，他将他们的房屋放到市场中出手，很快就卖掉了。房屋内的大部分家具及其他财产很快被拍卖了。菲利浦痛苦地站在旁边，看着陌生人竞拍他和南希多年细心收集的东西。

菲利浦意识到那些旧的火车装备和玩具可以卖一个好价钱，他拿出孩子们的一些宝贝出来拍卖。屋里和院子里拍卖的程序受到法律的保护，菲利浦将大部分拍卖得来的钱给了南希，让她和孩子买一个合适的房子。剩下的钱足够他在边缘地区租一个一张床的公寓，再买一辆破旧的丰田车代步。

随着外出活动的减少，他越来越依赖于伏特加。过度饮酒让菲利浦早上起床越来越困难。虽然他不再担任科室的主任，但他仍然看病人，他越来越懒散的行为也很快被注意到。最后他再次被杰瑞·萨提尼批评，他想知道自己能否做些什么来拯救他下属以前辉煌的事业。

"菲利浦，事情真的在变坏，其他科室对于你行为的抱怨不断汇总到我这。护士和住院医生认为你不再上心，患者及其家属也认为你不在意他们。如果继续这样，即使你没做错任何事情，你也可能会再次面对诉讼。"

"嗯，不管怎么说，我将会尽力，"这是菲利浦所能给出的唯一答案。杰瑞从他应付性的回答中看出他的言行不一，他只是在尽力回避这个问题。

"菲利浦，那话基本等于没说，最近三次我们之间谈话你一直这样说，这一次这样的回答已经不起作用了。我希望你能休假，放下你的临床工作几个月，看看你会有什么体会，然后我们再考虑恢复你的临床工作。"

"休假那段时间我究竟该做什么？我知道我搞砸了一切，但如果休假我将没有收入来源，即使我可以找到一些体力工作，原告也会拿走我一半的收入。"

"菲利浦，那个我无能为力，你在这儿对任何人都没有益处，尤其是对你自己。去打一下高尔夫或者做些其他的运动，让你自己重新站起来，那时候我们再谈。"

那个晚上，当他独自坐在公寓里的时候，菲利浦意识到他在格莱德温纪念医院的工作将到此为止，他怀疑这一天会不会是他内科医师职业生涯的结束。如果在以前，那将是他最大的担忧，但经历过这次官司后，他目前唯一需要考虑的事情就是莫伊拉的死因。

他竭尽全力地思考，但是仍然想不通莫伊拉为什么会发生心脏骤停。他在脑海中反复思考整个诊治过程很多次，公寓咖啡桌子上的病例复印件他也已经阅读过无数遍，以至于病例复印件都破损了，上面沾了很多他喝伏特加时掉的食物残渣。

菲利浦无法将这个病例的结果与事实吻合。为什么这个怀孕分娩多次、受过多次外伤、体质非常好而且心脏也没有显示其他电生理方面不稳定的健康女性会突然发生致命性的心律失常？不管莫伊拉做过或没做过，肯定有一些东西诱发了她的致命性的心律失常，但那会是什么呢？

这些年，菲利浦学会了要相信自己的直觉，他相信不管知识多么渊博，一个伟大的临床大夫经常凭借直觉做出伟大的发现。真正厉害的人即使事实指向相反的方向，他们也会学着相信自己的直觉。

他想起自己最喜欢的教授——劳温斯坦·司徒瑞斯教授的事情。

一天，劳温斯坦教授和他的同事去看一个因为跟自己十几岁的儿子吵架诱发心脏骤停的中年男子，幸运的是这个中年男子已被抢救过来，当时正准备接受心脏导管检查，而且极有可能需要外科手术纠正疑似阻塞的动脉。菲利浦跟其他实习生根据临床表现及体征推断：愤怒导致心率和血压升高，此时疑似阻塞的动脉不能为心脏提供足够的氧耗，从而诱发了急性心脏骤停发作。

劳温斯坦教授要求他的住院医生和实习生到病房外面去，自己单独跟病人聊了几分钟，谈话结束并且做了简单的体格检查后，劳温斯坦教授走出病房，并且声称下午约定的心脏导管检查可能是阴性，患者没有明显的冠状动脉疾病。菲利浦和他的同事完全不敢相信，所有的心电图表明缺血或者相对缺血是该患者心脏骤停发作的原因，怎么可能是其他的原因？

当导管检查结果如劳温斯坦教授所言显示患者没有冠状动脉疾病的时候，菲利浦完全震惊了。他立即去劳温斯坦教授的办公室请教："劳温斯坦教授，您是如何诊断患者没有冠状动脉疾病的？"

"菲利浦，这没有想象中那么困难"，劳温斯坦教授坐在自己的椅子上，手放在头后面说道："这个患者之前没有任何症状表明他存在冠状动脉疾病，我觉得他跟他的儿子争论的问题可能很容易让他的心脏发生致命性的心律失常，而不非得需要心脏血液供应的异常才可引发。你并不知道他们争论的是什么事情，对不对？"

"是的，我从来没有问过"，菲利浦心虚地回答道。

"你没有，这里的其他人也没有，这是你们的失误，也是这个病例的关键。他的儿子闯进他父母的卧室，发现他父亲和邻居的妻子躺在床上，被发现后父亲觉得很羞愧，也很生气。这个儿子还唯恐天下不乱地将这件事情告诉了他的母亲。难道你不认为这件事情对病人的心脏会造成足够大的打击吗？"

"你怎么会怀疑这个患者发生了一些重大的事情？"

"直觉，菲利浦，就这么简单。我怀疑患者隐瞒了一些引起他心脏骤停发作的事情。有些时候你要像这样学会相信自己的直觉，它不会把你带到错误的道路上。"

这件事情给菲利浦上了一堂非常有意义的课，他尽量以一种开放的思维考虑每一个病例，不作任何推测，莫伊拉的病例也不例外。他很确信莫伊拉这个病例里面夹杂着一些他不知道的原因，如果他坚持下去，他可能会有所发现。最好的线索来源是休·汉姆林，但他知道自己不可能跟他进行任何谈话。此刻，菲利浦生命里所有的不幸当中，最痛苦的就是不知道他的病人莫伊拉·汉姆林为什么会死亡。

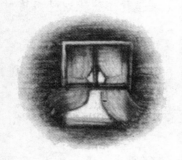

第十二章

没钱又没有朋友一起娱乐，菲利浦感觉无事可做。当他空虚的思想产生诸如结束自己生命的想法时，他觉得自己应该找点事情做。

他第一个想法就是去阅读，在桌子上有一大摞非医学类书籍。或者他可以补写已经完成的研究以便出版。

尽管菲利浦的想法很好，但他喝伏特加的习惯却一直在拖他后腿。他早晨慵懒，晚上又变得醉醺醺。当想起要做些什么事情的时候，他已经在电视机前喝过 N 杯咖啡了。很快，他白天的时间就被肥皂剧淹没了。他必须笑对讽刺：他之前很同情病人，借此来让自己心情舒畅而不是整天看电视剧。现在他对工作和阅读失去了兴趣，只关注《我们的日子》中最新的浪漫剧情。

他很少外出，他想去看看自己的孩子，但他们都已经有了自己的新生活。如果把孩子们带回自己的杂乱公寓，他会很不好意思，并且他也没有钱去陪孩子们看电影或者进行其他娱乐活动。他感觉现在跟孩子交流非常困难，而且自己的蓬头垢面也会吓到孩子们。

菲利浦现在最好的去处就是塔瓦诺，一个位于诺瑞斯镇的意大利酒吧，也是他和南希结婚早期经常光顾的地方。那里的食物非常美味而且价格实惠。最重要的是那里有个非常好客的调酒师——弗雷德和一个大屏幕电视，电视总是播放费城体育新闻。菲利浦点一盘意大利面和一杯啤酒，然后听弗雷德诙谐地东拉西扯。菲利浦不介绍自己的背景，也没有人过问或在意。人们只知道他是"菲尔"，住在附近，不管晚上哪支队伍在比赛他都是忠实的费城球迷。虽然只有简单的"加油"，但这让菲利浦感觉开始了新的社交生活。

一天晚上，在享用完一盘美味的意大利扁面之后，菲利浦感觉有人在他肩上拍了一下，他回头看到了正在咧着嘴笑的吉米·弗兰纳根。菲利浦在昏暗的灯光中花了好一会才把目光聚焦在这个人脸上，认出了这个正在微笑的爱尔兰男人和他的妻子丽萨。"菲利浦，最近怎么样，咱们有好几年没见面了吧！"

菲利浦以为吉米会坐下但幸运的是位子已经满了。费城正在举行西海岸狂欢，所以比赛会推迟开始。菲利浦尴尬地站起来与强壮的吉米握手。

吉米·弗兰纳根是个大块头，他的妻子也是。这个魁梧的爱尔兰人在费城长大，小的时候家里经济条件很差，父亲是个移民而且非常重视自己六个孩子的教育。由于经济条件不好，吉米在海军接受了大学教育和医学培训，并成为了一名心脏外科医生。离开部队之后，吉米回到了费城并在坦普尔大学医院找了一份工作。他的第一任妻子是一名儿科医师。菲利浦回忆起这对夫妻曾上过费城杂志的封面并经常参加费城最重要的社交活动。

二十世纪七十年代后期，格莱德温纪念医院决定挑战大型的市区医学学术中心，并启动了自己的心脏外科手术项目。没有人想到一个小型的郊区医院会吸引到好的医生或者病人，但是格莱德温纪念医院决定以高薪和先进的设备聘请吉米·弗兰纳根。他的声望和精湛医术成为了关键因素，很多人慕名前来。

菲利浦是在那不久之后进来的，他们一起开展了一个一流的心血管研究项目，其规模和成果超过了传统大学的项目。吉米是个积极进取的工作狂，他会尝试每一个新的机会，包括菲利浦提出的高难度的项目。所以，吉米谈论两个人共事的经历一点也不奇怪。

"菲利浦，就在上周我跟我的高尔夫球友谈起咱们的首例除颤器植入手术。那确实是一个不小的成就。"一看吉米要讨论医学，菲利浦不得不逃离酒吧。他把吉米带到人比较少的酒吧角落。吉米问道："米洛夫斯基怎么样了？那个人还活着吗？"

"不，吉米，他几年前死于淋巴瘤。我写了一篇关于这个患者的病例报道并投到了一个心脏医学杂志。我会把报道寄给你，相信你会感兴趣的。"

菲利浦承认那例在格莱德温纪念医院做的除颤器植入手术确实很完美，自己也引以为豪。菲利浦曾经向迈阿密海岸会议提交了一篇论文，论文是关于在罗文斯汀教授实验室完成的通过电击治疗致死性心室颤动的新的治疗方法。当他完成论文介绍之后，一个腼腆的六十多岁戴着厚厚眼镜片的老头走向了他。他握住菲利浦的手使劲地摇着，操着一口浓重的东欧口音向菲利浦介绍自己。

"年轻人，我是米歇尔·米洛夫斯基，我是巴尔的摩西奈儿医院CCU中心主任。你的演讲非常出色，我对此有极大的兴趣。你是否有时间与我和我的合作伙伴莫蒂·莫尔共进午餐？我的想法你可能会感兴趣。"

那次午餐菲利浦永远也不会忘记，不是因为美味的食物。实际上，当米洛夫斯基和莫尔开始介绍他们正在做什么的时候，他几乎忘掉了眼前的三明治。

"菲利浦，我在东欧长大，不幸的是在集中营待过几个月，我利用我的智慧存活下来。战争过后，我的一位集中营朋友在一间咖啡馆突发心脏病，我做了我所能做的一切来挽救他的生命，但他还是走了。这件事情让我下定决心，我要用我的后半生找到一种治疗心脏病的方法。我从你的导师罗文斯汀那里得知通过胸部电击会唤醒心跳。我的想法是发明一个足够小的装置，将其植入病人体内，在心脏骤停的时候自动电击来重新唤醒心跳。"

"我听说过这个想法，"菲利浦说道，"但是了解不多。"

米洛夫斯基点头继续说道，"我的想法需要资金和其他资源来实现，这些条件在东欧不可能得到满足，所以我来到美国希望能找到一个能帮助我的组织。我正在巴尔的摩的一家小医院进行动物实验，遇到了很多困难。不止如此，当一些科学组织知道我们的想法后还嘲笑我们。"

"但我不会放弃，现在我有一个样品可以植入人的体内。我们正在寻找一些年轻的能给予我们支持的投资者。菲利浦，听完你今天的演讲，我觉得你就是我们要找的人。"

"米洛夫斯基教授，能受到您的邀请我十分荣幸。在我给您回答之前您得告诉我您具体想让我做什么。"

"是的，菲利浦。我希望你跟我们一起植入这个新设备。如果你同意，我会给你我目前的所有资料。"

查看完前期实验数据后，菲利浦发现米洛夫斯基确实做了卓有成效的工作。他希望菲利浦在格莱德温纪念医院植入首个新设备。但是植入手术需要开胸，菲利浦需要吉米·弗兰纳根的帮助。事实上，当吉米听到这个消息的时候他几乎跳了起来。

"你在开玩笑吗？这个主意非常棒，我们必须跟进。你将会得到我全部的、毫不含糊的支持，快告诉我我可以干什么。"

菲利浦必须获得格莱德温纪念医院研究评判委员会的许可。委员们一致认为手术意义重大但也会有极大的风险。最终，他们同意了这个提议，但是有条件：选择的病人必须是其他常规治疗方法无效的病人，并且要告知所有潜在的风险，包括手术失败导致的死亡。

下一步就是募集启动资金。由于这是"实验性治疗"，保险公司不愿为此出钱。在吉米的帮助下，菲利浦从一个个人基金那里募集到了小额赞助。

在巴尔的摩和旧金山的前两例植入手术进展顺利。米歇尔告诉菲利浦和吉米他们可以挑选自己的病人了。菲利浦选择了一个和善的中年妇人，她有非常严重的心脏病，在过去的十年中发生了三次心脏骤停。令人惊奇的是，她安全地度过了每一次心脏骤停而且脑神经没有受到任何损害。手术那一天，菲利浦事先调试了电子仪器和需要植入的设备。

吉米·弗兰纳根走入手术室后感觉到几百名穿着手术室工作服的工作人员正在盯着他。吉米在病人胸口做了一个标准的切口，将心脏暴露出来以便将电击设备安装在心脏表面。一个接着一个，这套系统的各个部件被递到吉米的手中，而菲利浦指挥各部件放入的位置包括起搏器设备。菲利浦通过设备先诱发了心室颤动，他告诉吉米和他的助手要退后，设备会在10秒后开启电击，在这10秒的时间里设备会自动识别心律失常并对电容器充电。这十秒钟对菲利浦和吉米来说像十年一样漫长。突然，病人的身体从手术台上跳起几英寸高，紧接着病人的心跳恢复正常的节律，手术室欢呼了起来。吉米透过自己的面罩看向菲利浦，赞许地点头并做出了成功的手势！

那是两人合作关系建设性的开始，直到弗兰纳根在 1992 年退休而结束，菲利浦从那时与吉米失去了联系。吉米仍然活跃在他的外科手术社交圈，在美兰社区生活得非常愉快。他与第一任妻子离婚后与丽萨结婚，丽萨是他的助手护士。丽萨的体型只有吉米的一半但光彩迷人。她花很多时间来迎合并不适合她的美兰社区社交圈。这对夫妇喜欢旅游，对他们的孙子们非常溺爱。

尽管菲利浦喜欢吉米，对他之前的支持也很感激，但在这种情境下见面却让菲利浦倍感焦虑。吉米一直认为菲利浦是一名高超的心脏病学专家，甚至在退休之后仍然为菲利浦介绍病人。菲利浦总是能找到自己的方法并迅速解决问题。现在所有的这一切都已成为过去，吉米和丽萨很明白这一点。除此之外，吉米是"上层"人士，具有积极乐观的生活态度，这一点也是菲利浦很难达到的。这些会让菲利浦感到伤心和迷茫。但他知道吉米和丽萨仅仅是想闲聊，所以菲利浦必须跟着他们的话题，至少要聊一小会儿。

吉米很快就发现了问题，"你在这里干嘛呢？老朋友，我之前从来没在这里见到过你。"

菲利浦试图转移话题。"我也正想问你这个问题呢，这个地方可不像是你应该去的餐厅。"

"是这样，我们来这里已经好几年了，我们在这里度过了第一次约会，所以这也是一次小小的浪漫碰撞。另外这里的食物非常美味，老板是我之前的一个病人。还有，我听说了你的遭遇，菲利浦。只要发生过一次，就会将生活搞得一团糟。有时候我甚至想如果莫伊拉·汉姆林死的那天我们回家了，那会是什么情况！"

"我不明白，即使是那样会有什么不同呢？你了解汉姆林的家人吗？"

"天呐，难道你不知道吗？我们之前就住在她家隔壁。他们的孩子经常跑来跑去，打碎我们的东西，但孩子们的父母却是非常友善，所以我们能够很好地相处。我们送过他们一些东西比如鸡尾酒，他们也礼尚往来。我们对他们非常了解才会知道莫伊拉有长 QT 综合征的事情。我告诉他们你照顾她我非常高兴，我是真心这样想的。我们之前开玩笑说如果出现突发状况我会赶过去救她。这竟然成了诡异的前兆。我记得就在莫伊拉出事前，休曾经问过我家里有没有紧急救援的设备。当我告诉他我货车后备箱里有一个自动体外除颤器以备不时之需时，他很吃惊。他的眼睛瞪得老大，问我这些设备是不是真的像报道说的那样神奇。我告诉他只要使用者接受过严格的训练，这些设备就会发挥出意想不到的作用。这也是我为什么一直带着它的原因。"

"那么莫伊拉出事的时候你在哪？"

"我们在加勒比旅游。我们外出的时候会告诉邻居们，不在的这段时间请他们帮忙照看房子。"

"那么莫伊拉出事的时候，休知道你在外地吗？"

"我认为他知道，但当我们去医院看望莫伊拉的时候，休说他给我们家打过求助电话，我对丽萨说他当时一定是昏了头了。"

"为什么是昏了头了？"菲利浦问道。

"是这样，当我们旅游结束回到家的时候，我总是会翻看一下通话记录，里面没有他的名字。或许他打错电话了。因为没有消息，我们几天之后才知道莫伊拉已经住进医院，情况非常糟糕。当我们赶到那儿的时候，她刚刚去世。"

丽萨似乎想起了什么，"当我们在 GMH 看到休的时候，他看起来糟糕极了。他眼睛里布满血丝，很明显已经很长时间没有睡觉了。他几乎没跟我们交流，只是在低语他的生活彻底完蛋了。那小子让我们有负罪感！"

"是的，"吉米插嘴道，"我吃惊的是他似乎很难接受这个事实。"

"什么意思？"菲利浦难以掩饰自己的好奇。

"就是休和莫伊拉的感情其实并不是很好。"

"你是指争吵？"

丽萨说："是的，我们不止一次听到他们在车道上朝对方吼叫。有一次莫伊拉从屋里追打了出来，手里拿着一个大号的银质梳子，并扔向了休。还有一次休对莫伊拉大喊大叫，语言低俗恶毒。我们的孙子们跟我们住在一起，他们在院子中玩耍的时候我担心他们会听到这些低俗的语言。要是我女儿听到他们的孩子学会这些话会很愤怒。"

"休靠边停车的时候，他会使他的保时捷轮胎发出尖锐的刹车声，然后第二天早晨再倒出去。"

"莫伊拉提起过这些吗？"

"从来没有，"丽萨回答得非常干脆，"有次我试着提起这事，但她什么也没说。"

菲利浦觉得他们这样接龙式的说话非常好玩，感觉他们之前可能讲过这些故事。

"那你觉得是怎么一回事?"

丽萨斜着头,目光从眼镜上面盯着菲利浦,"我觉得他喜欢打莫伊拉。"

"丽萨,"吉米抗议道,"你不能乱说,我讨厌你这样说。"

"吉米,我确信我看到了。她化妆掩盖下面的淤青,夏天还穿着长袖衣服。"

"都不是直接的证据。"吉米反驳道。

"女人被打我是能看出来的。"

"丽萨是心有愧疚感。"吉米解释道,"我们都有愧疚感,我们希望当时我们能够在场并帮上忙。"

话题慢慢地转向了生活,比如孩子、度假、运动。菲利浦尽力避开那件事情,比如他的离别和新生活的尝试。当他们要走的时候,他们礼貌性地说有机会再聚聚。菲利浦对他们的友好非常感激。他感到自己非常想念老朋友了。

几杯冰酒过后,菲利浦依旧在观看费城比赛——费城的球队在比赛最后阶段有很明显的领先优势。当恼怒的投资商像往常一样说出了贬低的话语时,他仿佛又想起了关于莫伊拉的什么事情。莫伊拉有好多骨折后愈合的 X 光片报告,他当时猜想可能是运动损伤,或许是在骑车、滑雪、溜冰的时候造成的。现在他觉得莫伊拉可能是家暴的受害者。他们亲密的夫妻关系难道是假的?难道在法庭上的视频和家庭证词都是捏造的?

很明显,莫伊拉在死亡的时候没有受到伤害。尸检证明,仅有的新外伤由锻炼恢复身体时引起。如果休确实打过莫伊拉,但肯定不是当时，因为伤口已经愈合。尽管大的打击力会引起莫伊拉这样的病人心律不齐，但她确实不是死于殴打的过程中。与丈夫争吵的时候没有发生心律不齐也进一步说明莫伊拉的身体状况相对良好。

又一次，直觉告诉菲利浦要开阔思路，不要因为怨恨休就急于下结论。休确实花了很大力气来极力使陪审团相信他很爱自己的妻子。当时菲利浦和他的律师就觉得那只是休想从陪审团获取同情。

所有的事情还没有联系起来。菲利浦想起了他最喜欢的马克·吐温的名言，"真相要比谣言陌生。那是因为谣言说的只是可能性，真相则不是。"那么莫伊拉和休·汉姆林的真相是什么呢？

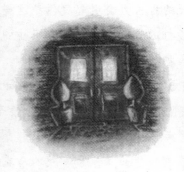

第十三章

　　菲利浦的经济状况进一步恶化。南希并不打算回去工作，并且她已经暗示过如果菲利浦不能让自己和孩子过上舒适的生活，那她将诉诸法律。他们的联合账户很快将被清空，但仍然没有来找菲利浦看病的患者，他也没有什么咨询工作可做。他给他同行业的几个朋友打了电话，他曾经通过审查知情同意、收集数据、参加例会帮助过他们的药物获得通过。

　　他们欠了菲利浦一个大人情。对于制药公司来说，使药物获得通过是件高风险的事情。要使药物上市，需要向食品药品管理局提供最好的数据，尤其是有关药物安全性的最佳证据。监督管理者通常会通过梳理原始数据来发觉任何不一致或不合理的现象。当之后发现某种获得批准的药物可能会造成伤害，媒体就会进行无情的攻击，这就不可避免地会引起司法者的注意。国会议员为了寻找替罪羊便归罪于最后批准药物通过的监督管理者。接着，制药公司需要花费数亿元来面对接踵而来的产品责任诉讼。

　　为了减轻美国食品药品管理局（FDA）的中层官员和制药公司所

面对的来自公众和司法部门的压力，FDA 以及监督管理者通常会向医学领域的专家征求意见。菲利浦曾担任 FDA 咨询委员会的成员很多年，因此他对药物的研发和审批程序很熟悉。由于他总是真诚地给出有建设性的意见，机构的科学家们都很尊重他。在他的帮助下，许多治疗心血管疾病的药物合理地获得了通过并上市。

菲利浦在 FDA 的任期结束后，制药公司开始雇佣他做他们的咨询员。如果菲利浦认为他们的产品是有价值的，就会给予他们帮助，并且他从不要求超出他服务价值以外的报酬。因此，道理上讲他现在向他们提出帮助请求还是可能的。但是，由于机构处分了菲利浦，他们决不能向机构提出他意见的重要性，他也不能代表他们参加会议。因此，菲利浦打过电话的人中没有人愿意帮助他。

菲利浦给吉尔·罗伯兹打电话时吉尔抱怨说："菲利浦，你是在让我把本已烦人的工作置于危险境地。"吉尔曾是菲利浦的好朋友，并且菲利浦帮助过他许多次。他们曾一起向 FDA 申请过一种新型的适用于心梗或开胸心脏手术患者的抗恶性心律失常的静脉用药。

这种药物虽然有很多副作用，但菲利浦和吉尔申辩，只要通过仔细地标注，医生便可以将这种药物用于有生命危险的患者。他们获得了胜利，这种药物已经成为治疗其适应性疾病最常用的药物，挽救了成千上万的生命。这个项目以及其他的项目使吉尔很难对菲利浦如实相告。

"菲利浦，我真的不想告诉你这些，但是你现在已经没有价值了。"

"我帮你整理材料，然后告诉你我的想法，你可以告诉你的上级这是你自己的想法，怎么样？拜托，吉尔，我不在乎，我只是需要一些收入。"

"这没用的，菲利浦。公司到处都是关于咨询员的协定。联邦政府不允许制药公司贿赂医生，而贿赂的方式之一就是给本身没有做任何工作的医生发工资。总之，我不能再像以前一样偷偷地帮你。无论什么时候，无论我们雇佣哪个咨询员，公司都希望能对监督者开诚布公，假如他们发现我们用了你却不告诉他们，他们一定会发狂的。相信我，一旦限制放宽了，我会第一时间通知你。"

菲利浦从他从事药品行业的朋友中得到了同吉尔一样的回应，他知道他已经不可能再从事主流的咨询工作了，并且演讲发言也是不可能的了。在他全盛的时期，他拒绝的发言远远多于接受的。而现在，他愿意接受任何邀请，但是每个人都在回避他。没有前沿研究，菲利浦也没什么可演讲的，并且大学也在回避他。没有人愿意承担帮助一个被免职的医生而带来的负面影响。菲利浦感到十分绝望，但他还有最后一个办法。

许多年前，菲利浦外包了一个项目，为一家在正常受试者中进行早期临床试验的公司阅读心电图。这个工作不仅卑微，而且收入也不高，主要是阅读数小时的心电图，然后将数据输入到数据库中，当试验中的受试者发生急症的时候便可以查阅数据库。但是，记录到的心电图基本都是正常的，而且真正发生急症的人很少。由于这项研究是由合同研究机构承担的，而不是制药公司，因此从理论上来说菲利浦有资格做这项工作。而且大多数的合同研究机构都是用现金支付的，没有书面记录，因此收入是免税的，也无需掩饰。但最关键的问题是菲利浦是否能很快找到一个相似的工作。

菲利浦四处打电话，他终于高兴地得知凯西·奥哈拉在费城南部经营着一家研究公司。这是个好消息。凯西是菲利浦来到格莱德温纪念医院雇佣的第一个人。她生长在费城东北部的一个有八个孩子的家庭里，所有的孩子都读了大学，凯西则获得了实验科学的硕士学位。当她申请格莱德温纪念医院的工作时，她才刚研究生毕业。

菲利浦刚见到凯西时就很喜欢她，并雇佣她在他的基础实验室里做技术员。凯西不仅聪明能干，并且有着爱尔兰人式的美貌：雀斑，卷曲的红发，一双绿眼睛和灿烂的微笑。她的学习能力很强，菲利浦奖励她负责重要的研究并承担协作工作。

凯西对工作充满了热情。在基础研究室工作几年以后，她申请调去做临床研究。她拥有很强的人际交往能力，并且渴望能够更多地与其他人打交道。菲利浦最终不情愿地同意了她的请求。

不出所料，凯西吸引了药品公司研究部门的注意，她魅力四射，风度翩翩。没过多久，凯西便告诉菲利浦药品公司为她提供了一个职位。

"嗯，这不足为奇，凯西，"菲利浦说道，"现在药品公司的人掌控着全局，我相信他们给你提供了更好的待遇和选择。"

当凯西向他表达谢意，并表示这是一个艰难的抉择的时候，菲利浦反驳了她。

"我理解，凯西，但是面对如此优厚的待遇，这并不是一个艰难的抉择。但是我将会用接下来的半小时为你分析一下与在研究所工作相比，在工业界工作的劣势。你不会再拥有跟我在一起工作时享有的自主权。它将给你套上更多的枷锁，并且在一段时间内你将会处于社会的最底层。除此之外还有大量的出差，查尔斯不得不全程照顾你们的女儿。"

"菲利浦，这些我都知道。我与查尔斯聊了很久，他同意了我的选择。我真的很想做这件事情，而且他也表示理解。"

"好吧，我不想因为这些没有价值的争论使大家都不舒服。我知道我不能改变你的想法，我唯一能做的只有祝福你。"

凯西的新工作持续了 8 个月。她总是与那个将事情弄得一团糟，使她很悲催的懒汉同事发生分歧，但她从没给菲利浦打过电话。她知道菲利浦一定会让她回去工作，但她想在这个行业待久一些，希望可以找到一个更适合自己的工作环境。凯西最终成为了一家独立研究公司的项目经理。

凯西是个成功的例子，她拥有科研能力以及对细节的掌控能力，这些都是从事临床试验工作必不可少的素质，而且她还能与定期来参与研究的受试者打成一片。这些都是她的公司在费城南部运营良好的原因。

一期临床试验通常是在年轻健康的正常受试者中进行的，目的是了解一种新药的副作用，并且确定治疗目标疾病时可给予患者的耐受剂量。男性和女性受试者需要被严格管理和监控数天或数周。受试者一般都是失业人士和自由职业者。费城南部的贫民区是块肥田，这里的失业者什么都不需要做，只要吃药、抽血就可以赚到钱，对他们来说没有比这更好的了。

凯西的合同研究机构雇用的受试者几乎都是黑人。他们在挑选研究对象时必须十分谨慎，以避免明显的不正当行为。他们很容易因为利用穷人并使他们在没有充分知情同意的条件下进行有害的试验而遭到投诉。

凯西自己本身就是在相对贫穷的环境中长大的，因此她对这些问题十分敏感。她将伦理道德、受试者和她的员工三者间的关系处理得恰到好处，很快她就被邀请来管理这家公司。凯西担任这个职务将近五年了，她知道他们多么需要一位出色的医生的帮助。当菲利浦给她打电话时，她同意与他共进午餐并一起商讨这件事。

"为什么这么长时间才打电话给我？"当他们坐在一家离凯西办公室不远的名叫六月的起司牛排店时凯西问。起司牛排并不仅仅是费城的一种食物，也是这里的一种文化。包括总统和教皇访问在内的很多重要的商务会议都会用起司牛排来作为饕餮盛宴的代表。而在菲利浦的眼中这是他现在能承受的最贵午餐。

"我听说了你所遭遇的一切，我想你现在也许需要一份工作。"凯西说。

菲利浦很感激凯西没有等自己先开口："我并不喜欢这个提议，但还是非常感谢你。"

"我是你最后的希望吗？"凯西开玩笑地说。

"不是，我只是喜欢坐在潮湿的办公室里，哪怕整天只在纸上胡写乱画，只为等着给一个头痛的病人开一片阿司匹林。这就是我这些年来受训的价值。"

"好吧，我想我们应该先想办法给你创造一些收入。我想现在现金对于你来说很重要吧？"

"凯西，你不懂，"菲利浦坦白地说，"这真是一场噩梦。"

凯西同情地说："我一点儿都不感到吃惊，对于医生来说这是个迂腐的时代。我知道一些人已经被打倒了，但我认为你的案子不一样。那个丈夫似乎并不是对医学一无所知。"

"什么意思？当我同休谈论有关医学方面的问题时，他表现得很迟钝。我以为这是他对我义愤填膺的原因之一。"

"没错，但是我认为对于这件事邦妮·罗曼努本可以提供一些建设性的看法，她当时在场，不是吗？"凯西问。

"你怎么知道这些的？"

"邦妮的公司雇用我的团队进行一期试验，我从中听说了一些事情。"

"哦。事实上，她当时在急诊(室)向休解释我说的话。我觉得她可以理解，也会尽力帮我的。"

"也许休的混蛋做法超出了邦妮的常识呢？"

菲利浦差点儿从椅子上摔下去。这个信仰天主教的善良的姑娘甚至很少说粗话，她到底怎么了？这件事令菲利浦对凯西刮目相看，他十分震惊，莫伊拉活着的时候休和邦妮居然有婚外情！

"你的意思是莫伊拉去世之前休和邦妮就在一起？"

"是的，可以这么说。"

"我以为邦妮是莫伊拉的朋友呢。"

"这正是最纠结的地方。邦妮和莫伊拉从小就是好朋友，邦妮的第一个丈夫去世以后她们三个经常在一起。"

"所以你觉得这其中有因果关系？"

"很显然是这样的。"凯西注视着她红茶上的吸管，似乎开始对她们之间谈话的方式感到不自在。

"凯西，你是怎么知道这些的？我从没听到过一点儿消息。"

"正如我先前说的，我们与邦妮之间有许多生意上的往来。她的秘书罗丝·魏克曼曾经为我的老板效力，我和罗丝偶尔会一起喝东西。一天晚上，她提到了一些关于邦妮的事情，在我的追问下，她详细地告诉了我所有关于邦妮和休的事情。可怜的莫伊拉在家里带孩子，而休厌倦了他的工作，这就为他的婚外情提供了基础。在她讲完这些事情之后，她发现她暴露了别人的隐私并让我不要对别人说起这些。如果别人知道邦妮是一个家庭的破坏者她会不高兴的。"

"所以邦妮去医院不是因为莫伊拉，而是因为她和休有一些其他事情？我感觉一些事情不太对劲儿，就是不知道是什么。你对这些事情确定吗？"

"确定，"凯西边擦拭唇边的番茄酱边说："罗丝说这件事发生已经有一段时间了。罗丝觉得邦妮也许喜欢那种被抓住的刺激。有一次邦妮没能取回落在休车上的短裤，她开玩笑说应该让罗丝去帮她拿回来。她似乎总喜欢向罗丝透露关于这些事的一些蛛丝马迹。她相信罗丝不会说出去，但是罗丝喝了几杯酒之后就说出了真相。"

"也许我不该跟你说这些。"凯西感觉在她讲这件事的时候菲利浦变得越来越痛苦。

"没关系，我只是有些吃惊，"菲利浦安慰地说，"你还告诉过别人吗？"

"我只跟查尔斯说过。他大多数时候都会在我们睡前谈话的时候睡着。这类事情总会让他昏昏欲睡，但却使我很兴奋。"

"罗丝说没说莫伊拉有没有发现过这件事？"

"邦妮他们有一次太过分了。那天，莫伊拉因为在网球课上扭了脚早早回到家，然后就发现邦妮和休在一起，她差点儿疯了，从那以后休在家的时间更少了。邦妮工作时总是冲所有人大喊大叫，罗丝说她好几次听到邦妮在电话里冲休大喊。邦妮好像认为休和莫伊拉马上就要分手了，而且邦妮已经等不及这一刻的到来了。"

"莫伊拉最终以死亡的方式妥协了。"

"罗丝说对于这件事邦妮的行为很耐人寻味,她好几天没来上班,当她回来的时候很少说起这件事。"

菲利浦不住地摇头:"邦妮一定想到我会关注这件事的。"

凯西耸了耸肩,说道:"我不知道他们是怎么想的。邦妮是个控制欲极强的人,她知道自己想要什么。"

吃完起司牛排后,菲利浦注意力不集中了,他觉得他应该将话题转移到生意、研究或者其他有意义的事情上。凯西问他下周是否能来上班,他说:"凯西,我一定能为了你推掉所有其他事情。"说完之后,他们都笑了。菲利浦握住凯西的手说:"太谢谢你了。我的意思是这其中还有好多事你还不知道。"

"是你让我迈出了第一步,我的事业归功于你。现在你将会帮我一个大忙,而且我们又能像以前一样愉快地在一起工作了。"凯西忍不住开玩笑说:"只是现在发号施令的是我。"

菲利浦开车回家时开始将今天了解到的情况拼凑在一起。之后的几个晚上菲利浦失眠了,这些棘手的问题总是在他脑海里浮现。邦妮和休之间的关系与针对他的诉讼案有什么关系呢?假如莫伊拉发现了邦妮和休之间的事情,那么这就可以解释弗兰纳根说过的那场冲突了。假如休家暴了莫伊拉,那他为什么后来又停了下来了呢?难道那刺耳的飞驰般的车轮声是邦妮安排的?休的不忠是这场车道战的原因吗?

无论怎样,邦妮都是汉姆林这出戏里的关键人物。是不是休和邦妮一起谋害了莫伊拉?毕竟莫伊拉的死有利于休和邦妮,但不忠的丈夫不一定就是凶手呀。菲利浦飞快的思维让他觉得头晕。他发誓绝不过早地下结论。他需要尽量保持客观，这很重要。

　　尽管菲利浦尽量不去这么想，但他不由自主地越来越相信莫伊拉是被谋杀的。他该怎么办？他该从哪里入手？根据他多年的医学知识，他的第一反应就是他需要找一个专家进行心理咨询，而且他正好想到一个合适的人，这个人可以帮他摆脱这种困境。

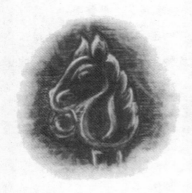

第十四章

　　菲利浦从不会错过任何获得新项目的机会，尤其是涉及到经费的情况下，现在他却不得不为了一点儿现金而接受没有价值的项目。这可能是受到了他父亲的影响，他的父亲以赚钱为乐趣，同时从事两三份工作也不觉得疲惫。菲利浦现在觉得父亲的动机只是有点儿贪婪，但一点儿也不自私。

　　菲利浦并非像父亲一样从事的是体力工作，但他的工作同样会耗费他大量的时间和精力。一方面，到全国各地演讲或参加会议比起开卡车或卖蔬菜水果辉煌得多；另一方面，这又意味着会错过许多课程和社交活动。

　　获得收入的一个好办法就是审查法律案例。菲利浦一到 GMH 就被叫到了邓·马斯特的办公室。他是药品委员会的主席杰瑞·桑提尼的前任。邓是个传染病专家，担任这个部门的领导很长时间了，他在聘任菲利浦的事情上起到了积极的作用。他每天都穿着相同的灰色长裤和白色衬衫，系条不起眼的领带，他说这是因为他像爱因斯坦一样，不愿意花时间在穿着打扮上。他戴副平角眼镜，一头稀薄油腻的头发，永远眉头紧锁，以至于大家都对他敬而远之。

邓很聪明，有过目不忘的本领，在他的领域里几乎没有人像他一样对传染病了如指掌。他在哥伦比亚开始了他辉煌的事业，后来来到 GMH 建立了药品部。

除了学术任务，邓还承担着引人注目的咨询工作，需要接诊来自世界各地的疑难杂症患者。他以极大的精力周游世界，高效率地完成著作和医学论文。他招募像菲利浦一样有为的医生，培养有创造力的新人并使他们出类拔萃。那么假如他把他们的成就归功于自己会怎么样呢？邓比较自私，而且总有办法从"他的人"那里得到他想要的东西。

作为一个资深的鉴定专家，邓每年都会审查很多渎职案件。他会维护医生，但也会追查医生，即使这个人他认识。邓几乎对每一件事都铁面无私，他依法管理药品的首要原则是人人平等，"假如你搞砸了一切，那么你理应收拾残局。"

邓的第二个原则是不卷入非常糟糕的案例中，这意味着他拒绝的案例比他接受的多，而且他保证每个人都知道他的这个原则。"最令我讨厌的事情是一些烦人的律师总是将某个案子强塞给我。如果我接了不占优势的案子，我一定会栽了的。"一次邓的秘书说："没有人会像邓那样责骂别人，我打赌如果他真的被激怒了，他一定会冲最高法院的首席法官发脾气的。"

邓的雇用费用很高，但那些请他的律师并不介意，因为一个好的专家是物有所值的。如果一个好的案子不在邓的专业范围内，那他会将这个案子交给年轻的同事，这就是他请菲利浦的原因。

菲利浦开始有点儿害怕，以为自己做错了什么，当邓交给他一个心血管方面的案子时，他才得以释怀。邓让他审查这个案例并提出建议。

"马斯特医生，这对于我来说是个新的尝试，我真的不知道该如何去做。"

邓对他进行了典型的自我反思，"别他妈的像个蠢猪一样。你对这个工作感兴趣吗？"

"当然了，但是您可以给我一些指导吗？"

"你需要做的就是浏览那些记录，看看医生是否有失职的地方，然后通知律师。"

尽管听起来简单，但是菲利浦知道并不是这么回事。医学法律是门很复杂的学科。邓也没有告诉他取笑站在那里的专家可以获得跟起诉医生一样的乐趣。

菲利浦花了很多年学会了如何用能让陪审团理解的方式与他们交流，成了一名出色的辩护鉴定专家。他十分同情坐在陪审席上的普通男女，对他们高谈阔论是个致命的错误。菲利浦用一些小道具或是诸如"管道"和"电力"之类的词来描述心脏复杂的泵血和传导功能。

菲利浦知道在一个技术含量很高的复杂的案子中，陪审团更容易受人格和伦理的影响来作出裁决。毫无疑问他在汉姆林的案件中已见识过这种事情。陪审团不相信鲍伯·梅尔斯通，并不是因为医疗记录对他不利，而是因为菲利浦在梅尔斯通的案子中帮了他。

尽管菲利浦在这个方面很有天赋，但在与他的父亲进行了一场尖锐的谈话以后他决定不再为原告律师工作。"我不喜欢你站在法庭上说其他医生的坏话。就我而言，我认为医生都是英雄，因为他们总在试着去帮助他人。俗话说'己所不欲，勿施于人'。如果你继续这么做，那么你也许以后会遭报应的。"

他父亲是正确的。菲利浦疏远了原告律师团，他重新站在医生的一边使他获得了医生的尊重。他像邓一样只接受他感兴趣的、觉得最好的案子。但是邓没有告诉他如何应对犀利的盘问，没有学会如何在听证席上表现的唯一方法就是吃一堑长一智。

一旦菲利浦掌握了反驳的技巧，他就足以应对辩论，他十分热衷于辩论，所以他可以在陪审团面前轻而易举地将原告律师驳倒。他最喜欢的是原告陪审团试图将他渲染成一个象牙塔尖的学者。

"那么请告诉我们，您是亲自照顾您的病人呢还是让住院医师或学生来做这些事情？"

"住院医师和学生与我们一起工作，当然，他们确实对我们待在临床上的时间有极大的影响。"

原告陪审团将以菲利浦没有亲自照顾病人为突破点而发起攻击。这些教授们怎么会知道一个真正的医生应当做的工作是什么？"是这样吗，大夫？所以你们实际上并没有花费很多时间在病人身上，是吗？"

"不是这样的，我的意思是正是因为那些碍事的住院医师和学生，我实际花在临床上的时间不是少了，反而更多了。我不仅需要照看所有的病人，还要回答学生的一大堆问题。但是我仍然需要住院医师和实习生，因为有他们在身边，患者可以得到更好的照顾。"

与律师辩论一定要认真小心，这样陪审团才不会觉得你幼稚。原告律师知道在陪审团面前面对一个懂行的人很危险，所以他们更愿意在开庭之前将案子处理掉。

许多年以前，菲利浦很尊重双方的辩护律师。他最喜欢的是琼，她总是对她的案子很上心。很少有人像她一样不仅在法庭上，而且在之前的准备工作中也表现得相当出色。她工作十分缜密，涉及到了原告案子的方方面面，以获得有利的一面。菲利浦从来没有关注过这些策略，因为这些策略与他的信仰相抵触。他觉得侵犯他人隐私对案子的结果没什么帮助，但他从没想过有一天自己也会用得上这些技巧。

但是菲利浦开始觉得调查休的私生活也许能揭开困惑他已久的谜团。这样做风险很大，但休并不怎么聪明。如果邦妮被抓起来他们一定会被提起刑事诉讼，菲利浦自己却不会有什么损失。

菲利浦考虑了一些可以帮他的谨慎的人，他觉得德让赛·迪弗最合适，但他觉得请求她帮助的理由不合适。德让赛是他见过的最有趣的女士。她擅长医疗事故案的辩护，常为那些没有医疗过失而被起诉的医生辩护。她在法庭上总能展现强大的人格魅力，陪审团成员喜欢看到她阳光般的笑容。

菲利浦认识德让赛是在他作为她案子的专家鉴定员时，德让赛跟他约好讨论辩护策略和他的证词。当她走进来的时候菲利浦完全被她的魅力征服了，在短短的会面中，菲利浦发现自己很难集中注意力。

当德让赛提议在菲利浦出庭作证那天早餐时间和他见面时，他高兴地答应了。那天菲利浦出门之前认真地打扮了一番。当他得知德让赛还是单身时，她成了他内心的困惑。

在会面中，德让赛对案子和法律的熟悉程度给菲利浦留下了深刻的印象。案子是关于一个房颤中风患者的。原告因为医生没有使用抗凝剂提起诉讼，他们说医生说使用抗凝剂太危险了。医生说是因为患者拒绝服用抗凝药物，但他的病例太粗略了，没有记录显示他建议过患者服用抗凝药物。由于他没有开过抗凝药物的医嘱，这个案子就很不利了。

德让赛请菲利浦证明服用抗凝剂是必要的，同时说明医生的考虑理由。菲利浦认为医生已经很明确地告知患者服用抗凝药物的必要性和重要性了。但原告找了另一个医生证明他的主治医师并没有做好他的本职工作。这就取决于陪审团相信哪一方了。

像往常一样，德让赛开展了更深一层的工作。她联系了几个认识原告和他妻子的人，但大多数人都不愿意见她。她后来找到一个对原告不满的护工，她之前偶尔听到原告对他妻子说："我才不在乎那个庸医说什么呢！我可不想出血而死。"

德让赛怀疑原告企图通过诉讼赔偿来填补他已经用光的保险金。尽管偶尔听来的话可信度不高，但德让赛精湛的侦查工作已经给案子增添了不少有利因素。

经过 10 天的斗争，医生获得了胜利。德让赛将这个好消息告诉了菲利浦并邀请他去费城最好的一家餐厅参加庆功晚宴。这家餐厅很华丽，拥有国际顶级的厨师，厨艺相当精湛。为了这个邀请，菲利浦只得取消了开会并告诉他的家人他晚点儿回家。他在办公室工作到大约 8 点，然后向市中心出发了。

菲利浦本以为能够见到整个辩护团队，结果来的只有德让赛一个人。"我为今天的晚宴选择了一条黑色的短裙，你觉得怎么样？"菲利浦看着她迷人的身材，栗色的卷发，高高的颧骨和蔚蓝色的深陷的双眸，他完全被迷倒了。

菲利浦边品尝着伏特加马提尼，边进行着激烈的思想斗争。幸运的是晚餐会进行几个小时，所以他有足够的时间将事情想清楚。

在他们品尝开胃小菜的时候，德让赛慢慢地放松了下来，她开始讲述她自己的故事："其实我并没有什么雄心壮志。我的父亲是一个私家侦探，他经营着一家著名的侦探事务所，处理一些人身伤害案件。他最喜欢处理的是公共交通伤害案件，假如公共汽车出了事故，那么会有大量的来自乘车人的诉讼案。"

菲利浦用手托着下巴，倾听着德让赛音乐般美妙的声音。

"我在学校和在父亲那里工作的时候，从父亲那里学会了如何最谨慎地搜集关于原告的信息。有时候，他只是监视那人几天，遇到更复杂一些的案子，他就会使用黑客、窃听技术、无线跟踪或者一些其他的办法。"

"他想让我接手他的生意，可我更喜欢法律，所以我最终去了法律学校。后来我去了一家处理人身伤害案的公司做辩护工作，我发现我很擅长这项工作，而且我从父亲那里学来的东西对我帮助很大，就像在这件案子中你看到的一样。"

在服务员为他们斟上葡萄酒后，德让赛讲起了让她成名的案子："我被请去为一个劳工安全责任诉讼案进行辩护，以前我从没干过这类工作。"

德让赛向菲利浦倾了倾身体，接着说道："一个叫罗伊·博伊德的24岁公司职员，工作的时候在插咖啡机插座时被壁挂插座电击了一下。当时他觉得胳膊和手都很疼，但是看起来没什么事，他就回去工作了。由于是在工作时间出的问题，经理就叫他去医院看一下。

她把他送到了隔壁的一家诊所，一个护士给他做了详细的检查。"

"那个护士告诉他没什么事，110 伏特的电击不会引起什么问题。罗伊就回去接着工作了，除了胸部和胳膊有一些隐痛以外，他没什么其他的不舒服。他跟他的家人好几次提到他的这个问题，他的家人出于对他的关心，让他再去进行进一步的检查。他的妈妈特别担心，说：'你根本不知道电流可能造成的伤害有多大。记住，假如你是在工作时间受伤的，那么他们应该对你进行赔偿。'"

"我猜到会发生什么事情了。"菲利浦插嘴说。

"你一定不会相信的，接下来的 3 个月罗伊向他的家人描述了其他一些症状，包括上楼梯气短。他属于肥胖人群，又很能抽烟，但他以前一直很健康。"

"罗伊去看了医生，做了一些检查。医生告诉他他的心功能有所减低，建议他去找从事介入治疗的心脏专家。罗伊被确诊为扩张型心肌病，有轻度的心脏扩大，所以心功能没有以前那么好了。总之，很显然，关键的问题是病因是什么呢？医生告诉罗伊以及他的家属大部分扩心病没有明确的病因，许多因素都可能会造成心脏的损伤，最常见的就是病毒感染。"

当酒焖仔鸡上来的时候，德让赛依然用她自己的方式讲述着她的故事。菲利浦沉醉在德让赛和她的故事里，根本不知道他放进嘴里的是什么东西。"几个星期过去了，罗伊仍然说自己不能运动，但他的医生在他身上没有发现其他疾病。医生们都告诉罗伊他轻微的心功能减低不会引起运动耐量受限的。后来，罗伊专门为了搞清事情的原因而辞掉了工作。"

"我敢肯定他把寻找病因当成了全职工作。"

"确实是这样。他带着他的资料去了好多地方，包括人身伤害律师那里，他希望知道他的病是否跟他的工作有关系。那个律师那里有好多人以前是护士，其中一个注意到了电击这件事情并讲给了她的老板听。老板找了他喜欢的一个叫鸠瑟皮·迪皮特罗的医生做咨询工作。"

"就是那个意大利人吗？我知道他，完全是个混蛋！"

"你可以骂他，但是在费城生活的意大利人看来，他是个很了不起的人。你发现了吗，他虽然受到了很好的教育，但说话仍像个意大利超市里的收银员一样，他还懂得费城南部的方言。"

"总之，就原告律师而言，鸠瑟皮给出了他们想要的结论。他说很可能是进入罗伊心脏的电流损伤了他的心肌导致了心脏扩大，而且他为了钱愿意出庭作证。"

"那个律师对罗伊的雇主和咖啡机的制造商提出了诉讼。我的公司负责为那家咖啡机生产商进行辩护。我请我的一个朋友为我做非正式的咨询工作，他了解了案情以后笑得几乎说不出话来：'电流可以损伤心脏，但不是以这样的方式，这需要上千伏特的电流，那叫电刑。电流根本不可能引起心肌病，即使是最轻微的。'"

"你的朋友说得对，鸠瑟皮在撒谎。"菲利浦说。

"是呀，但这最多是一个专家不同意另一个专家的意见，而且我知道迪皮特罗出了名的能说会道，所以我决定从罗伊身上寻找突破口。为了给公司省钱，我自己对罗伊进行了简单的监视。可能是亨弗莱·鲍嘉的电影看多了，我总想像我是在一起谋杀案中为我的客户洗脱冤情。"

菲利浦插嘴说："对，当我作证的时候，我也总想象自己是一个全副武装的勇士。"

"监视可一点儿都不浪漫，需要一直等待着将要发生的事情。我想看看罗伊每天都干些什么，我带了我最喜欢的摄像机。正如我所料，最开始的两天罗伊像个电视精一样窝在家里。"

"第三天，他穿着毛衣和运动鞋走出了公寓，我终于亲眼见到他了，他矮胖矮胖的，看起来像比尔·科斯比漫画里的胖子艾伯特。"

"我先让他走在我的前面，然后在拐弯处开着车超过他，这样他就不会发觉有人跟踪他了。他去了附近的一个操场，当我锁定他的时候，他脱掉了毛衣，正在打篮球。事情看起来依旧很正常，我的意思是他活动得并不多。"

"在我又一轮的监视中，罗伊参加了一场激烈的比赛，我赶快打开我的摄像机，这个摄像机可以记录时间，而且我摄下了后面大楼上显示的时间和日期。在接下来的 45 分钟里，我录下了罗伊在比赛中的出色表现。"

德让赛看起来很得意，菲利浦的心融化了。"哇噻！这一定够原告律师喝一壶的了。"

"是的，他看了录像开始的几分钟就已经知道这个案子输了。我告诉他罗伊可以开始找新工作，我的客户也可以将这件案子从产品安全事故记录中抹去。"

他们又花了一个小时的时间吃完了饭，品尝了甜点，谈论了人生和事业。菲利浦小心翼翼，尽量避开关于他家庭的话题，他不想破坏这种氛围。晚餐结束时已经是半夜了，菲利浦和德让赛一起向德让赛在市中心的公寓走去。此后，菲利浦将在德让赛公寓外发生的一切都归咎在威士忌身上。

"德让赛，你真是个难以置信的女人。"她深情地望着他。"无与伦比的美丽……"他吞吞吐吐地表达着他的感受，"漂亮，聪慧……"
菲利浦突然将德让赛拥入怀中亲吻。没有多说什么，他们一起手挽
手上了电梯，去了德让赛的公寓，走进了她的卧室。

　　菲利浦一大早起来穿好衣服，在德让赛还熟睡的时候离开了她
的公寓。他再没有见过她。她的秘书好几次打电话给菲利浦请他审
查几个案子，但都被菲利浦礼貌地拒绝了，因为他不想再犯错误。他
从没有将这件事情告诉过南希，南希也没有发觉。

　　现在情况不一样了，南希走了，而他一直都没有放下。他想给这
个让他着迷的女人打电话。他也不知道他是为那个毁掉自己的案子
请求帮助，还是想再和德让赛交往。

　　菲利浦考虑了好多天，最终他决定找德让赛帮忙，他会尽力不让
私人情感掺杂进来。这是多么艰难的一件事情呀！

　　当德让赛接起电话时，她的语气很正式。菲利浦讲述自己悲催
的经历的时候，德让赛耐心地听着。他承认他还没有足够的证据证
明休犯了什么错误，而且他也没有多少钱，所以只能分期付款给她。

　　当菲利浦说完时，德让赛用温柔而平静的声音回答说："菲利浦，
你知道我尊重你，而且关心你，但是你伤了我的心。你是个已婚的幸
福的男人，我也没有故意要勾引你。回想一下你的行为完全是可以
理解的，所以我也这么做了。我也理解你为什么这么长时间拒绝接
受我的其他案子。好了，现在我已经完全走出来了，我也不愿意再去
揭开咱们曾经的那些伤疤。"

　　菲利浦极力镇定以面对德让赛的回绝，但德让赛给了他个惊喜。

　　"假如我帮你的话仅限于工作关系，好吗？"

　　"德让赛，我不会再那样了。说实话，我的私生活已经乱七八糟

了，我不想让它变得更糟糕。我只想知道关于休·汉姆林的事情，其他的个人情感不能阻止我找出真相。在这点上，我跟你是一致的。"

虽然他说了这些话，但他不知道他说的是不是实话，还是只是在说一些德让赛想听的话。同时，他怀疑德让赛是否也跟他有着同样的感受。

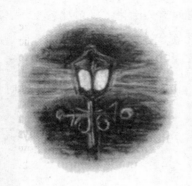

第十五章

　　德让赛决定用假扮媒体的方式对熟悉休的邻居们展开调查。当她的父亲狄克第一次教她如何做这样的工作时，她还怀疑没人会对一个陌生人敞开心扉，即使你有一个看起来跟真的一模一样的记者证。

　　"你一定会惊讶地发现人们会告诉你很多东西，"狄克·迪弗说："你必须在适当的时间提出适当的问题。保持迷人而友好的微笑是没有坏处的。微笑着融入他们，他们会在无形之中告诉你比你料想得多得多的信息。"

　　她父亲说的是对的。虽然一些人可能会让德让赛吃闭门羹，但大多数人会礼貌地请德让赛坐下喝杯东西。尽可能地保持会面的开放性是十分重要的事情，德让赛必须遏制她强迫别人说出观点的冲动。她发现以闲聊的方式进行对话可以在不经意间获得大量的信息。人们都很愿意与记者交流，这让他们觉得自己很重要。

　　德让赛会告诉她的采访对象她是在为费城杂志写一篇关于休辉煌事业方面的报道。做一个假的记者证是很容易的，因为没有人知道真正的记者证是什么样的。德让赛还会告诉被采访者他们的评论将不会出现在报道里，除非他们希望他们的评论被引用，这样就可以保证信息的可靠程度了。

一天早晨，德让赛跟着汉姆林的佣人，看见她走进了一家干洗店。洗衣店里的一名员工成了她的一个目标。这名员工叫格拉迪斯·哈钦森，是个精力充沛的女人，她擅长她的工作，并且喜欢观察她的客户们。她在费城南部艰苦的环境中长大，现在仍然住在从小住的房子里。她的丈夫在她三十岁的时候就离开了她，在剩下的二十年里她一个人同时干三份工作，独自抚养着三个孩子。格拉迪斯知道她所有客户的名字，知道谁给的小费多，也知道如何为他们提供优质的服务。只有高额的小费才能使他们大老远地来到这富丽繁华的郊区。

"格拉迪斯，我的名字叫德让赛，在为费城杂志写一篇关于休辉煌事业方面的报道。"德让赛亮出了她的假记者证，但格拉迪斯一眼都没看，也没问这个报道是否经过了汉姆林先生的同意。

"汉姆林先生是费城的成功人士，"德让赛继续说道，"而且他将登上城市商人排行榜的榜首。我想见一下最近几年为汉姆林家服务很长时间的保姆们，我想听一些客观的评价，好的坏的都行。汉姆林家的佣人常光顾您的店。您认识他们吗？"

"当然了，每个住在这里的人都会来这儿。我没有经常看见汉姆林先生和他的小老婆，但是我经常见到他的大老婆，她常来和我聊天。她是个好人。"

"是呀，我听说她前几年去世了，这一定令很多人大吃一惊。"

"是呀，这太可悲了。汉姆林太太对我很好，总会问起我孩子的情况。她给的小费并不多，但她总会给我点儿什么。可以看得出来，她不太适应有钱人的生活，她很在意东西的价格。有些人在这里记账，我发誓只要衣服洗得好，他们是不会介意花 5 美元洗一件衬衫的。但是汉姆林太太不是这样想的。"

"她有谈到过她的家庭吗？"

"是的，她有个孩子叫劳拉，我也有个叫劳拉的孩子，但是比她的孩子大，有时我们会聊一聊劳拉们的故事，十分有趣。可以看得出来，她很爱她的孩子们。"

"那她丈夫呢？她有提到过汉姆林先生吗？"

格拉迪斯脸上露出了奇怪的表情："她们刚结婚的时候她总在谈论他，他们还一起来过几次，看起来很幸福的样子。后来她几乎没有跟汉姆林先生一起来过了。有时我会问起汉姆林先生，比如他觉得衬衣洗得是否满意之类的，但她总会岔开话题。开始的时候我觉得他们不像刚结婚时候关系那么好了，但这也不足为奇。哎，我见过的能够忠贞不渝的人不多，不过我相信忠贞的人还是更多些。"

这句评论引起了德让赛的重视："是呀，婚姻有时候真的很复杂。"

"可以这么说。我丈夫抛弃我之前总是对我很刻薄，还打过我几次，所以我很同情汉姆林太太。"

"她的日子很难过，是吗？"德让赛尽量让自己的声音听起来不那么兴奋。

"可以这么说。我看见过她的身上有一些淤青，不过可能是汉姆林太太自己摔的。我一直没在意这件事情，直到有一个下午汉姆林先生急匆匆地到这儿，他怒气冲冲地抱怨他的衬衣没有像他要求的那样用衣架送回去，而是用箱子装着送回了家。我先让他平静下来，然后查了当时订单的记录。我花了好长时间才找到那张单子，而汉姆林先生则一直怒气冲冲地在屋里走来走去。我真不理解他为什么为这么点儿小事生这么大的气。还好，我最终找到了那张纸条，感谢上帝，是汉姆林太太叫我们像往常一样用箱子送回家的。我给他看了记录，他更生气了，居然骂她是个肥胖的婊子。"

"谁是肥胖的婊子？"

"他的老婆！我记得很清楚，因为汉姆林太太是个骨瘦如柴的人，我很好奇为什么汉姆林先生那样说她，尤其是在我面前。"

"确实很奇怪。"

突然间格拉迪斯好像意识到了她在跟谁说话："我不该告诉你这些的。我说过的这些话不会出现在你的报道里吧？"

"不用担心，这些只是一些深层次的背景问题。我只是想知道这个家庭是什么样的。这些事情对我的帮助很大。"

"因为我跟他们不是很熟，所以我也不知道他们之间到底怎么样。你不应该只听我说的话，是吧？"

格拉迪斯让德让赛对休有了一定的了解，而且让她明白了弗兰纳根告诉菲利浦的事都是真的。德让赛又与在这里的商人聊了一下，但格拉迪斯的信息是最棒的。德让赛不想让太多人知道她在进行调查，否则休有可能会听到风声的。

德让赛听说汉姆林家对不娴熟的佣人更换得很快。接下来她给为休提供佣人的公司打了电话，说她是为汉姆林先生工作的。那个机构确认他们的客户中有人叫汉姆林时，德让赛以汉姆林先生有个国内税务审查为理由要了一份近5年在汉姆林先生家工作的人的名单。那个公司立即将信息传真给了德让赛。

德让赛找出了莫伊拉去世之前的在汉姆林家工作短于 6 个月的佣人，因为这些人不会对汉姆林特别忠心。德让赛小心翼翼地给这些人打了电话，依然借用为杂志撰写报道的理由，让她们相信她只对一些背景感兴趣。四个人中有三个操着浓重西班牙口音的人很快挂了电话，只有一个叫伊莎贝尔·卡费兹的葡萄牙人没有立即挂电话。德让赛提议跟她见面聊一聊。

"好吧，我没有太多的时间，不过今天我休息，你可以现在过来。"

德让赛立刻同意了，马上取消了她下午所有的预约，开着车去了费城西部伊莎贝尔的家。伊莎贝尔的一排小屋子看起来还挺好的，但她邻居们的房子看起来很破。她的房子刚粉刷过，白色的围墙配着红色的门窗框，木质的走廊刚刚修葺过。房子里面干净整洁，不太配套的家具用塑料布遮盖着。伊莎贝尔并没有要求看德让赛的记者证，而是带着害羞的微笑把德让赛迎进屋里并递上一杯热咖啡。

她们坐在客厅边喝饮料边聊天，德让赛生怕把咖啡滴在刚打过蜡的地板上。她们开始了简短的对话。德让赛知道伊莎贝尔是家中唯一的孩子，在她很小的时候她的母亲就去世了，后来她和她父亲移民到了美国，加入了她们在费城的大家庭。她们很穷，靠着父亲零散的工作刚能勉强度日。

伊莎贝尔学习成绩很好，但到她刚能工作的时候她就辍学为那家给汉姆林家提供佣人的公司工作了。

德让赛慢慢将话题引入正题。

"你在汉姆林家工作了多久？"

"我工作了6个月，后来汉姆林先生告诉我他不想让我留在那里了。"

"为什么？出了什么事吗？"

"我觉得我做得很好。我特别喜欢汉姆林太太，我早上给她送早餐的时候总会跟她聊一小会儿，可能这就是让汉姆林先生生气的原因，因为他总会找理由打断我们。他太野蛮了。"

"你和他吵过架吗？"

"没有，但是正如我父亲说的那样，我的喜怒哀乐都写在脸上，我想他能看出来我不太喜欢他，所以他毫无理由地把我炒鱿鱼了。"

德让赛简直太幸运了，遇到一个健谈的被解雇了的佣人。一些信息可能带有偏见，但是德让赛觉得伊莎贝尔还比较可靠，因为她说的跟德让赛从其他地方得到的消息一样。最好的是，她似乎在莫伊拉生前陪她度过了一段有意义的日子，那个时候莫伊拉也许也在寻找跟自己同病相怜的人。

伊莎贝尔继续说："他经常在我们面前冲她嚷嚷，说她又胖又讨厌，他甚至叫她猪，但她吃的并不多，还很瘦弱。"

格拉迪斯也说过同样的话。"他很在意她的身材吗？"

"是的，他还常用这个讽刺她。他会买很多营养学方面的杂志给她看，他说她不懂营养，从商店里买的吃的很容易发胖。有一次汉姆林先生问她为什么不能买一些像葡萄汁一样的可以减肥的东西。汉姆林先生总这样议论她的身材，实在是太过分了。我想她一定很难过。"

"她有反驳过吗？"

"我实在是太佩服她的忍耐力了。汉姆林先生比她胖得多而且也不去保持体形。其实我觉得汉姆林先生才是猪呢。她真应该反驳回去，而不是默默容忍。"

"汉姆林先生有抛弃她吗？"

"是的，他经常开车出去但是不说他去哪儿。"

"你知道他去哪儿吗？"

"我觉得他有外遇了，但不是每个人都这么想。"

"你的意思是有人知道所有的事情？"

"当然了！"伊莎贝尔是对的，她的脸上充满了怀疑，她很疑惑这么明显的事情德让赛怎么都不知道："每个人都能看出来他们之间有问题，我们只是在汉姆林先生是否出去鬼混这件事情上有分歧。我敢肯定他一定是在外面鬼混。"

"你怎么知道的？"

"第二天早上他回来时的表情就说明了一切。我洗衣服的时候也能闻到他的衣服上有香水味。"

"你有跟汉姆林先生说过这些吗？"德让赛知道她问得太直接了，毕竟这些事情跟休的生意没有半点关系。但是伊莎贝尔好像很高兴能有机会表达她的愤恨。德让赛希望她能继续说下去。

"你疯了吗？他脾气那么差，我可不敢说，我才不去惹他呢。我只是讨厌他那么对待汉姆林太太。"

"他打过莫伊拉吗？"

"我从没见过他打她，但是他们经常吵架，我能听到他们高声的叫嚷。有时候汉姆林太太身上会有淤青，但是她没有摔倒过。所以我觉得他一定打她了。"

"你为什么会被解雇呢？"

"一天汉姆林先生晚上很早就回来了，我和汉姆林太太正在厨房里。汉姆林太太正哭着跟我诉苦，说汉姆林先生觉得她太胖了，一点儿也不迷人。我说她一点儿也不胖，不知道汉姆林先生怎么会这么说。这时汉姆林先生走了进来，他们大吵了一架，像疯了一样冲对方大喊大叫。"

"之后他把我叫到他的书房，告诉我我不受欢迎，赶快收拾东西滚出去。我试着道歉，因为我不想在工作考勤中留下不好的记录，但他说他受够了我的干涉，是该结束的时候了。他的脸涨得通红，我知道多说无益，就离开了。"

"你还在那家公司工作吗？"

"是的，公司开始对这件事情也很恼火，后来他们说汉姆林家很复杂，我听说还有其他的一些姑娘也因为不同的原因被解雇了，所以他们安排我到了另一户人家。现在我服务的家庭很好。"

"伊莎贝尔，你知不知道在你离开不久汉姆林太太就去世了？"

"什么？这太可怕了！没人告诉过我。那些孩子多么爱他们的母亲。发生了什么事？"

"她好像是心律失常昏倒了，后来因病情太重就死了。前不久汉姆林先生再婚了。"

"是跟那个医药公司的女的吗？"

"你是说邦妮·罗曼努？"

"是的，她总在汉姆林先生身边和他住的地方出现。我猜假如没有汉姆林太太，她一定会得到汉姆林先生的。"

"你说她是不是就是汉姆林先生不回家时去见的那个人？"

伊莎贝尔显然觉得这个问题提得不太恰当。

"我也不知道，但是她身上的香水味跟汉姆林先生衣服上的味道很像。"

德让赛又假装问了些关于休生意方面的问题，她并不是真的关心这方面的事，只是想让她编的借口看起来真实一些。德让赛在出门之前表达了对伊莎贝尔的感谢，再次保证了她提供的信息一定会保密的。伊莎贝尔的表情告诉德让赛她已经猜到了杂志的事情是假的，但她并不介意。

"我对汉姆林太太的去世表示遗憾，她是个多么好的人呀，但她的丈夫却不像她一样。善恶终有报。"

跟伊莎贝尔的会面让德让赛认定汉姆林夫妇的生活很不幸福。最重要的是她知道了邦妮·罗曼努是莫伊拉生前的一个关键人物。现在是时候了解一下这个有趣的女人以及她和汉姆林夫妇的关系了。

德让赛需要知道的只是医药行业的一些基本信息，不需要费太大的劲儿。她决定找他父亲公司的高级助理阿尔·肯沃西帮忙，看他是否愿意花几个小时时间弄到一些关于邦妮的信息。

阿尔是个令人讨厌的人，梳着平头，戴一副平角眼镜，巧的是他十分迷恋德让赛。他约过德让赛几次，但都被德让赛礼貌地拒绝了。德让赛知道阿尔一定会不惜一切代价来换跟她约会的机会，这代价就是调查邦妮的背景，阿尔立刻同意了。他一完成德让赛交给他的任务就马上给德让赛打了电话。

阿尔只花了一天时间就搞定了。德让赛告诉他在富兰克林公园路的一家咖啡馆见面。那天天气很好，很适合在路边的小桌坐下喝咖啡。德让赛穿着很随意，一件毛衣配着一条短裙，但阿尔为了讨老板的女儿欢心，穿了一件运动衣并配了一条领带。

"呃，德让赛，很高兴你能打电话给我。我最近都没见你，你怎么样？有跟其他人约会吗？"

德让赛平静地回答："没有，我最近工作太忙了。我觉得我们应该找机会坐坐，正好遇到了邦妮的事情。这下就可以一举两得了，你懂的。"

德让赛觉得任何人都不会幼稚到上这种当，不过阿尔除外。"你知道我随时都愿意为你效劳。其实有关邦妮的大部分信息都是公共信息，不过为了你我进一步调查了一下，等会你就知道了。"

"好吧，我们可以先把这件事情解决了，这样吃饭的时候我们就能聊点儿其他的了。"

"我同意，德让赛。"阿尔拿出他的小本，把它铺在桌上。"好的，我们开始吧。邦妮大学毕业的时候获得了生物专业方面的学位，之后她申请了医学院，但是不知道什么原因，她没能如愿以偿。她学了药理学，但是毕业的时候没有拿到博士学位，之后她就申请去一家医药公司工作。麦瑞考公司雇佣了她做初级销售。"

"就是她现在的公司，对吗？"

"是的。但是刚开始的时候她并不好过。做一名医药代表太难了，需要向医生卑躬屈膝，只为了他们能多用点儿她的药，很显然邦妮讨厌这份工作。但是邦妮像鲨鱼一样，她疯狂地工作，除此之外她还掌握了一些操纵男医生的方法，比如露露腿，请他们去吃吃自助餐聊聊最新研制的抗生素。她说那是让医生使用新药必然要付出的代价。"

"她讨厌医生吗？"

"当然。她觉得医生没文化，所以即使她的药又贵又没有优势，她也能轻而易举地让医生用她的药。"

德让赛很认真地听阿尔说话，保持着与他的眼神交流。阿尔努力让自己集中注意力。

"邦妮的座右铭就是'诱惑与销量并存'。"看到德让赛因为他的这句评论咯咯地笑，阿尔很高兴。"无论怎样，邦妮很快升为了大区经理，最终成为了公司的副总裁，负责所有新药的临床推广。"

"真是年轻有为。"

"确实是，所有新药在正式市场推广之前都要通过邦妮。她做了许多正确的决策，最终成为了公司地位最高的副总裁，并且只需要向总裁简·克劳德·雷米尔汇报工作。克劳德只对社交以及与政客们交流感兴趣，所以公司的重担就都压在了邦妮肩上。邦妮漂亮，有能力，所以经常作为女性成功的楷模出现在各种商业杂志的封面。其中的一条评论称她是'新一代美国女商人的模范'，难以置信吧。"

他们吃的上来之后，阿尔又说了些关于邦妮的不太重要的一些现状，之后就开始说他自己了："我觉得我应该开始独当一面了，我将来准备开一家属于自己的公司。"

阿尔不停地用他在公司的一些成就讨好德让赛。这是这次午餐最难熬的时光。德让赛的父亲告诉过她阿尔是个好员工，但是却不是最好的。德让赛在接下来的半小时里想了无数条在本世纪之前的几十年里拒绝跟阿尔一起吃饭的理由。

德让赛坚持她买单，最终他们 AA 制了。阿尔提供的信息还算有用，但德让赛需要更进一步的信息。菲利浦曾为麦瑞考公司做过咨询工作，所以德让赛把接下来的工作交给了他。菲利浦从他的通讯录里找了几个麦瑞考公司和他关系好的人，希望可以得到一些内部消息。打了几个电话之后，他锁定了奈尔·艾瑟曼。他给德让赛的办公室打电话把这个提议告诉她。

"对，我觉得奈尔很合适。他曾经是 GMH 的医生，后来凭借他的医学知识改行做了药品行业。很多人都因为压力太大而这么做了，他们想简单地生活，即使刚开始的工资不高，他们不想每天都因为急诊的电话提心吊胆，也不想因为医疗纠纷而惴惴不安。"

"我懂得为什么有的人在压力下选择逃避。"

"我也是，但是大多数人发现药品行业并没有比医疗行业好多少，甚至压力更大。他们不知道他们必须遵守生产流程，需要及时将资金准备到位用于新药的生产。大的医药公司是跨国的，他们不得不经常出差，结果陪家人的时间更少了。"

"这太残酷了。"

"是的。好多人为了得到一份环境好的工作从一家公司跳槽到另一家公司，奈尔就是这样的。他在麦瑞考公司邦妮的部门待了 5 年，后来去了纽约的一家小公司工作。我为奈尔的几个项目做过顾问。传言奈尔离开麦瑞考是因为跟邦妮吵了一架。这个不愉快的经历可能能让他为我们提供一些信息。"

"他似乎是最佳人选。你可以给他打电话约个时间见一下。"

菲利浦同意了："好的，他一定会帮我的。"

菲利浦给奈尔打电话的时候，奈尔很高兴能听见老朋友的声音。

"我一直想给你打电话，就是不知道该说些什么。你的经历太惨了。"

"奈尔，你不会懂的。"菲利浦的声音几乎听不到。

"我明白，关于医疗纠纷和 FDA 的事情，我们都听说了。我们都很想念你，你怎么样了？"

"我有个很小的机会可以翻身。我不能说得太过详细，但是莫伊拉·汉姆林的案子比想象的要复杂。我请了一个私人律师，叫德让赛·迪弗，她需要关于邦妮的一些信息。邦妮在莫伊拉去世之前跟汉姆林家关系密切，她已经跟莫伊拉的丈夫结婚了。你能和德让赛见个面吃个饭吗？她人很好，并且你说的话都会保密的。"

"我还没想好，菲利浦。邦妮很厉害，药物行业很混乱。假如她知道了，我会吃不了兜着走的。她已经恨我入骨了。"

"奈尔，如果我不是走投无路，我是不会找你的。"

菲利浦进一步劝奈尔说："奈尔，我曾经帮了你好多次，我只是要求你能回报一下我。"

奈尔觉得菲利浦说得对。好几次奈尔试验的结果很难解读，是菲利浦帮他准备的结果，这样奈尔才按时将结果呈递给公司和 FDA，使药品通过了审查。

"好吧，但是必须保密呀，"他轻声说，"我不想在我家附近见面，让你的私人律师来纽约吧，这样就不会遇到任何麦瑞考的人了。"

"没问题，告诉我时间和地点，我让德让赛去见你。"

奈尔选择了一家很小的日本餐厅，在林荫大道 45 号街。那家餐厅的门很难找，只有个很小的招牌，但是里面很宽敞，只简单装修了一下。这家店不是为了招揽旅行者而开的，而更像是为当地一些想吃到正宗日本菜的人准备的。

奈尔叫德让赛在某个工作日的中午 11 点在那里见他，他知道这个时候这个餐厅没有什么人。他见到德让赛后因发现对方是个如此有魅力的人而感到惊喜，而德让赛觉得奈尔充满了学术气息。他穿了一件花呢夹克，一条棉里绒的裤子，配了一件圆领的蓝色衬衣和条纹领带，立马让人想起了跟科学相关的东西。奈尔点了茶和寿司，他们很快就谈到了要点。

"你想知道关于邦妮·罗曼努的什么事情？"

德让赛可以感觉到奈尔试图主导这次会面，她选择了不做任何记录或录音，她希望他能放松一些，而她会在乘火车回去的时候再做笔记。

"我们已经知道了她的社会角色，现在我们想知道的是一些关于她私生活方面的东西。"

"我没办法告诉你太多的东西，邦妮和我并不是太亲密的伙伴，我也没有在她的部门工作过，所以没有和她直接合作过。罗丝·魏克曼是邦妮的私人秘书，并且很八卦。邦妮的第一次婚姻引起了单位所有人的关注。"

"我没听说过太多关于邦妮前夫的事情。"

"他叫约翰·罗曼努，当他还在 GMH 当住院医师的时候就认识了邦妮。菲利浦可能已经不记得这个人了，他只在那里待了 1 年，然后去了宾夕法尼亚医院的妇产科。他长得很帅，但是有个庞大的家庭。约翰结束培训后他们就正式恋爱了，当时邦妮还是个新来的医药代表。"

"我听说她很开放。"

"可能吧，不过邦妮确实追了约翰很久。事实上这就是约翰离开GMH 的原因。有一天晚上一个女清洁工发现本应该在病房照看病人的约翰却和邦妮在值班室里，医院警告了约翰，但是收效不大。他们依然胡来，比如在空着的病房等等。邦妮也许是喜欢他，也许喜欢他的钱，也许都喜欢。"

"邦妮就没有受处分吗？"

"没有，她通过一些方法掩饰过去了，不要问我是什么方法。总之，他们后来结婚了。婚礼因为婚前协议推延了两次。罗丝发现约翰听了家里的建议，坚持要求万一他和邦妮离婚了，邦妮只能得到100万美元，其他的财产都不能碰。邦妮对此很生气，但是约翰的父亲和叔叔都是商人，他们不同意约翰妥协。传言说他们跟黑社会有一定的联系，不过可能只是个谣言。"

"他们的婚姻幸福吗？"

"那取决于你问的是谁，邦妮总表现得很幸福，无论他们去哪儿，邦妮总是面带微笑地挽着约翰。罗丝听到很多传闻，大部分是因为钱的问题。邦妮花钱大手大脚，而且很喜欢高调生活，但约翰一点儿也不喜欢。他缩减了邦妮的一部分信用卡，这差点儿把邦妮气疯了。"

"他们的婚姻很短暂，是吗？"

"是的，就只有1年多一点儿，后来约翰忽然死了，真是太难以置信了。"

"他有什么病吗？"

"据邦妮说约翰只是有点儿过敏，但是已经通过抗组胺药物得到了控制。在约翰去世后，我们听说他的几个堂姐妹几年前也在年轻的时候死了，其中一个是在水池底下发现的。但是他的父亲和弟弟都很健康，没有任何心脏疾病。"

"那他为什么会去世呢？"

"很明显，他患了严重的伤风感冒并开始咳嗽。邦妮告诉罗丝那是肺炎，并给他拿了抗生素和利尿剂。他在家休息了几天，但在他去世的前一天他给单位打了电话说他第二天会去上班。那天晚上他在看邮电员电视剧，而邦妮去睡觉了。第二天早晨邦妮发现约翰在椅子上死了。"

"尸检有什么结果吗？"

"他的心脏和大脑都没有问题，也没发现什么过敏的物质和其他物质，只是有一些酒精、抗过敏药和抗生素。"

"邦妮有什么反应呢？"

"如果你从天天跟你吵架的人那里继承了几百万美元和一套房子，你说你会有什么反应呢？邦妮只在葬礼上哭了一下，她看起来精神很好。我为了表现对邦妮的尊重去了墓地，约翰的家人一直都在骂她。"

"为什么呢？"

"因为婚前协议对约翰去世这种情况没有约束力，因此约翰的家人一直怀疑邦妮和约翰的死有关系，但是没有证据表明她有什么不正当的行为。我知道约翰家进行了一些调查，但没什么结果。约翰葬礼结束后，约翰的家人和邦妮就没什么关系了。由于没有孩子，约翰的家人就当成邦妮也死了。他们对于邦妮得到了约翰遗产的这件事很生气。"

"邦妮有请假吗？"

"请了大概一两个星期假，之后她就精神焕发地回来了。她没有时间收拾约翰的东西，她把在布因马尔和五月岬海边的房子都重新装修了一遍。那时她和汉姆林夫妇经常在一起，听说她们相处得很融洽。"

"关于邦妮还有什么要告诉我的吗？"

"没有了，我离开麦瑞考后就没怎么见过她，罗丝几年后也辞职了，所以我就没有信息来源了。我知道邦妮是个社交高手，她和她的现任丈夫资助了很多慈善机构，但是他们的脸上总挂着虚伪的笑。"

吃完饭后奈尔和德让赛走出了45号街，一阵北风贯穿了曼哈顿。宾夕法尼亚车站离这里还有15个街区，因此德让赛叫了辆出租车送她去车站坐火车回费城，奈尔则向相反的方向走了。

他们分开时奈尔又跟德让赛确认了一次谈话的保密性。德让赛再次保证了这些信息将会保密。奈尔说出了最后的一个想法。

"你知道吗，打死我也不相信邦妮是个做事情很莽撞的人。她总会以她的利益为中心委婉地做一些事情，她很聪明，并且能掌控一切。她有一套控制局面的方法，把其他人都当成棋子，我还没见过有谁能打败她。我希望有一天能有人打败她。"

当德让赛坐着出租车穿过曼哈顿拥挤的大街，看着窗外的行人时，她也跟奈尔有了相同的看法。

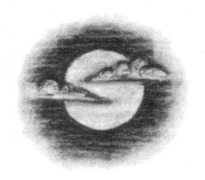

第十六章

接下来的几天，德让赛梳理了一下已有的信息。莫伊拉的死可能与休有关，但休究竟做了些什么才导致莫伊拉死亡的整个过程不得而知。德让赛约菲利浦一起吃午饭，希望他能解答那些医学上的疑惑。菲利浦早就盼望着能与德让赛多接触，相约到杰克餐厅共进午餐实在是天赐良机。

杰克餐厅是麦纳云克相当有名的餐馆。麦纳云克位于河流沿岸，20世纪前半叶，是费城的工业区，因而环境污染严重。在旧城改造过程中，麦纳云克获得了新生。70年代，家具及装修业等新兴产业在此安家，随后商家纷纷落户，餐饮业也在此蓬勃发展。依山傍水而建的砖房经过彻底的翻修卖给了来此淘金的新一代企业家。

麦纳云克也是美国最早举办自行车比赛的地区，每年夏天，来自世界各地的赛车手在这里陡峭的山路上比赛以获得丰厚的奖金。那个周末，麦纳云克可谓世界体育的焦点。

驱车前往杰克餐厅的路上，菲利浦幻想着，既然麦纳云克这样破败的地方都可以复兴，像自己这样落魄的医生重新振作又有何难？

菲利浦提前到了餐馆。费城春天风大，从停车场一路走来，菲利浦觉得有点冷，他要了一杯热咖啡，捧在手里取暖。透过面前的玻璃窗，菲利浦可以看到美兰社区上的街景，当德让赛的身影闪现时，菲利浦的心跳急剧加快。德让赛清楚自己有足够的魅力。

菲利浦和德让赛选择了餐馆靠角落的位置坐下。德让赛要了杯绿茶，此时菲利浦却点了冰茶。菲利浦曾向德让赛保证不再喝酒，并重新开始运动。看到菲利浦脸色好转，德让赛十分欣喜。

"你收拾得挺精神啊！"对于德让赛的表扬菲利浦脸涨得通红。菲利浦不知道只有非常正式的场合才需要打领带。

他们迅速进入谈话的主题。"我们相当幸运，几个热心人给了我不少帮助。"他们证实了弗兰纳根和奥哈拉所说的事。莫伊拉死前与休的关系并不好，休必定在外面鬼混过。"德让赛猜测着。

"与罗曼努？"

"猜得好，他们的一个女佣，伊莎贝尔，曾相当肯定地说邦妮身上的香水味与休早上回来时身上的味道一样。邦妮就像三个火枪手中的幕后主使一样，我猜莫伊拉可能早有察觉。我不确定的是，既然她早已知道邦妮就是那个第三者，也肯定知道休在外面跟谁鬼混。"

"要真是那样，休和邦妮最有可能想除掉莫伊拉。怎样才能把这两个人和莫伊拉的死联系起来呢？"

"不知道。但你能再给我详细讲讲莫伊拉的心脏情况吗？"

"很简单。莫伊拉有先天心脏传导性疾病。心脏的电活动由钠离子内流引起，钾离子流出细胞膜后心脏才恢复再次被兴奋的能力。莫伊拉的钾通道存在问题，心肌细胞重获兴奋的能力不一致。当下一兴奋传来，各个心肌细胞杂乱无章的反应将干扰心室的节律，最终导致心脏骤停，猝死发生。"

"好像是挺常见的病因吧？"

"这得看情况。严重的 QT 间期延长会导致婴幼儿自发死亡，虽然少见，但确实是婴儿猝死综合征的病因之一。像莫伊拉这样比较轻微的 QT 间期延长问题，倒是挺常见的，极少有年轻人因此死亡。"

"你怎么知道莫伊拉的病不重？"

"从心电图就可以看出。严重的病例 QT 间期非常长，钾通道完全不正常，轻型病例 QT 间期只是轻度延长，莫伊拉就是这样。"

菲利浦努力向德让赛通俗地解释。但越说越让德让赛怀疑确有可能如休所说，菲利浦没有能将莫伊拉的病解释清楚。现在，德让赛有更多的疑问了。

"如果天生有此疾病，他们怎么能活到青年或成年后才出现心律失常？"

"我的实验室正在研究这个问题。可能是在心脏成长、变大的过程中，钾通道发生了改变，导致了心律失常。具体是什么我们也不太清楚。心脏的节律在出生后任何时间都可能出岔子。很多人都是到了五六十岁才开始发病。"

"你怀疑莫伊拉的死因？"

"莫伊拉的 QT 间期只有很少的延长，也没听说她家里有不明原因猝死的年轻人。亲属中有猝死的病人才意味着可能有严重的基因异常改变。"

"陪审团指责你没有让莫伊拉进行基因检测，你为什么不那样做？"

"我想莫伊拉应该在儿童医院为孩子做检查时就已经做过了，我之所以没有那样做就是因为清楚儿童医院将会检测包括母亲在内的全部血样标本。只有知道家族发病情况，基因检查结果才能预测某人的患病情况。况且那对我的治疗方案没多大影响。而拿到结果需要相当长的时间，并且还不一定准确。"

"你知道这个病在莫伊拉家族中的遗传方式吗？"

"我猜就像有部分孩子有长 QT 间期，但基因检测并不能明确特定的能引起疾病的基因变异，莫伊拉的钾通道异常可能是自发突变所致，家族中其他成员却没有这种不幸的突变。"

"好。莫伊拉存在钾通道异常并且表现出了症状，她因心悸来找你看病时你认为她没有猝死风险。以你的学识和为你辩护的专家都认为莫伊拉的病情不重，那你能想到休和邦妮可以通过什么方法让莫伊拉心脏骤停或是更容易发生猝死吗？"

"相当多的东西可以让长 QT 病人发生心律失常，像肾上腺素激增、药物、电解质紊乱等等。我们试图弄清这些因素是否会导致像莫伊拉一样的轻度 QT 间期延长的病人发生致死性心律失常。一切都是假设，还没被证实。实验很难开展，哪有人愿意做试验品，冒着猝死的危险验证哪些药物可能导致心律失常？"

"你的基础研究终有一天能开展临床试验的。"

"我们确实不知道心脏为什么变得这么容易发生心律失常。最终产生灾难性后果。"

"请问您和您的太太需要点什么？"此时，服务员打断了他们的谈话。

菲利浦的脸一下子红了，然而德让赛并没有急着纠正服务员。

他们都要了这家餐馆的特色菜柯布沙拉。

直到服务员离开，德让赛才又开始说话。"休对莫伊拉的饮食及体重的态度让莫伊拉很难受，这在莫伊拉与医生的每次谈话记录中都会出现。"

菲利浦点了点头，"休知道莫伊拉有饮食性疾病，大概是贪食症（即不能遏止地进食，然后为了控制体重而自行呕吐）。在莫伊拉最开始找我看病时，她就对我说过，大学期间她曾有体重超标的问题。"

"我了解到，一些人说休对莫伊拉的体重有很苛刻的要求。"

"有饮食障碍的人会有扭曲的体态，当别人尤其是配偶说他们胖时，他们会再度陷入原有的饮食方式。"

"我知道大学里有很多女孩子有饮食障碍，但大都随年龄增长自然消失了。"

"有些人到了二三十岁饮食障碍才会好转，但体型问题还在。她们很容易再次陷入大吃大喝后再用泻药的饮食恶习。"

"体重问题会不会和莫伊拉的死有关？"德让赛问菲利浦。

"极特殊的情况下，像液体蛋白饮食，饮食所引起的代谢问题会导致心律失常。但没有任何证据显示莫伊拉接触了能导致心律失常发生的东西。很难说她的心律失常是饮食方式导致的。电解质紊乱可能是个辅助因素，但不是根源所在。"

德让赛难免有点失望，她十分希望饮食问题可以解释莫伊拉的死，但现在也只能无奈地问菲利浦："我们还需要继续挖掘莫伊拉的死因？"

"恐怕是这样的。如果休和邦妮合谋除掉莫伊拉，掩盖杀人方法是个艰苦的工作。比如造成莫伊拉极度紧张害怕或者很生气都有可能使她发病晕倒。但休说莫伊拉发病时正在静静地给孩子喂奶。"

"你不是告诉我说那天早上屋里有很响的音乐吗?"

"是的,急救人员说911的电话中有喧闹的电台广播声。我想知道广播警报是不是还在。我确实回去仔细检查过莫伊拉在急救室中的血样。我们十分担心药物会导致心脏骤停,所以彻底检查了莫伊拉所用过的药物,只有我开给她的抗组胺药奥芬酊。"

"那药对于长QT的病人安全吗?"

"当然没问题。自从发现老一代抗组胺药,比如德尔卡尼,有延长QT间期的作用后,FDA为求万全,每种新药,尤其是大范围使用的抗组胺药、抗生素都要经过严格的检测,上市的药物不可以存在延长QT间期的问题。奥芬酊相当安全,安全性评价时没一点问题。"

"显然我们需要更努力地去寻找他们杀人的方法。"德让赛总结说,"好消息是他们杀人的动机比较明确了。"

"那边最新的消息是什么?"

"我好说歹说,才通过贝提斯·查尔卓斯看到了休和莫伊拉的婚前协议。我与贝提斯·查尔卓斯是法律学校的老朋友,她在处理汉姆林家族事务的公司上班。协议没法复印,现在他们公司为防止机密信息泄露而跟踪记录文件复印情况。但是她告诉了我一些有趣的细节,那份协议与约翰和邦妮的恰巧相反。你记得吗,休家里人觉得一旦休与莫伊拉离婚,根据协议要分给莫伊拉大笔财产。在休与莫伊拉这件事上,休当时确实慷慨过度了,这也是许多热恋中男人的通病。"

菲利浦尴尬地笑了笑,德让赛发现了他的尴尬。德让赛想知道菲利浦是否想起了他们的一夜情,恰巧被她猜中了。"实际上,休同意无论何种原因导致的离婚，他都要将一半的财产分给莫伊拉。休也同意不与莫伊拉争夺子女的监护权。"

"好家伙！"菲利浦惊叹道，"他果真交出了牧场？"

"你算是说对了。我朋友说文件中确有处理此案律师的证明，如此昏聩的协议显而易见是符合休的行事风格的。万一离婚，他也不想拖泥带水。文件中还能看到休的爸爸对此非常震惊，他努力想让休改变主意，但休没有听。"

"天哪！一旦休爱上谁，他会爱到底的。"

德让赛点点头。"这是多少女人羡慕的。"她想知道菲利浦是否发现这句话中的讽刺意味。

"那就是说，如果莫伊拉想要结束他们的关系，就算她和别人去鬼混或者看腻了休，她也能把票子、房子和孩子带走？"

"是的，都可以带走。"德让赛应道。

"除掉她的理由相当充足了。"

"我让贝提斯秘密查了他们的人寿保险。休移走了莫伊拉名下相当大的一座庄园。那是在他们刚结婚时买的，面积有几英亩。他应该不是为了庄园杀死莫伊拉的，就算他没有邦妮的钱，他自己也有相当于那地产十倍以上的资产，那点钱对他来说简直太小意思了。"

当他们的菜端上来时，菲利浦又想起了另一个问题："说到邦妮，她怎么在这时候插进来了？"

"天知道！显然她想独占休。你知道，她前夫死得就够蹊跷的。约翰看起来很健康，怎么就一睡不起了？我一定得和约翰家人谈谈这事。如果莫伊拉的死是谋杀，凶手一定是休。但指使休的人绝对是邦妮，她那工作正适合她这样的害人精。"

"她不是有个制药厂?"

"是啊,我咋都不信她不会利用她的专业知识去干坏事。菲利浦你得回去做点事。"

"什么事?"

"查查莫伊拉死前吃过哪些药?你有没有忘记给她开过什么药或是别的大夫给她开过什么药。我去和约翰的家人谈话时,会留一份他的病历,看看那能不能对莫伊拉的死提供点线索。"

"你说得对,我们确实得仔细查查。"菲利浦回答道。

德让赛点了点头,"没错,我们才刚开始。现在已知的只有一个诡计多端的荡妇,一个脑满肠肥的奸夫,一个死去的女人,一个被认定为自然死亡的男人。这对于一起谋杀案来说线索太少了,对吧,大侦探?"

菲利浦默默地点了点头。他明白德让赛的意思,而他沮丧的表情紧接着激起了德让赛煽动性的言论。

"你难道不恨休·汉姆林?"德让赛接着说,"我能理解你。他竟然起诉了你,本来那根本不关你的事,但他却毁了你。你十分生气,想要报复他,大家都可以理解,但你不能太固执。你不能主观臆断,要像做实验一样保持客观的态度。你迫切地想知道结果,但要先放下先前的成见。如果你放纵了自己的成见,这事定会失败。那样的话,你不仅不能洗清自己,反而我们都有被告上法庭的危险,被冠上捏造事实的罪名,而休和邦妮可能取得更大的胜利。你明白吗?"

"我清楚。"

"你要牢记这些事,菲利浦。除了为咱们提供情报的人,这件事决不能被其他人知道,甚至那些情报人,咱们也得提防着点,别让他们出卖了咱们。不要向任何人提起这件事，还有，除了我交代你办的，千万别多干，我可不想你转行当侦探。"

菲利浦知道德让赛是对的，他这时候正需要被骂醒。

"你看，现在局势对我们十分有利。"德让赛继续说道，"我们应该从长计议。应该让休和邦妮自己露出狐狸尾巴。目前我没想清楚该怎么做，但他们显然以为自己可以逍遥法外了。像他们这样掉以轻心，迟早要露馅的。"

"嗯，"菲利浦承认道，"明天开始我会做我该做的事。"

菲利浦看了看表，兴奋地说："现在才两点多，我们休息一下吧！咱们一起逛逛街，去 Cineplex 看个电影，再到绿巷街上吃中国菜？"

德让赛摇摇头。"菲利浦，我想咱俩都清楚。公是公，私是私。我可不想再公私不分了。"

"是是是。我只是想和我喜欢的人在一起罢了。"

德让赛犹豫了一下，显然在权衡去与不去，她担心情感会使自己丧失理智。"答应我三个条件我就去。"

"说吧。"

"第一，我决定看什么电影；第二，不再谈公事；第三，晚饭后咱们各走各的。"

"作为一个绅士，我怎么能不接受呢？"

于是，他们离开了杰克餐厅，愉快地走在美兰大街上。下午有点冷，但春天的微风沁着融融暖意。最初，菲利浦还是三句话不离莫伊拉的死，但后来，他和德让赛的谈话越来越融洽，越来越深入。他们都很惊讶，尽管家庭、专业等背景截然不同，他们却有那么多共同语言。菲利浦一直被妻子、孩子疏远，现在德让赛的善解人意让他相当慰藉。

"你现在常去看孩子们吗？"

"是的。但我怎么能带他们回我那小破屋呢，他们又怎么受得了我整天往外跑。他们也会想一起玩儿的小伙伴的。"

"为什么不把他们带去我那儿玩玩？我很喜欢孩子，也喜欢跟他们一起吃个饭，看个电影，玩个游戏。"

菲利浦十分惊喜得到德让赛的援助，他现在担心的是孩子们对于德让赛的反应，但他更想和孩子们好好聚聚。"实在太好了，你这情我绝对会领。"

德让赛挑了亚当·山德勒的喜剧，看这电影不费脑子，可以暂时脱离现实世界。直到晚餐前，德让赛和菲利浦一边享受着爆米花，一边大笑了好几个小时。晚上的中国菜德让赛执意要由她付钱。

饭后，菲利浦随着德让赛到了她的车前，他庆幸没送德让赛回家。各开各的车让菲利浦信守了晚饭后与德让赛分道扬镳的诺言。他知道他们还没到亲密无间的份上，但这一下午确实让他们对彼此的态度有了相当大的转变。

他们互道晚安，商量了下次谈公事的时间。当菲利浦想要吻德让赛时，德让赛没有躲开这深深的一吻。开车门时，德让赛低声向菲利浦道了晚安。菲利浦被惊得哑口无言，呆呆地站在路上，看着德让赛的车驶走。事情越变越微妙了。

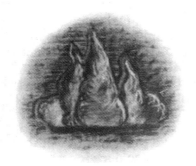

第十七章

　　菲利浦对于长 QT 综合征有着相当深厚的理论知识和多年的实践经验。他坐在那张餐桌前，面对着一摞文献和莫伊拉的病历，一页一页仔细地翻看，想找到可能导致莫伊拉恶性心律失常发作的线索。菲利浦发现莫伊拉在急救室时血钾、血镁都非常低。目前看来，莫伊拉的电解质紊乱好像是她的疾病所致，但如果她饭后常规服用泻药，金属离子会减少，继而导致心肌细胞膜不稳定性显著增高。

　　菲利浦推理，如果是休一再地恶语刺激让莫伊拉再度陷入饮食障碍，那休一定是按邦妮的指示行事的。邦妮清楚，低金属离子只会加剧莫伊拉的心律失常，不会影响她的日常生活。

　　剩下的就是药的问题了。邦妮的公司名叫迈瑞考，制造商品名为安普尔的奥芬酊，那是一种无镇静作用的长效抗组胺药。安普尔是非处方药，在治疗过敏性鼻炎的药物中占据了超过一半的市场份额。病人经常要求医生给他们开这种药，医生因其与其他抗组胺药相差不大，为少费口舌，对患者的要求也逆来顺受。自从安普尔的前身德尔卡尼被禁用后，安普尔取得了更辉煌的市场业绩。

季节性的过敏令人头疼。人们都不喜欢喷嚏、咳嗽、流泪不止的感觉。和其他公司一样，上世纪六七十年代，迈瑞考推出了许多种抗组胺药，其中就包括德尔卡尼。这药的历史有点复杂。

那时，FDA审查德尔卡尼的相关部门负责人名叫瑞德·朗曼斯基，FDA的人都叫他瑞德，没人记得他的全名。瑞德是药品监管界的传奇。他穿着随意，开辆破车，烟酒成性，不管和企业执行总裁还是和参议员一起开会，所有人都迁就着他古怪的脾气。瑞德退休前在FDA负责药品审理长达30年之久。他在任期间，几种存在心脏安全性问题的药物被重新审核，其中包括德尔卡尼。瑞德现已退休，目前从事顾问工作。也许瑞德可以告诉菲利浦一些和德尔卡尼有关的事，有必要给瑞德打个电话。

"你好，菲利浦！真高兴有你的信儿。我听说你遇到些麻烦。"瑞德住在华盛顿，但退休后未再进过FDA的门，"我受够了患者权益保护那伙人。他们把所有人都当坏人，除非你有足够的证据证明给他们看。"

"我懂，看来你退休后过得不错。"

"是，也不是。我虽然没了决定权，但为药厂做相同的事而赚的可比在FDA时多多了。"

瑞德曾在美国医药领域有相当大的权利，负责审查药物对心脏的副作用。现在他成了想要通过审核的药厂的顾问。

"我相信你不会怀念那份工作的压力的。"

"事实上，那工作还是比较有意思的。我最初到FDA的时候，只要药厂能证明药物有效，即使存在安全性问题那药也可上市。等到我退休时，一切都变了。现在药厂首先需要证明他们的药对任何人无害，尤其是那些救命的药。这是最基本的。"

"太好了，我就是为这个给你打电话的。我想知道你对德尔卡尼的心脏安全性有什么看法？你们有没有发现它有致心律失常的可能？"

"确实另有隐情。你怎么想起了解德尔卡尼的？那都是过去的事了。"

菲利浦必须得想出个说得过去的理由。"我现在正在为内科年鉴写一篇关于心脏用药安全的综述，其中有一部分是关于抗组胺药的，我想求证一下，看看我写得对不对。"

这答案没引起瑞德的怀疑。"我记得迈瑞考公司想让德尔卡尼成为非处方药。他们像催命似的，麻烦就从那开始了。"

"那药不是早就被当处方药用了很久了？"

"是的。那时市场对抗组胺药的需求量还可以，但不是那么惊人。老一代的抗组胺药有镇静作用，除非过敏得厉害，实在受不了的那些人才会吃药。药厂清楚没有镇静作用的抗组胺药价值连城。药剂师要花几年的心血构建候选化合物。很多化合物在动物试验阶段就失败了，还有一部分在人身上根本不起作用。最终德尔卡尼脱颖而出。"

"我想迈瑞考最初只提供了药物有效的数据 FDA 就让德尔卡尼通过了审核，是吧？"

"当时只要证明与安慰剂相比药物能减轻流涕、缓解荨麻疹就可以了。他们就做了这么多。德尔卡尼很顺利地通过了审批。"

"许多医生也附和药厂为推销新药造势，让人们相信老一代抗组胺药的镇静作用曾引起了相当多的车祸和工伤，这简直是胡说八道。"

"为什么?"

"他们又没有证据,竟被允许在广告中大放厥词。德尔卡尼比老一代抗组胺药(如苯海拉明)贵不少,但大家还是愿意用它,因为它既能解决鼻塞流涕症状,又没有头沉的感觉,因此产品卖疯了,药厂更是赚暴了。德尔卡尼上市第二年,销售额就过了亿,眼见着4年内就能赚到5亿元。"

"接下来呢?"

"我猜你得说药厂太贪得无厌了。在临床试验中,德尔卡尼几乎没有副作用。事实上,就连安慰剂都会表现出副作用。于是迈瑞考决定让德尔卡尼成为非处方药。"

"就在那时迈瑞考公司碰壁了,对吧?"

"迈瑞考最初把这个提案递交给了过敏药物审查小组,他们的结论相当正面,但该药要成为非处方药仍有风险。幸运的是那个部门仍保持了惯有的严谨细致的传统,他们把德尔卡尼上市以来医生、药师、公众上报的严重不良反应查了个遍。"

"我估计不良反应报告系统可能也有问题?"

"尽管如此,可那仍然是发现已通过 FDA 审核的药物安全隐患的好途径。有些问题极为罕见,只能在大规模临床试验后才会显现出来。上市前只进行了几百人的临床试验,人数还是太少。"

"但很多医生发现药物不良事件后懒得上报。"

"是的,所以药物所致并发症是被低估的。这并无大碍,管过敏药物的那伙人查德尔卡尼的报告时看到了相当多的死亡病例。那些人几乎全部是用药过量或同时吃了抗真菌药,比如酮康唑后才死的。"

菲利浦知道这两种药物的相互作用，"他们怀疑是酮康唑影响了药物的代谢？"

"是，抗过敏药物小组回顾了德尔卡尼最初的药理研究，他们确信参与德尔卡尼代谢的肝药酶受到了酮康唑的抑制。两种药物配合会极大地提高德尔卡尼的血药浓度，达到致死剂量。绝大多数死亡病例都是猝死，他们怀疑高浓度的德尔卡尼会导致心律失常。"

"你的意思是心律失常是突发的？"

"是的。抗过敏药审查小组给迈瑞考公司写了一封信，希望他们在德尔卡尼申请作为非处方药应用前能解释这一问题。"

"迈瑞考公司怎么办的？"

"他们没怎么当回事。他们觉得 FDA 是危言耸听。他们最终可以证明那些死亡病例与服用德尔卡尼只是巧合，面对可能上亿元的损失，他们的态度实在令人惊讶。他们在内部拖着，放慢了脚步。公司里有个女人，我记不清她叫什么了，那时是个负责人。她一点同情心都没有，可恶极了。"

"有没有可能是邦妮·罗曼努？"

"听起来挺耳熟。抗过敏药审查组的人都知道她指示暂缓德尔卡尼成为非处方药的申请，让事情先降降温。他们希望船到桥头自然直，希望 FDA 会放过这件事。德尔卡尼成为非处方药的申请可能没什么希望了，但至少还可以作为处方药应用。"

"但没有他们想的那么简单，对吧？"

"是的，如果不是詹森·万伯莱，整件事也许就被压下了。"

菲利浦认识詹森·万伯莱，他们曾经共事过。詹森是弗吉尼亚大学的医学博士，专攻药物的心电效应，经常与 FDA 合作。德尔卡尼这个案子恰巧落在他手中。万伯莱将他从其他机构的同事那里收集来的病例整理后将结果发表在《新英格兰医学杂志》上，证明高浓度的德尔卡尼会导致 QT 间期延长。他就此得出结论，德尔卡尼可诱发室性心律失常，导致健康人猝死。

瑞德接着详细描述道："那篇文章发表时 FDA 正在审查德尔卡尼的相关数据。那文章可是个重磅炸弹。德尔卡尼是迈瑞考卖得最好的药，它关系到整个公司的利益。"

"公司陷入惶恐了？"

"可以这样说。公司决定聘请专家咨询组处理这个问题，为公司出谋划策。我们最终得到了那次专家会议的备忘录。我猜他们以为我们对德尔卡尼会有好印象。"

"会上，厂方告诉专家他们知道德尔卡尼的心脏副作用，与 FDA 和万伯莱所得数据相差无几。最终大多数观点认为德尔卡尼可致人猝死，致病机制是引起 QT 间期延长和相应的室性心律失常。好消息是专家们相信德尔卡尼本身安全性很好，只有过量时或与酮康唑等抑制其代谢的药物联合应用时才致人死亡。"

"现在药厂要采取措施控制损失了？"

"当然了。他们首先做的是努力使这种药物不退出市场。就在这时我开始介入这件事。我告诉他们必须在产品上明确标出药物过量时的严重不良反应，让大夫们保持高度警惕。各方面都赞成这一决策，这一消息也以信件形式通知了每一个从业医师。"

"我也收到了那封信。"

"不幸的是医生们从不看警告信，或者即便看了也很快就忘了。

事实上，在接下来几个月里我们一直在监测药物的不良反应，用药后猝死的报告就没断过。我们彻查了医保记录，那封"致医生的信"发出后德尔卡尼和酮康唑合用的情况竟有增无减。"

"药厂什么反应？"

"与先前截然不同。他们知道药物存在安全隐患。德尔卡尼的死期不远了。更糟糕的是那时候其他药厂打出比老一代抗组胺药更安全的药物的旗号，重新夺回了市场。"

"迈瑞考公司一定抓狂了。"

"倒是没有。他们应该做了最坏的打算。自打有报告德尔卡尼的安全性问题时，公司领导就召集了药物合成化学家，让他们开始在德尔卡尼的类似物中寻找无镇静作用且比德尔卡尼更安全的抗组胺药。"

"药物研制团队的主帅有个简单但天才的想法。如果德尔卡尼经肝脏代谢转变成相似的物质，那么代谢产物可能有抗组胺的效果，并且没有心脏毒性。德尔卡尼经肝脏代谢后主要转变成奥芬酊。奥芬酊早就被合成出来了，而且与德尔卡尼一起申请了专利。迈瑞考公司惊喜地发现奥芬酊和德尔卡尼有相同的药效，但即使很高的血药浓度也没有延长 QT 间期的作用，对其他心脏参数也没影响。"

菲利浦认真地听着。"药厂转向了新的目标？"

"奥芬酊申请临床试验时将全面的心脏安全性评价放在了显要位置。药厂准备在德尔卡尼退出市场之际推出新药。"

"FDA 抗过敏药审查小组因曾经批准德尔卡尼上市而颜面尽失，他们想赶紧让这事过去。于是他们加速了奥芬酊的审批。历经 6 个月严密审查，奥芬酊成功获得上市许可。"

"我记得在新闻招待会上，迈瑞考公司发布了他们的新药，同时宣布撤销生产德尔卡尼。"

"药厂竟将此事美化成他们将公众安全放在药物研发的首位。一派胡言，竟还敢在有线电视新闻网上推销！"

"瑞德，原来这么曲折。这对我的论文太有用了。"

"没问题，大部分信息在公开记录中都能找得到，我不算是泄密。"

最后，菲利浦和瑞德相互道别，相约保持联系。"我想再和你一起工作，菲利浦。"

"我也一样，瑞德。"

挂电话后，菲利浦陷入了深深地思索中。显然，邦妮使公司逃过一劫。她向媒体和公众宣布由更安全的安普尔代替德尔卡尼，并详细讲解了新药药效和安全性的全面测试结果，告知公众安普尔绝对安全且十分有效。

安普尔上市以来从未有过不良记录，即便用药过量，也没有死亡病例上报。邦妮力挽狂澜的出色表现使她赢得了同事和竞争对手的钦佩，在公司也得到了重用。

菲利浦给莫伊拉开的就是安普尔。菲利浦曾给许多过敏严重的长 QT 综合征患者开过这药，屡试不爽。尽管菲利浦习惯性地测量每位患者每次就诊时的 QT 间期长度，但从来没发现过什么异常。他拿出莫伊拉所有的心电图，莫伊拉服药前后心电图 QT 间期并不存在差异。

菲利浦坐在那里想了好几个小时，想要弄明白安普尔是如何导致莫伊拉的心律失常发作。他倚在沙发上，闭着眼，垂着头。刹那间，菲利浦突然想明白了，那简直犹如从天而降的一道霹雳，眼前豁然开朗。

他用几分钟整理了一下思绪，起身来到案桌前，潦草地记录下刚才的灵光一现，推敲着他的新理论。最初那好像十分荒唐，但几经考量，菲利浦意识到他不能放弃这新的推理。

菲利浦突然停下笔，面对墙壁思索了很久，试图想出证实那推理的办法。他冲向电话，此时他需要和德让赛谈谈了。

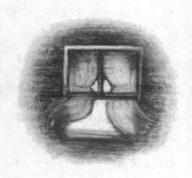

第十八章

德让赛坐在堆满文件的办公桌前仔细地听着菲利浦的推理。尽管觉得有点不着边际，但不能轻易否认。菲利浦想侵入格莱德温药店的电脑系统，查看莫伊拉和休的药方。"天啊，菲利浦，那样有点过分了，看病时你竟然没留下那些信息？"

"我的信息仅限于莫伊拉死前两到三周。我根本不知道除了我开的药，莫伊拉还吃了些什么。"

"其他医生的记录呢？你已经从诉讼中得到了她绝大部分医疗记录，对吧？"

"我仔细找了，一点医生的用药记录也没有。我想他们并没印全资料，或是律师忽略了这些东西。有些诊所的记录并不健全。记录多是手写版的，很难辨认。被起诉时，我并没有将资料锁好保管，那些太旧的东西医生一般不留。那些资料也许放在什么地方，也许已经销毁了。即便我有这些资料也没用。医生只知道处方上有什么药，却不知道病人吃了什么药。"

"菲利浦你说的那些是要触犯联邦法律的。每个人，即便是死人，医疗信息也牵扯到保密问题。医疗服务机构，甚至是药厂，都是倍加注意保护病人信息的。我可没能耐侵入那些系统，即便我能，我也不会冒那么大风险。"

"如果那不是关键所在，我怎么会问你呢？没有别的办法了？"

"我知道你现在的窘境，可一旦你被抓，我就会被取消律师资格，我们都会被起诉的。加上你最近的记录，到时没人会同情咱们的。"

在菲利浦的沉默中，德让赛感到菲利浦心意已决，坚持要有所行动。

"再让我想想。我得听听我爸爸的意见。晚上到我家去吧，8点钟，带个比萨，我弄点啤酒，咱们商量一下。"

菲利浦相当满意这个答复。

放下电话，德让赛权衡了许久。她需要听听父亲的建议。

狄克·迪弗高中毕业后参军了，在越南战场上还负过伤。回国后，伤一复原就参加了反战运动，那时他只有18岁。在进行全国游说的过程中，他通过打各种零工维持生计。

他痛恨政府，所以他用退伍军人津贴来支付学费。他俏皮地回答别人他之所以选择读坦普尔大学，是因为校园周边的贫民窟让他想起一片狼藉的越南战场，海军陆战队的训练在日常生活中迟早也派得上用场。

狄克在大学里相当出色，但确实很少学习。他更喜欢学生会那些事，是个积极分子。他以优异的成绩通过LSAT考试进入了宾州法学院，但一个月后因感到厌恶就退学了。理由是"我不能在陈旧迂腐却无法保护当事人权益的体制下工作"。

他在法兰克福地区一家三明治连锁店找了份工作，制作宾州大肉饼。这项工作唯一令他满意的地方就是可以和客人们激烈地讨论国际大事。

一天下午，狄克与一位当私家侦探的老主顾激烈地讨论最近市法院受理的一起强奸案。争论的焦点在于被告找车期间收集证据的方式是否合法。与往常一样，狄克的观点鲜明。

"那些蠢猪没资格打开后备箱。我才不在乎是不是搜查得到血染的衣服呢。逮捕、定罪、判刑都基于非法调查，那是大错特错。"

私家侦探有不同的观点。"法庭认定搜查汽车理由充分，因为肇事者可能有药物成瘾。虽然没找到违禁药物，但却发现了更重要的东西：受害者该死的内衣。你还想要什么？"

由于争论时间太长，狄克被解雇了。店主早就受够了他那张好斗的嘴。

私家侦探有些自责，在店外等着狄克。"我只是玩玩，实在抱歉害你丢了工作。"

"没关系，那工作对我没什么吸引力。"

"我也许可以补偿你。我的事务所有个空缺，收入不算高，但我保证比这里挣得多，工作时间应该更合理。"

"都干些什么？"

"勤杂工。收发邮件，递个信什么的。不难，你需要了解公司的运营模式。相信你会喜欢的。"

狄克对于新工作上手很快。没过几年，他就拿到了律师资格证，接手了自己的案子，在郊区开了自己的事务所。几年后原事务所经理过世后，狄克收购了它。现在他过着优越的生活，工作得非常愉快。他时常向人提起从宾州法学院退学救了他。

在调查对麻醉了的女患者动手动脚的医生时，狄克遇到了自己梦寐以求的女子。詹妮是那个医生的一位患者，是她最早告发了那位医生的非法行为。

狄克对詹妮一见钟情。简短的求爱过程和小型婚礼之后，詹妮在他们的蜜月期间怀孕了。就在德让赛出生几个月后，詹妮体重骤减，查出了乳腺癌。

狄克从未从詹妮离世的痛苦中走出来。他把全部精力倾注到女儿身上，德让赛出落得和她妈妈一模一样。

她是狄克唯一牵挂的人。父女俩相依为命，德让赛甚至在大学毕业后在父亲的律师事务所工作了一段时间。不过，她很快对这项工作放弃幻想，反而转行去学习法律。

德让赛和狄克定期会在费城市中心吃饭会面。因此当德让赛打电话约下午吃饭时，狄克十分高兴。

"我们在瑞兹卡尔顿见面吧，穿过市政大厅就到了。我正在办一个倒霉的案子，现在可以挤出点时间见见我的宝贝女儿了。"

他们在海绵状的大厅见面了，他穿着合体的西装，戴着明亮的橙色丝绸领带，迈着轻快的步子经过门童，浓密的胡须配上厚厚的灰棕色头发显得十分帅气。他热情地拥抱她、吻她，然后拥着她走向大堂餐厅。

德让赛希望父亲给她讲讲这个案子。要了饮料后，狄克说起他对被告人的印象。"这个笨蛋在现场被抓，应该磕了药。让我气恼的是他假装他的同伴在扭打他。"

德让赛知道她父亲永远也无法与那个体制妥协。对他总是绘声绘色的讲话风格，常常顾左右而言他的表情，她一点儿也不奇怪。

"爸爸，为什么你食言，不告诉我这个人被抓时正在干什么？"

"我的公司被雇佣来监视一家建筑公司的资深合伙人。公司其他管理人员怀疑他侵吞了公司账户的钱款，他们希望我能够查出他为何需要这笔现金。"

"果然，我的人发现他中午常常光顾瑞藤大厦广场的一所公寓，就是从我们办公室这条街往前走即到。不见得是廉租房。不过，我们发现他曾经和一位年轻的女子在广场散步，但绝对不是他妻子。那个女人衣着华丽性感。他们的关系不言自明。"

"所以我打电话给他的合伙人，让他看了几张数码相片，透露少许信息。我也查阅了他的'辉煌金融业绩'。他的一时放纵付出了沉重代价。他们很生气，但并不想对他提起刑事指控，因为他们的对这个老朋友心存怜悯。不过他们对他提起了民事诉讼来追回被他贪污的钱，并且希望他永远离开这家公司。"

"听之有理。"

"当然，但你知道这个家伙干了什么吗？这个笨蛋负隅顽抗！所以你的老爹，不得不在一个好日子去法庭，因为他们想知道这个笨蛋到底能交代多少。"

"啊，这真令人沮丧，但你们这样做也并非毫无意义。"

"是的，这个蠢货最终将支付我佣金的。"

她父亲安静下来后，德让赛转到正题。"爸爸，该轮到我了。我想听听您对这件事的意见。"

"乐意效劳。我会得到报酬还是免费？"他开玩笑道。

德让赛笑了。"不，爸爸，我希望你给我个常规价。"

他们一边吃沙拉，德让赛一边详细介绍了菲利浦的处境。这时主菜上来了，狄克理解了这个问题。

"你帮不了他，德让赛。有关医疗隐私的法律是十分严格的，他们在法庭上睚眦必争。你很可能在某个时间被取消律师资格，其实你所能做的只是给这个可怜的灵魂一些安慰和建议罢了。"

德让赛双眼低垂，点点头。这正是她意料到的。

"不过为什么我觉得你没有把全部事情告诉我？你还有什么没有告诉我？"狄克问道。当她不再凝视他时，眼神依旧明亮。"哎，该死的，德让赛，你是不是喜欢上这个家伙了？"

德让赛脸色绯红。

狄克的拳头猛砸在桌子上。"该死的，你应该清楚，他是你的诉讼委托人，上帝啊，这样你将失去理智，你也将失去一切。"

不管她是否回应，或者不断调整坐姿，德让赛似乎总是盯着一小盘精致的比目鱼，上面点缀着些许香菜叶。当他看着她白瓷般的脸庞像极了她妈妈时，狄克偷偷笑了。

这凄美的时刻转瞬即逝，当德让赛说话时，她的嗓音变得柔和，几乎像喃喃自语。

"我无话可说。他并不英俊，当他身处高位时，他十分愚蠢，自以为是。但他现在已经大不相同，温柔而且更加体贴。他想找到这例病人的发病原因，而我是他唯一的希望。我该怎么做？"

狄克可以体会到她内心的痛苦。老实讲，他在遇到詹妮时也碰到过相似的问题。"如果你不能从这个案子中撤出，我想我别无选择，只能帮你了。"

"怎么帮我？"

"我可以找到一些秘密的计算机黑客。其中有些人特别贪心也很疯狂。因为他们所作所为大多非法，因此都是秘密交易。你必须知道，他们提供给我们的大部分资料都不适于在法庭上应用，不过或许对你男朋友有帮助。"

狄克在笔记本上匆匆写了一个数字。"让菲利浦打这个电话找汤瑞斯德尔，告诉他们他需要哪些信息。让他记住，不管以后何时有人问起这件事，他都要说是在浴室墙壁上找到这个名字的，记住了吗？"

"明白！"

"我想知道他是否想要这个电话。他是一个好人，我也不想因此使我们受到牵连。要让你那男朋友知道此事风险巨大，如果被抓只有独自承担。你觉得他可靠吗？"

"看着我，孩子，当联邦调查局插手此事时，没有几个人能够撑得住。如果他不够爷们，我们都将处于险境。"

吃完饭，他们在布朗德街告别分手。德让赛在路上回味着刚才的谈话。她的父亲决心放弃理智来帮她，她唯一能做的是不要让他失望。

为了今晚的聚会，菲利浦在和平比萨店买了上好的比萨，突然他灵机一动，又添加了一支漂亮的花束。自从一年前他和德让赛春宵一度后，德让赛已经搬到罗斯蒙特，一个位于美兰社区中心的小区。她的房子是19世纪60年代所建，虽然年代久远但设施俱全，小阳台、内部的小庭院和壁炉一应俱全。

这所公寓被许多深色木头和家具装饰得温馨典雅。菲利浦在快到8点时赶到，他内心紧张，但穿着却很休闲：汗衫、牛仔裤再配上拖鞋，这恰与德让赛今晚所要讨论的话题相配。

德让赛见到鲜花既吃惊又高兴。"菲利浦，你不需要这样啊。"

"呵呵，我做得还很不够，你的房子装饰得真不错。"他看到德让赛燃起了几根昂贵的法国香味的蜡烛。

"来杯冰啤酒？"她问道，然后挂起他的外套。

"好极了。"

他们坐在沙发里聊天，直到噼啪作响的烛火几近燃尽。"我花了整个上午查看病人第一阶段的心电图资料和临床资料。我不得不告诉你所发生的事情。它会让你垮掉的。"

菲利浦完全沉浸在工作的愉悦之中，看到他这种状态，德让赛由衷地高兴。整个事情在向积极的方向发展。

"那项临床研究正在评估一个药物对勃起功能障碍的疗效。由于患有心脏病的老年人服用该药，可能出现不良反应，因此这项研究主要是观察药物的心脏毒性。医药公司已经发现该药物可能影响心脏电学稳定性、诱发心律失常的一些线索。通过评估试验中心患者的心电图，发生严重并发症的风险并不很高。但研究中，正常男性志愿者将服用大剂量药物，通过观察心电图和血压变化来排除该药对心脏的影响。这也是 FDA 希望知道的资料。"

"天啊，这种药品很危险吗？"德让赛问道。

"有可能发生危险，这也是为什么参加这一试验的患者住在特殊的单元，有更多的医护人员监护。"

"我打赌他们喜欢被关注。"

"你再说一遍。这种药物是用来在受到性刺激后，唤起受试者生殖器勃起的。所有的受试者均签署了知情同意书，明确风险和获益，所以他们知道将要发生什么。"

德让赛咯咯地笑起来，"我知道你将告诉我接下来发生了什么事情。"

"是的，这些受试者知道他们的责任不仅是针对心脏不良反应的试验对象，而且要观察该药治疗勃起障碍的疗效。在试验当中，护士与他们有一个游戏时间，追逐他们，通过睡衣触摸他们。"当菲利浦仍然沉浸在游戏的欢乐中时，德让赛忍俊不禁地说："他们简直在开一个大玩笑，这实在太荒唐了，这帮蠢材根本不知道受试者中有一半吃的其实是安慰剂。但无论如何，所有这些恶作剧不会收集病人的血液标本和心电图资料吧。"

听到德让赛一番取笑后，菲利浦很高兴，他继续说："我好像跑题了，你今天怎样？"

"你这是一语双关吧！"她回答道，"我和我父亲吃了午饭，然后去录了一个案子的口供，那件案子相当令人惋惜。一个非常年轻的女性因为胸痛被转运到急诊室，刚到那里 15 分钟就发生了心脏骤停。"

"啊？"

"他们赶紧找到一位心脏病医生赶往急诊室抢救，即使他竭尽所能，还是没能挽回她的性命，所以他被起诉了，我当时在为他辩护。"

"听起来简直是惊人的相似啊。"

"原告的律师不择手段地请了一个傀儡'专家'，他的鉴定结论是每一位参与到抢救中的医生都存在过失，当然，也包括我的那位医生。这家伙压根不是心脏病医生，所以，我无数次地提出反对，希望能取消他的鉴定专家资格。"

"我本来希望录口供两小时能结束，结果花了整整四个小时，原告律师一直在和他的专家窃窃私语，那个律师在陈述时还傻傻地笑着，因为他一直在拖延时间，我之所以告诉你这些，是因为我觉得咱们的整个法律体系都出问题了。"

"现在的法律对律师完全没有限制，他们和立法者是一丘之貉。"

"到最后，公众肯定会面对这样一个血淋淋的事实——当所有医生都转行后，他们到哪儿去看病？"

菲利浦很同意这种说法，此番对话给他温暖的感觉，"现在的医生本来就已经很缺乏了，甚至人们走遍大江南北都找不到一位全科医生或妇产科医生。你现在最好不要在周末碰破头，因为已经没有神经外科医生敢给你看急诊了。"

"毫无疑问，现在这种处理医疗过失的方法正在把医生都赶出医疗行业，而且相关的保险额度远远不够。"

"这真是一个问题，我在给格莱德温纪念医院招聘年轻医生的时候就感觉到了这个问题，无论我们提出多么丰厚的待遇，他们都不愿接受，除非他们有一些其他原因，比如说有家庭负担或者是想留在费城工作。"

他们把碟子放进厨房，又开了两瓶啤酒，德让赛想着晚上他们该聊些什么。

"菲利浦，我给了你很多建议，之后也和我父亲一起进行了回顾，我知道你迫切地需要这样的信息，但是你确信你已经没有其他办法而非要走这一步吗？这太冒险了。"

听到这里，菲利浦立刻有些愤怒，他的回答很锋利："德让赛，我已经绞尽脑汁了，但是我还是想不出任何其他的方法。我知道这有些冒险，但是我不能让我的生活就这样毁掉，我现在妻离子散，工作也丢了，名誉扫地，我必须要证明莫伊拉的死和我完全没有关系。我的直觉告诉我，她并非死于长 QT 间期综合征，我不能坐视不理，就这样让行凶者逍遥法外。"

德让赛对菲利浦的爆发并不感到惊讶，她十分渴望能缓解一下菲利浦的焦躁情绪，但是也希望他看清形势，"好吧，我懂，但是我不能加入，如果你执意这么做，那就只有靠你自己了。"

"那你为什么不告诉我我能够做什么？"菲利浦愤怒却疲软地说。

"我父亲建议你可以雇佣一个匿名的电脑黑客，他的客户经常这么做，但是这些黑客都很差劲，他们被抓住以后就会把你供出来。另外一方面，他们总是通过隐蔽的方式联系你，并且尽力隐藏身份，所以即使你被抓到也不会暴露他们。"

"我父亲给了我一份联系名单，但他不知道你要雇佣其中的哪一个，如果你不幸被抓到，你也不可能从我和我父亲这里得到任何信息，而且这意味着更严酷的制裁，如果被汉姆林知道，他也一定会折磨你的。"

菲利浦似乎并没有因为她的激烈言辞显露出什么不快。"德让赛，我已经破釜沉舟了。正如我说的，我的生活已经毁了，我也没什么可失去的了。如果我继续这么做，我保证让你和你父亲置身事外。"

德让赛看到菲利浦平静下来松了一口气，但她必须得告诉他应该做什么。"菲利浦，你可能哪天需要见见我父亲，但你现在最好不要见他。我唯一能做的只是给你一个手机号——从此以后就要靠你自己了，明白吗？"

"我知道，相信我。"

"他们希望你申请查阅药物记录。别太贪心，只要你特别需要的。"

"好的。我只需要知道药物名称、剂量、给药方法以及多久取一次药。"菲利浦停顿了一下，"还有，你记得你不是发现汉姆林一家经常在网上订餐吗？不知道黑客能不能帮我从格莱德温超市搞到这些信息？"

德让赛吃惊地笑了，"你究竟为什么要知道他们吃了什么？"

"我知道这听起来有点滑稽，但我真的想对他们的早餐果汁喝了什么之类的问题知道得更多。"

"好吧，我保证你的黑客也能搞定这个。没人会对超市购物单设定保密协议的。"

"我觉得在这一点上没必要再讨论了。我忽然对接下来的步骤有个完美的想法，你也不必知道太多的细节。"

"我同意。"

菲利浦慢慢地靠近德让赛。接下来的几个小时，他们在壁炉前相互依偎，听着爵士乐，随便聊了些其他的事。

"这是几个月以来我第一次这么放松，"菲利浦承认道，"在这里和你坐在一起看着燃烧的火焰，让我很放松。"

"我很高兴，非常、非常高兴！"

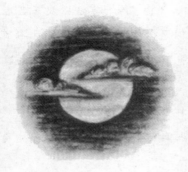

第十九章

菲利浦想这太奇怪了。他显然是在参与一个明显违法的行动，邀请一个恶迹斑斑的罪犯做同盟。德让赛是对的：他是在冒险。他将难以和相关人员，更不用说和执法人员解释他为何要做这些事。一切还仅仅是他的怀疑。他尚未能取得休和邦妮之间发生任何事情的丝毫证据，除了他们俩曾一时放纵外，而这在美兰社区却是见怪不怪的。菲利浦自己也曾出轨，与德让赛情投意合，休为什么就不行了？休看起来仅仅是游手好闲而已，根本不像一个工于心计杀害他孩子母亲的凶手。

这些想法在菲利浦的脑海中盘绕，他拿起手机拨通那个德让赛给他的电话号码。菲利浦甚至还未说出他是谁，电话那边已经挂断了。他奇怪地放下电话。之后电话响起，电话那头传来一个老年女性的声音："把那个号码删了，永远别再打了。今天下午2点到独立广场解放钟处见面。"然后，电话又断了。

菲利浦盯着手机足足几分钟。他不禁哑然失笑。他渐渐意识到他目睹了一个经典犯罪的开场。那些人正采取严密的保护措施避免电话号码被跟踪。他已经走进了一个非常危险的游戏，如果他按指示的那样前去会面，他将永久陷入其中。

在这个见证美利坚合众国诞生的神圣广场上，他的遭遇是多么可笑，贝琪·罗斯和本·富兰克林的故居也与此相距不远。绝大多数的费城人，包括菲利浦，几乎都没有参观过这一历史景点。但作为一个学校郊游的热点，他的孩子们来得更频繁些，南希和他仅是偶尔带着亲戚们来参观。

自从2001年"9·11"事件后独立广场的安保明显加强。携带中东护照的游客进入历史景点前需要安检。菲利浦常怀疑恐怖分子是否曾经密谋破坏独立广场。他们真的没必要如此，为了几乎不可能发生的事情，使得进入独立广场变得不方便和令人烦恼。

从宾夕法尼亚州州议会中搬来的解放钟，现在被称为独立钟，如今被放置在街道上一个安全而引人注意的亭子中。每天，排着长队的旅游者，多数是来自国外，耐心等待着瞻仰这一自由象征。但在你看到它之前，必须接受金属探测器和开包检查，这真是让人感到精疲力竭。

令人哭笑不得的是，唯一一次针对解放钟的蓄意攻击发生在"9·11"事件之前。一个精神病人带着一把榔头来到解放钟，在目瞪口呆身材走样的保安将他按倒在地上之前，他已经对解放钟造成一定破坏，好在之后都修补好了。他解释说他仅仅是想听听解放钟的钟声，这一好奇使他付出了自由的代价，并使得他的照片在当地报纸头版上停留了若干天。

菲利浦将车停在几个街区之外，下车走向第六大道加入等待参观的队伍。由于解放钟纪念馆在3点半关闭，等的时间不会太长。

在他前面是一个带着两个小孩的年轻母亲,她们说着西班牙语。

几分钟后,一个瘦小的穿着牛仔裤和圆领套头衫的年轻拉美男子,翻过护栏来到她们中间。他把两杯苏打饮料送给他的孩子们。"快点喝,"他告诉她们,"这里不让带饮料和食物进去。"

那个男子和菲利浦点点头,菲利浦正在寻找和他接头的人。从电话里的声音看来,他觉得是一个上了年纪的女人,但是队伍里不是年轻人就是男人。他等得越久越不安,和他见面的人如何能认出他来?

菲利浦心不在焉地随着队伍向前移动,排在他之前的一家子正聊得欢快。很快他们就将进入解放钟的参观区了。那个父亲将禁止带入的饮料从孩子手中拿走,这时杯子掉到地上,溅湿了菲利浦的裤脚。

幸运的是,菲利浦的卡其色裤子只是裤脚湿了一点,但是年轻的父亲却一个劲地给他道歉,并将他手里的纸巾递给菲利浦,让他擦干。菲利浦拍了拍裤脚将纸巾放入口袋中。那一家子离开后,菲利浦绕着解放钟转了几圈,直到关门。

菲利浦缓慢地离开展厅走回车旁,期待着有人走上前来。然而他见到的任何一个人都没有走近他。他既灰心又生气,他一定是被放鸽子了。他在掏出车钥匙时,发现一叠湿纸巾,正要扔到垃圾桶时,他注意到这纸巾里有一张写了字的红纸条,纸上用大写黑字写着"解放钟后面第四排长凳"。

菲利浦叹了口气,他的心跳加快,收起钥匙,快速跑向独立钟后方的公园,那里有许多长条凳子。那些凳子上通常坐着成群结队的游客,也有上班族在这里用午餐。然而在旅游淡季的周末下午,就像现在，这里只有些无家可归者和成群饥饿的鸽子。

那个年轻的父亲埋头看报纸，菲利浦怀疑那个妇女和孩子是否真的是他的家人。他无法想象将孩子们置于危险之中，但他绝不是一个有经验的罪犯。菲利浦挨着那个男子坐下。

"拿着报纸，挡住脸，朝前看，装着在看报纸。你可以叫我乔斯。告诉我你想要什么？"

菲利浦听出那个男子带有轻微的西班牙口音，尽管他的发音还是很准确的。

"几年前，格莱德温药店接待过一个叫莫伊拉·汉姆林的女顾客。我需要知道她到底吃了些什么药，所以需要她最近五年完整的用药记录。"

"你有她的社会保险号和生日吗？"

德让赛曾提醒过菲利浦，他可能被问及关于莫伊拉的个人信息。德让赛让他把相关的信息记牢。菲利浦给了乔斯要的信息，但他并没有记。

"好吧，既然你要的信息是电子化的并且存在中央服务器中，我们就没有问题。但是像这样的一些小药店都相当落后，你说格莱德温的一个药店能有先进的电脑系统吗？"

菲利浦听出乔斯在讽刺他。"老大，你还需要些什么？"乔斯再问道。

"如果你能看到药店的记录，那你能不能提供汉姆林购买其他东西的清单，像减肥药、蛋白质补充剂等，我对此尤其感兴趣。"

菲利浦看到乔斯脸上不屑的表情，"就是与买药同一个账户下的其他东西，对吗？"

"嗯，还有一样东西。我知道汉姆林夫妇在格莱德温的超市买杂货，并且是网上购买。我需要知道汉姆林夫妇最近两年都买了哪些果汁。"

乔斯几乎转过身盯着菲利浦，菲利浦料到他会有这样的反应。对于一个常常溜进金融公司账户的黑客，这种要求听起来多么荒唐。

"我没有开玩笑。我需要知道汉姆林夫妇是否换别的果汁喝了——如橘子汁，葡萄汁之类的。"

乔斯猛地转过身来。他咬着牙齿，低吼道："我告诉你，你别耍我。我们不是在做游戏，你知道吗？我给你做的都是他妈违法的。如果我被抓，我们都要进监狱，你最好给我放老实点！"

菲利浦紧张得手直打颤，手中的报纸也沙沙作响，他给自己打气并努力使声音听上去更肯定些。

"我知道这些风险。我也是在刀口上舔血。我出价高，而且事情也不难。我不是在和你开玩笑。这些资料很重要，你到底能不能拿到？"

乔斯慢慢地整理报纸。"好吧！三天后晚上七点半你再来到这里，在同一张长凳下面粘着个信封。你自己一个人来，确定四周无人时你再把它拿出来。不要和任何人说这个事。不然，你就玩完了。如果耍我，你将无处藏身，知道吗？"

"明白。"

"别忘了我的酬劳。两张大钞票，要现金，小面额。你把你要的从信封中拿出来，把钱放进去，并把它扔到第二排长凳右侧的垃圾箱中。"

"好，还有别的吗？"菲利浦被这个看上去想在他头上开一枪的家伙吓得够呛。

"没了，傻瓜，你千万别……"菲利浦看着乔斯。"千万别，"乔斯重复道："跟着我，否则我会把你的头拧下来！"

说着，乔斯离开了。菲利浦惊魂未定地坐在那里。他到底做了什么？他放下报纸，尽可能装着若无其事地走开。

在接下来的三天里，菲利浦不安地期待着再次参观独立钟。仍在同一个地方见面安全吗？德让赛向他保证，如果乔斯没脑子的话，早就进监狱了。另外，乔斯曾是她父亲的联络人，应该是没问题的。菲利浦希望乔斯所说的两张"大钞票"指的是 2000 元，这几乎是他全部的积蓄。

菲利浦给德让赛打电话，"你看，你又不是在买海洛因，"德让赛说，"那只是几张别人根本不会在意的纸张。"尽管德让赛也担心，但这时最好还是要给菲利浦鼓鼓劲。"另外，在工作日的晚上那里安静极了。自从去年强奸案后——至今还未抓到那个变态狂，女人，包括我，都怕到那里去。在那里，你只会碰到遛狗的和慢跑的，这些人通常是事不关己高高挂起。你可能会被打劫，那也比被逮起来好。你还是按照乔斯说的去做，一切都没问题的。

菲利浦不想被强奸或打劫，他去银行取钱也让他感到不自在。友好的银行经理助理坚持要和他单独谈谈。他甚至问他为什么想要零钞，菲利浦编了个理由终于让那个家伙闭嘴了。

收货的夜晚十分寒冷。持续的降雨使得地面到处都泥泞不堪，湿漉漉的街面上，老旧的路灯闪耀着昏黄的灯光。雾气使得这一切看上去都不真切。他的脚步声回响在空荡荡的公园里。

菲利浦找到长凳下面的信封，他等不及将钱放进信封中就急切地想知道纸上的内容，但他知道这样做太危险。乔斯无疑就在附近。他将那几页纸塞进兜里，把现金放入信封，四下看看周围是否有人注意到他，然后他站起来，走向垃圾桶，将信封丢了进去。

他若无其事地走开，努力让自己看上去很自然，其实他内心怕得要命，就怕从暗处跳出个人来袭击、逮捕或干脆杀了他。他努力克制自己想立即冲回去的想法，渐渐地他的思维开始清晰。在迷雾中他的车看上去像是艘船。他钻进车里，长长地松了口气。虽然他很想知道纸上到底写了什么，但他还是决定等到更安全的地方再打开那几页纸。

他回到家，脱下潮湿的外衣，换上舒适的内衣，取出信封中的清单放在饭桌上。他先检查杂货店清单，他惊喜地发现相关信息被整理得很清楚。和他到杂货店随便买点东西不同，汉姆林家的购物很有条理，买的几乎都是些常见的食物。由于菲利浦对果汁提出特别的要求，乔斯突出显示了这部分内容。菲利浦很难想象这是那个愤然的电脑黑客为他整理的材料。显然，乔斯干得很好。

从这些材料不难看出汉姆林夫妇爱喝橘子汁。每个星期他们都买大量的橘子汁。但奇怪的是，在莫伊拉死前6个月，他们每个星期都额外买了两加仑的西柚汁。这样算起来，每个人每天必须喝1/4加仑的西柚汁。

菲利浦看完购买清单，没有发现其他特殊的。看来，汉姆林夫妇购买了大量"美国不健康减肥食谱"中罗列的垃圾食物。莫伊拉真的关注自己的体重吗？还是休想给他妻子找麻烦？

药店的购买清单要简单些，但需要更多时间进行分析。清单没有整理过，没有显示这段时间都买过哪些药。

当菲利浦在检查这两年的清单时，菲利浦发现莫伊拉经常买减肥药，包括许多很贵但疗效不确切的治疗制剂。尽管菲利浦曾经明确地建议她不要购买任何非处方药物。埃弗卓和其他的减肥药能降低食欲，提高代谢，但也会使得心率更不稳定，尤其是像莫伊拉这样的患者。在莫伊拉死后，埃弗卓正是由于这个原因被禁止销售。莫伊拉不是傻瓜，但如何解释她的鲁莽行为。

处方药物记录正是菲利浦需要仔细研究的，但它们看上去没有什么异常。菲利浦取出莫伊拉的病例，将她买药的记录和临床病例进行对照。

在莫伊拉过敏加重的前几年，她长期服用苯纳卓尔（苯海拉明）。之后，她开始服用安普尔。在她怀孕前几个月，她一直服用这个药物。之后，她的产科医生可能告诉她停用一切药物，除非万不得已才用药。

菲利浦找到莫伊拉分娩后的首次就诊记录。那时她被过敏症状困扰，菲利浦也没有注意到重新服用安普尔可能带来的问题。之后两个月，莫伊拉规律地服用药物，再之后就不再有用药记录。直到莫伊拉死之前，汉姆林夫妇再没有到格莱德温的药店买过一片安普尔。

菲利浦推测可能的解释：是否是莫伊拉换药了？这个不太可能，没有其他的用药记录。是否是莫伊拉过敏症状改善了？几乎不可能，莫伊拉每次来看病都在抱怨打喷嚏、流鼻涕的症状。那是否莫伊拉从其他人那里得到了免费的药物？哪个医生能给一位患者如此多的免费药物？

在莫伊拉到达急诊室时，她的血中有高浓度的奥酚酊。她一定是从什么地方得到了安普尔。是不是邦妮给她的药？如果是，邦妮为何免费给她提供药物？

菲利浦一动不动地坐着。这些问题都需要更深入地调查，也将不可避免地使他不得不面对许多卑鄙而有能力的人。

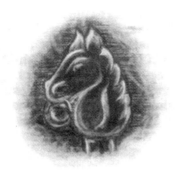

第二十章

　　菲利浦意识到他将不得不再次需要乔斯的帮助。当他第二天到德让赛公寓中告诉她时，她不免担心地说道："你没必要再去冒险，你也知道这些人多么令人讨厌。"

　　"这世界上我最不愿意的事情就是让我们之中的任何人受到伤害，但我别无选择。我需要你帮我联系乔斯，我被告知再不能打那个电话，我不想惹恼那些人。"

　　"菲利浦，你有些日子没有见过你的孩子们了，临床检验室是你仅有的工作，你这样跟休和邦妮耗着，我真的有点担心你。你确信你真的想继续调查这些人吗？

　　菲利浦从沙发上坐直面对着德让赛。"如果我告诉你，我认为是休和邦妮杀了莫伊拉，你能帮我理理思路吗？"

　　"那就听听吧。"

　　接下来的30分钟，菲利浦提出他的猜测、他的怀疑和他的证据。最后德让赛对菲利浦不再存疑，她承认菲利浦找到了问题的关键。

　　"你看，他们的计划简单却天衣无缝。他们让一切看起来很自然，而且每个人都有不在场的证据。"

"这会是谁的主意？"

"这个计划需要邦妮的专业知识和人脉。但这个分析还有些漏洞，乔斯能帮上忙，我们还需要更多关于约翰·罗曼努死亡的细节。"

一想到要和罗曼努家人谈话，德让赛就感到头疼，但只有她能去。

"好吧，我通过我父亲再次联系乔斯，接着去找罗曼努的家人，虽然这和我的初衷不一。如果所有矛头都指向邦妮和休，我们就去找证据。但如果我们的证据不足以证实我们的想法，你要保证不再纠缠这件事，好吗？"

"好的。"

德让赛料到她父亲对这件事肯定抱着否定的态度，因此她决定给他发个电子邮件而不是打电话。并且，在邮件中不显示姓名，这种事情被除了黑客以外的任何人知道都会惊得人一身冷汗。

德让赛能想象出她的父亲气得面红耳赤却不得不回这封信，但写信的口气却是相当委婉。

"他明白他再去找同一人的话，被抓到的几率会大大增加吗？如果他清楚地明白这一点，我就照他要求的办。"

德让赛看到信息后前思后想，是否是菲利浦对她的吸引力影响到了她的判断？他保证在这之后不再继续他幼稚的侦察。"你说吧"，她敲出信息，稍微犹豫了一下，点击了"发送"键。

第二天晚上，菲利浦在他的邮箱中看到一封无任何标记的信，安排他和乔斯下一次会面，这一次是星期六一早在费城南部的意大利市场。

和独立钟不同，在意大利市场当地人比游客多得多。原先主要是意大利人在此做生意，渐渐地更多人来到这里，现在市场上能提供你能想象到的各种食物。到了周末，这里成了步行街，成群结队的人从这家店逛到那家店，购买奶酪、午餐肉、橄榄油、咖啡和各种美味糖果。

这里也是菲利浦的父亲开始做水果生意的地方，菲利浦的童年就在这里度过。他喜爱这里的一切，各种景象、声音、味道、常来逛街的当地人和天真的游客各种讨价还价的叫声。事实上，菲利浦的父亲常常炫耀他讨价还价的技术。

早上八点，菲利浦根据邮箱里的指示到一个叫纳爱斯和克里斯提的小水果摊上买一个苹果，一个梳着辫子、矮小、满脸堆笑的意大利老太太递给菲利浦一个用薄棉纸包着的红彤彤的苹果。想到他第一次见面的经历，菲利浦一边离开水果摊，一边将包着的绵纸卷起来，塞进口袋。

当他离开水果摊一段距离后，他打开绵纸，其背面用粗体大写字母写着"现在，第八和第九巷子之间"。菲利浦立刻朝那个方向走去，紧张地四周看看。突然，他看到乔斯正斜靠在路边一家杂货店的门口，嘴上叼着一根雪茄。

"白鬼，你还想要什么？"

"我想要些东西，"菲利浦快速地说，不给乔斯讽刺他的机会。这次他鼓起勇气问乔斯。

"我们俩之间是不是有什么问题让你这么讨厌我，如果有什么你就直说吧？"

"这和你没有关系，我只是不喜欢你们这些骄傲自大的白人家伙。别担心，我这个小个子西班牙人有办法找到你想要的东西。"

"我需要你帮我从迈瑞考药厂找一种名叫德尔卡尼的药物资料。这种药由于会导致心脏问题，四年前被退出市场。我想知道公司如何处理剩下的药物，市面上是否还能弄到这种药。"

乔斯弄灭雪茄，叼起一根牙签，慢条斯理剔牙。他看上去似乎心不在焉，但他反应很快。

"从药厂弄消息是很困难的，我可以去试试看，但他们对这些被退市的产品严加保护，这次费用要增加50%，要3000元。"

菲利浦并不感到惊讶，他准备典当一些剩余的珠宝。

"我还需要你帮我查查他们的一个高级主管，邦妮·罗曼努，看看她在德尔卡尼这种药方面都负责些什么。"

"邦妮·罗曼努，怎么，你看上她啦？别担心，老大，你还要些别的吗？"

"不了，就这些。"

"好，规矩和上次一样，但我们这次在周二晚上76人队与凯尔特人队那场比赛上交易。这是你的票，一开门你就去，在座位下面会有一个信封。拿出信封，拿走你要的，把我的钱放进去，然后把信封放回座位下面。抱歉你不能接着看比赛，这是不是很好？你说我是不是该在76人队上下注？"

菲利浦尽力不去理睬乔斯的嘲讽。当乔斯把该交代的事情说完后，菲利浦立刻转身离开了市场。

当菲利浦在和乔斯会面时，德让赛就在几个街区之外。她将车停在百老汇大街，沿路找约翰·罗曼努家族的店面。她跟约翰的父亲和叔叔有个预约，这是个让她心惊肉跳的会面。

和往常一样，德让赛做了些功课。她浏览了她父亲办公室里过去几十年的报纸，以及一摞摞档案。其中包括他公司和警方调查罗曼努家族的各种犯罪行为证据。这些都来自那些了解或为罗曼努家族工作的人，但都是匿名的。

罗曼努家族拥有当地的连锁电器店。约翰的父亲——詹卡洛·罗曼努，1940年从西西里岛移民来投靠他的兄弟维森特。罗曼努家族通过发放意大利裔优惠卡，使得几乎费城的每个意大利家庭都从他们那里购买电器。

令人吃惊的是，即使是出现了薄利多销的超市后，罗曼努仍旧牢牢地占据市场的主导地位，高品质的商店吸引越来越多的意大利家庭前来。当地的政客认为罗曼努帝国是南部费城版图上不可或缺的一部分。

詹卡洛·罗曼努到达美国时，他有两个目标：成为一个成功的商人和组建一个大家庭。维森特比他大5岁，是个独身主义者，但却积极地为他的小弟弟寻找合适的妻子。

詹卡洛愿意成为一个"美国人"。但他的核心价值却是西西里岛人，要按照意大利人的传统找一个老婆。尽管他并不英俊，而且比较黑。维森特希望在家里人的参与下安排合适的对象相亲。

在这些聚会上詹卡洛遇到的女人有着许多相似之处。她们都是西西里岛人，教育水平不高，顺从又有礼貌，和父母一起生活，帮助操持家务和带大弟弟妹妹。

第一次见面通常在女孩的家中，通常是在周日中午共进午餐。女人准备午餐，而男人们抽着烟，喝着红酒，谈论着生意、宗教、体育和政治。上了年纪的女人则在一旁指挥确保一切都有条不紊。

吃完甜点，通常是奶酪卷，男人们开始在客厅抽雪茄喝意大利咖啡。前来相亲的男子和女孩穿上外套到华盛顿公园漫步。他们被允许独自外出以便更好地相互了解，但要兼顾礼节，家中的女性长辈通常跟在其后。在这次见面后，男孩的父亲或兄长会和女孩的父亲商量是否进一步发展关系。

詹卡洛惊讶地发现和他见面的女孩都十分优雅得体。他以往认为美国意大利裔女孩不及意大利家乡的吸引人，他很高兴他的想法是错误的。"维森特，"他说，"这些女人都很漂亮！每个周日我都见到比之前更可爱的女孩。"

"是的，我的弟弟，看起来要决定追求谁似乎很困难。大家也很喜欢你，但是你要抓紧时间了。"

"事实上，"他叹气道，"她们都很漂亮，但没有人打动我。"

"看在上帝的份上，我希望你早点找到让你动心的。我喜欢美食，但这种周日的美味佳肴盛宴似乎多了点，我不得不再去买些新衣服。"

就在这之后一周，詹卡洛终于遇到那个令他动心的美女艾达丽娜·西卡阮泽。她是米切尔和麦尔卓·西卡阮泽夫妇的第四个孩子，老西卡阮泽一结婚就移民到美国，并在南费城开设了第一家冰糕店。

在20世纪初，冰淇淋还很稀罕。米切尔的生意是从他们南费城房子的一扇窗户开始的。很快他们就拥有了三家店和两个流动马车。他是"幽默绅士"的原型，坐在马车的后面摇着铃，让人人都知道他来了。

麦尔卓操持家务。在14年里，她生了11个孩子，有2个夭折了。剩下7个女孩和2个男孩都在教会学校上学，直到他们能帮助做家务和照看生意。

艾达丽娜无疑是家中的美女。即使是穿着破旧的衣服不化妆，她乌黑的头发也有着丝绸般的光泽，还有贵族般高耸的颧骨。当艾达丽娜结婚时，他的父亲信誓旦旦地说，这是一个男人梦寐以求的事情。

维森特认得米切尔，他既是电器店的会员，也是冰糕店老板。当他问米切尔他兄弟和他能否给艾达丽娜打电话时，米切尔感到很骄傲，因为是如此成功的生意人看上了他的女儿。艾达丽娜和詹卡洛首次见面就情投意合。

订婚一年后，他们举行了一场盛大的婚礼。他们在南费城中心区离罗曼努电器店一个街区的地方买下了宽敞的房子。

婚礼后不久，艾达丽娜开始咳嗽，伴随发热和盗汗。开始，他们认为她只是感冒了，但随着艾达丽娜症状加重，他们去看医生，并拍了片子。医生诊断艾达丽娜得了结核，并建议她到疗养院治疗半年，这对年轻的夫妇身心交瘁。

最近的疗养院在旁克诺山里，离费城 3 小时车程。他们原先以为只要分开几个月，实际上艾达丽娜在那里待了近两年。詹卡洛买了一辆二手车，每个周末去看望艾达丽娜，坐在她的床边，给她朗读，给她鼓劲。晚上为了省钱，詹卡洛就睡在车里。

那时候能杀死结核菌的抗生素还没有研发出来，因此只能采取保守治疗，这通常效果甚微。也有一些干预措施，像折叠封闭感染肺叶，但这种技术不成熟且风险大。即使是存活下来的人，他们的肺被严重损害，病菌又转移到其他脏器中，若干年后会再次发病。

詹卡洛和艾达丽娜都担心他们能否生孩子，医生也不知道艾达丽娜的生育能力有没有受破坏。

当艾达丽娜回到家中，许多好心人自愿来帮忙。她较以前消瘦了许多，她的家庭给她源源不断地提供通心粉和肉汤。但艾达丽娜陷入严重的抑郁症，詹卡洛都承认她不再是一个活泼的人。她逃避现实，像一只受惊的小鸟，经常伤心流泪。

在接下来的几年，詹卡洛和艾达丽娜试图能够怀孕生孩子，但都没有成功。医生认为结核菌影响了输卵管导致她不孕，即使是专科医生也没有办法。

他们的生育能力成为家庭中每个成员的困恼。无数的祷告，虔诚的侍奉都没有起到作用。

最终，这对夫妇决定领养，并安排与负责此事的神父会面。皮尔泽神父询问了这对夫妇并起草法律文书。在这件事情上神父全权做主。

两年后，电话终于打来。一个年轻的意大利移民家庭遭遇火灾。父亲救出了两个孩子，但和妻子葬身火海。男孩两岁，女孩才十个月大，需要一起被收养。詹卡洛和艾达丽娜在任何人改变主意之前冲去把孩子领养回来。他们叫这个男孩约翰，小女孩用她原来的名字，莫伊拉。

约翰读完高中后在费城上大学。大家希望他能参与家族电器店的生意，但他更喜欢医学，并立志做一名妇产科医生。有趣的是，他的专业正是女性不孕症。

约翰做医生的时候就很喜欢女人。他四处留情，是典型的高富帅。在他遇到邦妮·罗曼努之前，他并没有打算安定下来。

当约翰遇到邦妮时，她是迈瑞考医药公司的医药代表。她是一

个引人注意的女人，有典型的意大利人特征，大眼睛，身材苗条。但
吸引约翰的是她的自信和聪慧。

约翰在酒吧中遇到邦妮时，邦妮对他说："你用不着和我绕来绕
去，有话直说，想问什么就说。"

约翰笑了，低下头，考虑他是否要离开酒吧。最后他抬起头说：
"好吧，让我们玩'这就是我的生活'这个游戏吧，就是用百来个字说
说你的生活，而我给大家买杯喝的。"

邦妮笑道："好吧，我生在费城西部，一直在教会学校学习，然后
在维兰诺娃上大学。我不喜欢主修的科目，因此我决定去护士学校。
但我又不喜欢照顾病人，所以我转学生物学课程。毕业后，我到药厂
做销售，很快我得到提拔。我还是单身，但也不想孤独一生。我会时
不时地和我觉得合适的人上床，今晚你可以试试看你的运气。该
你了。"

约翰惊讶她的直率干脆，虽然他那晚的运气不佳，但她还是给了
他她的电话号码并答应在合适的时候会和他约会。

他俩的事进展得很快，当邦妮没有出差时，他俩几乎每天见面，
但从没有去过约翰的家。约会几个月后，他们俩同居了，搬到市中心
住，这让约翰的家族感到不满。不到一年，邦妮和约翰就结婚了。

在伯利兹城度完蜜月后，他们之间的矛盾逐渐显现出来。邦妮
升职了，她的工作需要经常飞来飞去，到国外出差，她在天上的时间
甚至超过在地上。约翰发现自己经常一人独处。开始几个月他还能
忍受，不久他又开始拜访他的旧情人。

当邦妮指责约翰花心时，约翰并不否认，反而怪邦妮经常不在
家。不久他们的争吵就成了家常便饭，甚至连警察都被叫上门来。

但当约翰的家族想要介入此事时，他们却被告知不要多管闲事。

大约婚后一年多的一个晚上，约翰·罗曼努，年轻有为的妇产科专家，坐在家中沙发上看电视时突然猝死了。那时，他刚好发生呼吸道感染。第二天早晨，邦妮发现他坐在那里一动不动。她呼叫911并立即进行心肺复苏，但急救也未能把他救活。尸体解剖并未发现任何异常。

德让赛复习相关资料后，准备会见约翰的父亲和伯父。罗曼努的办公室在百老汇大街他们最大电器店的二层楼，距离他们发家的地方并不远。

现在，詹卡洛和维森特都上了年纪了。他们原先乌黑的头发变得灰白，但他们看上去健康有活力，仍然掌控着家族生意。他们礼节性地询问了德让赛的教育背景和所在的公司。他们甚至谈论了宜人的春天和费城足球队。然后詹卡洛靠过来，将手撑在桌子上。

"迪弗女士，维森特和我想知道你为什么需要关于约翰的资料。"

"我不能给你具体细节，我需要尊重我客户的隐私权。我可以告诉你们，邦妮·罗曼努可能涉及美兰社区一个女性的死亡。警方没有证据对她进行调查，但我的客户有理由相信她是个帮凶。我想找一些资料，包括她和约翰的关系。"

"迪弗女士，我们从来就没有了解过邦妮，她工作勤奋并经常出差，我们也经常见不到她。我的女儿每周都带着一家老小来看我们，但约翰和邦妮却很少来。"

詹卡洛停下来不说话了，德让赛看出这两兄弟都不喜欢邦妮。她决定告诉他们她来访的目的。

"你能和我说说约翰的死亡吗？"

"约翰的死亡像个晴天霹雳。他一直很健康,他小时候有些过敏症,但从没有健康问题,而且他从不吸毒。"

"尸检报告没有任何结论。你们是否有报告的复印件?"

"我们能给你复印件,但上面你什么也看不出来。唯一能看出的是在他的血液中发现了抗组胺药和抗生素。他的心脏和大脑中没有任何异常。"

一提到抗组胺药就吸引了德让赛的注意力,她甚至没有听清最后一句话。

"警察有没有进行调查?"她接着问。

"就算有吧,如果你认为那是调查的话。我们非常失望,当他们得到尸检的结果后,他们说没有犯罪的证据,并停止调查。他们也提到约翰的心脏无缘无故就停止了跳动。"

"约翰死后,你们是否有见过或联系过邦妮?"

"没有,我们只是在宣读遗嘱时见到过她,之后我们再也没有听说过她,这让家里人非常不爽。"

维森特一直一声不响,但看得出来他和约翰的感情很深。当詹卡洛谈到约翰时,他的眼睛湿了。他用手指指着德让赛。

"你看,迪弗女士,警察有时候真的不管用。当这种事情发生,我们最亲爱的人无缘无故的死了,我们却要偷偷摸摸地进行调查。不管谁害了约翰,他都要付出代价,你知道我的意思。虽然我们请了最好的侦探,也没有发现蛛丝马迹。尽管很不甘心,但我们只能让事情过去。"

德让赛仔细分析维森特所说的,私家侦探也未能发现邦妮牵涉其中。如果邦妮知道罗曼努家族的势力,还敢杀害约翰的话,她要么疯了，要么得到了老手的暗中帮助。

维森特满意地看到德让赛对他所说的话做出的反应。他深吸口气，继续说道：

"好吧，迪弗女士，我想我们现在该摊牌了。在你给我们打电话安排这次会面后，我们对你进行了一些调查。我们知道谁是你的客户，在休·汉姆林的老婆死后邦妮嫁给了他。这就是你为什么想要了解约翰·罗曼努。"

德让赛点点头，这是无法否认的事实。

"你可能认为我们这两个老家伙和家族对约翰的死十分痛心并尽力忘记此事，也许你认为不应该揭开旧伤疤。让我来清楚地告诉你，迪弗女士，我们绝不会让约翰·罗曼努死得不明不白，所以我们打算支持你的调查。"

当德让赛渐渐地听明白后，詹卡洛将他的椅子朝她挪过来，握着她的手说道："现在，不要担心，迪弗女士，我们不会伤害你。我们保证支持你。我们会给你一个安全的号码，我们希望你一段时间后给我们打个电话，告诉我们进展情况。如果你能找到莫伊拉的死因，我们希望能听到你的结论，这公平吗？"

德让赛紧张地接过他们递过来的电话号码。维森特提出最后要求，"我不得不提醒你，我们今天所说的一定要保密。如果有一丝一毫的泄露，后果十分严重。我们不得不要求你和吉娜一起去趟洗手间，确保你没有带窃听器。我很遗憾为了我们今后的合作，我不得不这么做。"维森特解释道，"我们必须格外小心。"

詹卡洛拍拍德让赛的手说："许多人都认为我们是暴力分子。你觉得呢？"两个老头相视而笑。

"现在，我们将给你这个尸检报告和警察的报告。要保密别泄露出去。我们期待你能在一个星期左右给我们打个电话。"

詹卡洛向后靠了靠，慈父般微笑地看着德让赛。她点点头，维森特带她到吉娜的办公室。经过检查后，她走出罗曼努总店回到百老汇大街上。她不知道是否该为她刚刚得到的消息感到高兴还是佩服自己刚刚独闯龙潭。在开车回办公室的路上，她思绪万千。她等不及要给她的父亲打个电话。

狄克·迪弗听了她的故事后说："好吧，看来你有一个好消息，一个坏消息。好消息是你可以在抗组胺药物上作些文章，但你还需要更多信息来证实。在这一点上，菲利浦能帮助你。坏消息是现在又加了些十分危险的人要你找到邦妮涉及约翰·罗曼努死亡的证据。"

"我知道。"德让赛说。

"你要看着点菲利浦，在你们寻找证据的过程中不小心就会违法。事实上，你可能需要找些执法者做参谋。你知道找谁吗？我认识许多人，但你需要找一个蒙哥马利郡的人。"

"是啊，但我们需要找一个小心谨慎的人。我可不想找罗曼努兄弟的麻烦，我要和菲利浦说说这个事。"

"随时和我联系，我会尽力帮助你。"

像一个好父亲一样，狄克努力不说"我早就告诉你"这类话。相反的是，他想让紧张的气氛缓和些。

"看看好的方面。你手头上有个有趣的案子，将和一些有趣的人打交道。"

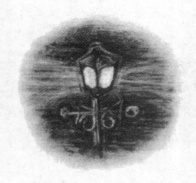

第二十一章

　　当菲利浦在等待从乔斯那里得到更多消息时，他审阅了从研究中心发来的心电图报告。电视在一边闪烁着，但他的思绪早就不在这里。他仍然对医院很不满，他的自恋使得他被愤怒控制。他回拨了几个从格莱德温纪念医院打来的电话。格莱德温纪念医院高薪聘请会计师进行管理，而真正负责诊治患者的医师收入却低得可怜。菲利浦和其他许多医生都相信格莱德温纪念医院的管理层并不想让其成为最好的医院，因此许多医生不是离开医院就是自己创业了。尽管他强调只有全心全意才能把患者照顾好，但他发现很难让医生坚守岗位，多数医生对他都不屑一顾。现在他知道原因所在了。

　　菲利浦看着钟。他想到德让赛与罗曼努兄弟的会面。她给予他巨大的帮助，但他奇怪她为什么愿意中断工作，花如此多的时间在他这个案子上。是他们爱昏了头吗？她会不会最终厌倦，重新回到她以往的生活中去？

　　他很想给她打电话了解罗曼努家族的历史，同时他又焦虑将和乔斯再次在公共场合见面，迈瑞考的记录究竟能提供什么信息？乔斯能不能拿到他想要的资料？

最后，到了要去体育中心的时候了。他知道这时候去，路上一定很堵，但他必须在开门之前赶到那里。费城投入了大量金钱修建了三座设施完善的体育馆。菲利浦记得休·汉姆林的家族是足球队的老板之一，他在体育馆里有一个专属停车位和豪华包厢。这就是那个如果他不喜欢身边的人，就杀了她，换个人，并嫁祸于她的医生的人。

他到体育馆时门刚刚打开。为了不显眼，他到小卖部买了一个面包圈大小的热狗和一杯满是冰块的可乐。现在与往日不同，当初菲利浦央求父亲提早2小时带他进体育场，以便看他喜爱的明星做热身运动。现在没有人来看了。运动员绕着运动场做着各种热身运动，伸展、投篮。也真是没有什么看头。

菲利浦走向他的座位，手里拿着杯子，尽可能看上去随意些。一个穿着红色热裤的女孩领他到座位上。她弯下腰擦了擦椅子。菲利浦给了她点小费，然后坐下。

他的心怦怦直跳，他若无其事地弯下腰去拿凳子下的信封。他找到一个沉甸甸的信封。他小心地取下它，放在腿上，并用外套遮住。他取出信封内的一摞纸，放到衣服口袋里，然后把钱放进去，小心地封上口，并重新放回椅子下面。

他又看了一会儿投篮表演，然后便离开了体育馆，不敢左顾右盼，径直走向汽车。他觉得乔斯肯定躲在边上，正盯着他。

他直接开到德让赛的办公室，并在大楼的外面找到一个停车位。她跟他打招呼，并愉快地微笑，一边聊着天一边打开她从 Latimer Deli 打包的食物，Latimer Deli 距离新的行为艺术学院不远，那些穿着正装准备去听音乐会的人们，常常在这里脖子上围着围兜，大口地喝着果汁，吃着三明治。

德让赛喜欢 Latimer 的外卖，大杂烩是她的最爱。然而，一个人是吃不完的，满满的腌牛肉，生菜沙拉，蜜糖酱裹在新鲜烘焙的黑麦面包中。还有额外的卷心菜沙拉、腌菜和面包屑。再来两杯冰啤酒就完美了。

他们开始吃东西，同时德让赛告诉菲利浦关于罗曼努兄弟的故事。菲利浦对约翰·罗曼努的尸检报告以及抗组胺药和抗生素并不吃惊。甚至罗曼努兄弟想用暴力手段也没有令他担心。

"我不奇怪他们对你如此坦白，你已经暗示是邦妮杀害了约翰，他们想让你知道这件事上，他们能做什么。我想只要他们能站在我们这边，就没问题。"

德让赛对菲利浦如此超然感到讶异，"你说的倒简单。你又不是每周要和他们汇报的人。"

"你看，即使我们不能将邦妮和休绳之以法，罗曼努也不会对我们有什么恶意，对吗？他们怎么会因此而憎恨你？我们要非常谨慎。只要他们给我们做主，我们就没事。如果这让你很为难，给我电话号码，我给他们打电话。"

德让赛高兴不起来但也不得不同意。"我想这可行，我还是要离罗曼努兄弟远些，他们吓到我了。"

菲利浦接着说："这个案子的关键可能就在我今晚在体育馆拿到的那几页纸上，我需要尽快看看。"

"好吧，我们快点吃完，你可以到后面的办公室里去看，我有一大堆的工作要完成。"

菲利浦说："就这么办。能把生菜递给我吗，我还可以吃些面包。"

和往常一样，菲利浦的心情决定了他的食欲——当他高兴时，胃口很好。他消灭了所有的东西，甚至是德让赛剩下的。吃完饭，喝完啤酒，他们回到各自的办公室里。德让赛努力完成自己的功课但禁不住好奇那几页纸上到底有什么。

她到他的办公室看了他好几次，每次他都在聚精会神地读着材料。她为什么会被这个男人深深吸引？是可怜他吗？他长相一般，也有一些怪癖。他学东西很快，有着敏锐的洞察力。他不善于和人打交道，但他毕生致力于帮助别人。他如此努力工作，却遭此冤屈，难免会沮丧。如果他们能证明他的清白，他或许能挽回些损失。只要她不会因此被杀害，她都想帮助他。

她回到自己的办公室，坐在沙发上，打开材料。再接下来她知道的事情就是菲利浦轻轻地把她摇醒。他脸上带着微笑，"你睡着了是多么迷人。"

德让赛坐起来，揉了揉眼睛，伸出手抱住菲利浦，温柔地吻了他。"谢谢你让我睡了会——我太困了，现在几点了？"

"刚过十二点。乔斯提供的消息正是我们所需要的，到我办公室来，带点茶。"

德让赛用微波炉加热些水，在托盘里放上杯子、茶包、奶、糖，拿到后面办公室里。菲利浦正全神贯注于一摞材料中，见她进来抬起头笑了笑。

"这个故事有点复杂，我把从瑞德和乔斯那里得来的信息和我自己知道的串起来了，有点不连贯。如果有问题，你可以随时打断我。"

"你知道，德尔卡尼在市面上卖得很好，它是迈瑞考公司的摇钱树。这个药上市的第三年，就卖了 35 亿美元。公司率先采用了一系列电视直销的策略，并取得了巨大成功。

大家都在讨论这种没有镇静副作用的抗组胺药，谁都想要。他们把药推广到社区医生，不惜工本，安排晚宴，带医生到旅游胜地。印有德尔卡尼的笔出现在每个医生的办公室，德尔卡尼很快占领了整个市场。只是患者却常常抱怨服药后成天瞌睡。"

"那时对制药公司监管不严，对吧？"

"他们现在再也不能这样干了，不管怎样，药物是安全的。事实上，在临床试验中，药物和安慰剂之间并无差别，因此医生也不担心尽可能多地使用。药物公司甚至给医生写好了处方签并提供大量样品药，促进其大量使用。"

"公司是否知道这种药物并不是完全没有副作用？"

"嗯，他们对德尔卡尼安全性的了解和我们一样多。当你看到药物安全性方面的材料时，你会发现副作用是多么地少。在德尔卡尼的临床试验中，大约有 4000 例患者接受了药物，这个数字大概是以往抗组胺药物试验人数的十倍。在回顾性研究中，试验中一些患者死亡，有些是由于心律失常导致的猝死。这些人通常有某种心脏疾病，因此很难区分是否是药物引起的。"

"但是，对于如此大量使用的药物，即使是 4000 例患者也是九牛一毛。如果一种药物发生致心律失常性死亡的发生率是五千分之一或万分之一，在入选人数仅为 4000 的临床试验中你是很难发现的。当 FDA 批准其上市后一个月内，60000 例患者接受了这种药物，在接下来的三年中，人数呈指数倍增长。在其退市前，在美国大约有 3500

万患者，全球有 1 亿患者曾服用过这种药。"

"当这些患者服用了德尔卡尼后，其安全性如何？"

"很难估计。当地的市场认可后不再对药物的安全性做系统的评估。FDA 依据医生和其他医疗保健专业人士的零星报告，这没有硬性要求，靠自愿。我们查看了每个报告，大概有 99 例。"

"为什么不修正？"

"这需要国会通过法案，这个法律需要规定药厂要负责收集上市后安全性的资料。"

"但这不是不可能。"

"当然不可能。心脏安全性是重要的问题。想想看 Vioxx（万络），这种药物导致了成千上万人发生卒中和心肌梗塞，但只是在大规模临床试验得到足够多的资料证实后，这个药才退出市场，而这个试验还是基于别的研究方向。如果我们能通过一些临床注册的办法跟踪这些药物，我们就能更好地了解药物的安全性，同时也不必让能安全地用于大多数患者的药物退市。"

德让赛仔细地看着菲利浦，他显然为他的发现感到兴奋。"那么，德尔卡尼出了什么事？"她问道。

"药厂不停地推广药物。他们甚至希望通过推出德尔卡尼和改善充血药物的复方制剂，以赚取更多的钱。回顾分析显示抗充血药物中的肾上腺素成分会增加心脏的损害。但药厂在那时候并不知道，也没有发现问题。"

"那么这个巨无霸是如何倒下的？"

"迈瑞考太贪心，一个处方药就获利上亿并不能使之满足，他们想如果药物安全的话，它能成为 OTC 药。"

"你是指非处方药?"

"是啊,从表面上看,它好像不是一笔大买卖。包括像苯纳卓尔抗组胺药也都成了 OTC 药。关键是要安全,不能出现药物导致的死亡,就算效果不好又怎么样? 大家都在买一些根本不起作用的垃圾——看看人们花了多少钱去买疗效根本不确定的支持疗法药物。为了保证安全,药厂通常将非处方药的剂量降到最低,多数药物要在高剂量时才发生毒副作用。"

"FDA 是如何评价 OTC 药物的应用的?"

"不多,根据最初官方的安全性报告,抗过敏药物部门开始申请过程。但之后一个新审查者被告知需要检查一下散在的不良反应报告。当医生、护士或药师——任何人——认为存在由于药物导致的不良反应,就会提交这种报告。这不过是走走形式,除了那个审查者,一个叫甘·奥的家伙。他的英语并不是很流利,但他很聪明而且坚强。"

"奥医生发现许多患者因服用德尔卡尼或其复方制剂德尔卡尼 – D 后发生猝死。他将这个信息报告上级。一开始他们并没有重视,但他一再坚持。在每次会议上,他都提出关于德尔卡尼安全性的议题,每次都会增加些可疑的案例,最后部门领导妥协了。他们决定和 FDA 心血管药物部门进行协商。"

"你和这些人一起工作过,不是吗?"

"是的,鲍伯·冯尼斯特回顾了这些案例。他是部门领导的助手,是一个相当自恋的人。当他不在 FDA 上班时,他去登山或到夏威夷参加铁人三项,他甚至在无聊的会议上写诗。

当鲍伯拿到文件后,事情有了转机。他尤为关注超剂量的个案。

这些患者都有监测，当他们的心电图上 QT 间期延长时出现了恶性心律失常。他和药厂开了一系列的会议，要求他们对死亡的案例进行更进一步分析。"

德让赛将头枕在手上，努力保持清醒。菲利浦发现她时不时打哈欠。"我知道你累了，但你要听听整个故事。"

"我很好，继续。"

"当更多消息显示药物的副作用时，鲍伯和 FDA 要求迈瑞考作出解释或撤下药物，最后公司撤下了药物。但到那时候，很多人已受到了伤害。大概一年后，药物从市面上撤下来了。"

"同时，公司给医生们发出警告信，告诉他们高度警惕黑曚症状，这可能是源于恶性心律失常。当然，这些信的作用不大。医生们仍在开出药方，患者仍在不断死亡，直到药物完全撤出市场。"

"你是否发现邦妮跟此有关？这就是你为什么再次需要乔斯的原因吗？"

"是的，这是关键所在，不是吗？当我读到 FDA 的会议记录时，我看到了邦妮的名字，她当时在场。当问题首次被提出来时，她已经是高管。她处理得很好并最终接管了整个项目。迈瑞考不得不承认问题的严重性，邦妮成为危机处理的首选。她接受了这个苦差。"

"当一种像德尔卡尼的药被撤市时，这是个狗屎一般的麻烦事，不是吗？"

律师在法庭上排着队等候，更不用说那些个人诉讼。看看 fen-phen 和 Vioxx 吧。诉讼费就要花好几亿，但邦妮处理德尔卡尼撤市非常成功，起诉的案件很少，公司几乎没有什么损失。"

"而且当安普尔推出后，股市很快就反弹。"

"是的，邦妮使得公司在这种不利局面下损失最小。"

"如果邦妮在迈瑞考做得如此好，那她杀害约翰的动机是什么？为什么她不直接离婚搬走？"

"那是同样的问题，女人拿到的钱只是她们男同事的零头。但她可以从约翰的财产中获得好几百万，因此她不仅需要名还需要利。"

"好的，她成为迈瑞考的女英雄。但这和她参与杀害莫伊拉·汉姆林和约翰·罗曼努有什么关系？"

"这就有意思了。当一种药物被撤市时，公共倡导组织会要求药厂继续生产一些药物，提供给那些病情严重又无法使用其他药物的患者。迈瑞考即将推出安普尔，安普尔的疗效不亚于德尔卡尼。因此那些服用德尔卡尼的患者能很容易转服安普尔。但他们想要做好事，继续为那些过敏症严重，治疗效果理想的患者免费提供德尔卡尼。

"公众对此的感激大大抵消了怨恨，我记得我自己也想过这事。大家都承认迈瑞考做了件正确的事。邦妮负责'补偿使用'这一项目。"

"这不是很奇怪吗？她那时已经是高级管理人员，为什么要参与这么小的项目？事实上这个项目不值一文。"

"这使得她十分方便地就能拿到药物。如果她拿些样品给她的家人，将不会有任何记录。"

"德尔卡尼发出了多少？"

"我看到的并不多，但和她负责的其他项目不同，这个项目的记录非常简单。药是随机发出，账目混乱不清。天知道是不是有意为之？当这个项目在两年后终止时，将近5000粒德尔卡尼被发出。"

"我打赌这是在莫伊拉死后不久。"

"正确，实际上就是在莫伊拉死亡的三个月后。邦妮并没有解释为什么终止项目，和继续补偿使用不同，这一行动大众并不知道，谁也没有注意到。到那个时候，安普尔已经完全替代了德尔卡尼，患者能得到有效的药物。"

"这个有助于解释莫伊拉是怎么拿到药的。那约翰·罗曼努怎么会服用德尔卡尼？"

"这需要进一步分析。他如何拿到德尔卡尼并不是问题的关键。那时候随处都能买到这个药，罗曼努兄弟说他的尸检报告中清楚地显示他的血液中有抗组胺药物。我猜这是德尔卡尼的代谢物，奥酚酊或安普尔。我怀疑他身上还有喹诺酮类抗生素，这类药会减慢肝脏将德尔卡尼转变为安普尔的速度。"

"当我正要放弃努力，并认为约翰服用抗组胺药物只是个巧合，无法将他的死亡归咎于邦妮时，我发现了一个小规模的德尔卡尼研究，时间恰好是他们怀疑药物存在问题的时候。药厂的年轻科学家进行了一个研究，评价健康自愿者在服用高剂量的德尔卡尼后 QT 间期的变化。"

"我们以前怎么不知道这个研究？"

"这是个内部研究，从未发表，但 FDA 一定看到过。他们给 30 例男性和女性最大剂量的德尔卡尼 60 毫克，在之后 6 小时里每隔 15 分钟记录一次心电图。资料和数据被存在一个医疗中心，药厂也参与选择了部分患者。"

"邦妮在这当中做了什么？"

"她是直接主管，因此所有的资料都会传给她。正如预计，平均 QT 间期增加的幅度并不显著，不到 10 毫秒。记住，那时他们并不知道抑制药物的代谢会进一步大大延长 QT 间期。但他们的确注意到有

些东西对药物的作用有重大影响。在 30 个研究对象中，28 人的 QT
间期只是略微延长，但 2 人 QT 间期显著地延长。从他们的血药浓度
上看，可能是由于基因缺陷，他们可能对德尔卡尼分解缓慢。"

"这意味着什么？"

"这 2 人最终将德尔卡尼转变为安普尔，但需要很长时间，在服
药后头 1～2 小时德尔卡尼的作用变得更显著。由于无法提前预知谁
是低代谢者，这些人可能在服用常规剂量的德尔卡尼后都可能导致
致命性心律失常，尤其当他们同时服用抗生素这类会抑制德尔卡尼
代谢的药物的时候。"

"研究中的这两个患者究竟有没有发生心律失常？"

"没有，条件不对，他们的血药浓度可能没有那么高。"

"那么研究报告上是怎么写的？"

"就我所知，什么也没写。药厂知道药物有点问题，他们已经准
备推出安普尔。"

"好吧，我重复我的问题：这和约翰·罗曼努有什么关系？"

"嗯，这两个研究对象，一个是女性，之后再也没有来随访。她
在研究中心外参与研究，我没有看到相关资料。另一个是男性，他是
在市中心参与研究，所以能有些相关资料。他是在研究终止前最后
一分钟入选，由于有些人失访了，他们还需要再有一个健康受试者来
服用药物，然后静坐几个小时，记录心电图和进行血液检查。他们最
后选择了一个迈瑞考雇员的亲属。他的代号是 JSR，他的生日是 1958
年 6 月 5 日。"

他还没有说完，德让赛就冲向她的办公室去确认约翰·罗曼努
的个人信息。

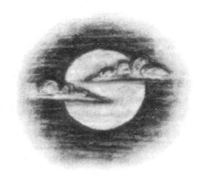

第二十二章

　　菲利浦和德让赛熬夜将事情的经过拼接在一起。邦妮和休肯定找到了一个给莫伊拉大剂量的德尔卡尼的途径，以延长她的 QT 间期，最终使她心脏节律紊乱。邦妮从正常志愿者的研究中得知，大剂量德尔卡尼可以杀死约翰，尤其是与一种可以延长 QT 间期的抗生素联用时。由于莫伊拉本身有长 QT 综合征的疾病，德尔卡尼将进一步加剧 QT 间期延长而使其致命。为确保万一，休唆使莫伊拉减肥以致她服用含有麻黄碱的非处方药物，后者将进一步损害其心脏。过度的节食将降低体内血钾和血镁水平，使她的心脏更加不稳定。

　　菲利浦告诉德让赛：“我确定无疑地记得急救车司机告诉过我，调度器很难听清休对着 911 的求助，原因是背景中有强烈的收音机响声。”

　　“那能说明什么呢？”

　　“长 QT 综合征的患者有时可因巨大声响诱发心律失常。休确认莫伊拉服用了足量的药物，之后又将收音机音量开大。”

　　“对，当收音机大声响起时，休正在淋浴，却将莫伊拉惊醒。”

"紧接着导致心脏骤停。休要做的仅仅是看着她死去，并假装求助于他知道根本不在家的邻居，随即呼叫911，推算911不能及时赶到以成功救治莫伊拉。"

"但是911却及时赶到并重新启动了她的心脏。"

"邦妮一定曾告诉过休，如果晚到几分钟，莫伊拉的脑细胞将被破坏。"

德让赛问了个逻辑性的问题："为什么他们不拿走德尔卡尼?"

"这就是邦妮计划中最精彩之处。因为莫伊拉不会立即死亡，邦妮知道莫伊拉的肝脏会将德尔卡尼转化为代谢物，而代谢物正好是安普尔，即我们认为莫伊拉正在服用的一种抗组胺药物。到了在急诊室抽血时，唯一能检测出的就是安普尔。这不会让人产生怀疑，除非剂量过高。"

"这就可以解释为什么格莱温德药房没有莫伊拉服用抗组胺药物的记录了。"

"确实如此，邦妮可以搞到德尔卡尼。莫伊拉认为能从邦妮那儿得到免费的安普尔，根本不知道两者的不同，尤其是如果邦妮将德尔卡尼加以包装，使其看起来更像是安普尔。"

"那西柚汁呢?"

"西柚汁阻断了德尔卡尼代谢为安普尔，确保了莫伊拉体内致命浓度的德尔卡尼能有足够的时间来紊乱她的心脏节律。休告诉莫伊拉西柚汁的热量比其他饮料要少，如果大量饮用将有助于减肥。"

德让赛摇头说："你的说法听起来合乎情理，但整个推理是建立在间接证据上的，经不住合理的审查，没有丝毫的物证。莫伊拉的尸体已经火化，所谓的'谋杀凶器'不再存在了。"

"我知道。邦妮将罪行掩盖得很好。"

德让赛双手抱头,"我不知道下一步该怎么进行。"

想了一会儿又说:"或许你可以简要整理一下你的所有发现,我们给几个经验丰富的法律界人士看看,看他们是否认为可信。"

"那很简单。"

"但要知道这些资料是多么敏感,我们需要仔细挑选可以看的人。"

"当然,我会整理出来再拿给你。"

几天之后,菲利浦整理出一份长达7页的简要,德让赛首先给她的父亲看。

"菲利浦,我不想你在这儿。我认为你的出现将影响他,我需要他真实的想法,今晚他会读到这份简要。"菲利浦非常沮丧,但没有提出异议。

德让赛的父亲回到家后一屁股坐在客厅的沙发上。"我累了,监控了一天,却被目标发现了。"

"爸爸,帮个忙,读读这份摘要,告诉我您怎么想。"

"当然可以,亲爱的,我可以为你做任何事,你如果能拿来一瓶啤酒就更好了。"

读完后,狄克·迪弗抬起头,"这是个不错的故事。大致来说,你们借助传闻和非法采集的信息指控两个杰出的人物密谋谋杀了一个小孩子的母亲,而你们没有足够的证据,是这样吧?"

德让赛点头默认。

"德让赛,这儿没有职业罪犯。我打赌他们从来没有收到过一张超速罚款单。除非你们有无懈可击的证据,否则只能让你们看起来愚蠢之极。如果你们指控他们而你们错了，他们反而可以起诉你们，将在法庭上成为你们的终结者。菲利浦不会失去太多，但你一定会，尤其是他们从电脑黑客那儿得知一些信息。"

"那么，您的建议是？菲利浦不会放弃的。"

"我不是这方面的专家，但是你们或许可以寻找物证，或者他们必须供认。"

"事情发生在很久之前，"德让赛解释说，"我们访问的人从未见过休虐待莫伊拉。他们说休对莫伊拉置若罔闻，可能他们之间存在一些问题，但距离指控他与莫伊拉的死亡有关还很远。毕竟她所患疾病本身就会致命。"

"记住：菲利浦没有足够的信誉，他别有企图，任何一个有思想的检察官都不会受理这一案件。"

德让赛信任菲利浦，但她也要想想，究竟菲利浦有无夸大事实使休和邦妮看起来就像是罪犯。"你对我们关于约翰·罗曼努死因的说法有何看法？"

"奇妙！看起来邦妮用了一种很好的方法杀死了他，但尸检没有任何发现。"

"邦妮是个聪明的姑娘。"

"这是个好事，因为如果罗曼努兄弟认为她与死亡事件有关，他们会将子弹射入她的头，用混凝土靴困住她的双脚，把她丢到特拉华州去。"

"那您就下一步该怎么办有何建议？"

"首先，你不能介入此事。"

"我知道，但我已经身在其中了。菲利浦有个在蒙哥马利郡担任地方检察官助手的朋友，你认为告诉她有没有意义呢？"

"我想有必要。告诉他要额外小心。你不希望罗曼努家人起诉你泄露了他们的秘密吧。"

"事情会谨慎小心地进行，我告诉菲利浦不要将罗曼努的相关信息写在文件内。"

第二天，在德让赛的办公室内，菲利浦强烈反对，他想要纳入所有信息使得这一报告尽可能地令人信服。这引发了短暂但激烈的争论。

"菲利浦，如果你将信息纳入到报告中，而报告又提到罗曼努家，后果不堪设想。我们为何冒险？"

"你难道不认为如果知道邦妮杀死了约翰·罗曼努，当局将会更加重视汉姆林案件吗？"

"或许如此，那你何不直接告诉地方检察官，而不是写下来？"

争论了一会儿后，菲利浦同意了德让赛的建议。他不想将她置入危险境地。此外，他要咨询的是他的好朋友，他知道这人可以信任。

朱迪·托马斯是地方检察官的助手，菲利浦以前的邻居。他们的孩子在同一所学校，因而他们成了朋友。菲利浦和朱迪发现他们都有黎巴嫩血缘，有很多相似的童年记忆。朱迪与他的家人来往密切，给予其年迈的父母很多帮助。朱迪是六十年代穿衣风格的保守者，与有着褶边白色衬衣的黑色律师职业装相比，她更喜欢古板的羊毛裙、土色的厚毛衣。她看起来很友好，面带微笑。

读完宾州法学院后朱迪在联邦法院做了2年职员，之后在费城地方检察官办公室找到了一份工作。2年后，由于工作太过繁重，她辞去了职务。

她和丈夫大卫搬到了蒙哥马利郡，找到了一份地方检察官助手的工作。在这样一个更加有序的环境中，她很快变成了一位受媒体关注的热点人物，菲利浦喜欢嘲弄似的索要她的签名。

大卫是个固执己见的生意人，受雇于纽约经纪公司。他吸烟、很少运动、吃粗劣的食物、肥胖的腰部像个备用轮胎。周末时他会玩网球双打，午后结束时会同球友一起吃盘鸡翅和一些冷饮。尽管大卫父亲的家族中每个男性都有心脏疾病，大卫却风趣地说："我一定是继承了我母亲的基因。"

星期六的下午，大卫在后院劈柴，叼着香烟。他们的孩子去别人家过夜去了，他和朱迪期盼着单独相处的夜晚。大卫想用火增加一点气氛，朱迪建议他别干了，好好休息一会儿。

当大卫把木头抱进厨房时，他告诉朱迪砍柴时有点胸痛，但休息后就很快好了。

"我们应该去急诊室吧？"

"我不常把弄斧头，可能是拉伤了肌肉。我已经期盼单独与你相处很久了，我才不要去该死的急诊室。"

之后，他们开了一瓶墨尔乐红酒，享受了一顿丰盛的晚餐。晚餐后，大卫在卧室点燃了壁炉，打开了音乐。正当他们准备做爱时大卫却发出呻吟，紧握胸部，大汗淋漓，随即失去意识。朱迪急忙给911打电话，随即通知了菲利浦。

菲利浦和南希正陪着孩子在看电影。菲利浦在打瞌睡，但电话铃声将其惊醒，来电显示是朱迪的电话。

"菲利浦，快来，大卫出事了，我想是心脏病。"

"马上到。"菲利浦说着从后门跑出去。

到托马斯家最快的方法是跨过栅栏。黑暗中，他设法避开了狗、孩子的玩具和秋千。他像跨栏冠军一样快速到达了托马斯家的厨房。"快点菲利浦，跟我来。"

朱迪领着菲利浦来到了他们的卧室，大卫正躺在地板上，赤裸着。菲利浦立即清理了大卫的呼吸道，开始胸外按压和口对口人工呼吸，直到急救人员在数分钟后到达。急救人员给大卫进行了一次电击，使心脏恢复了节律。但随后的心电图提示大面积心肌损害。

"看起来是冠状动脉阻塞使得心脏节律紊乱，"菲利浦说道，"我们必须在心肌永久损害前将血管打通。"

南希随后赶到，拥抱着朱迪，此时大卫恢复了意识。菲利浦跳上急救车，联系了由西恩·马歇尔领导的导管团队，西恩·马歇尔是菲利浦的同事，一位最擅长开通阻塞动脉的心血管专家。

"我需要每个人都已在导管室并且准备好急诊手术，"他告诉西恩。

菲利浦护送大卫把他转运到导管室，西恩和他的团队已经在此候命。护士将大卫推送到导管室的检查台上，开始对腹股沟区做术前准备，而西恩此时负责向与南希一起赶来的朱迪解释究竟是怎么回事。五分钟内，西恩和工作人员已经将针刺入股动脉，将导丝沿主动脉送入。

菲利浦站在导管室旁边的控制室，看着，"我想你应该先看看左冠状动脉，"菲利浦建议道，"心电图提示损伤发生在左侧。"

西恩将导管准确地放到左冠状动脉，看到动脉完全阻塞了。他开通了动脉，放置了一枚叫做"支架"的可膨胀金属装置，以保障血管持续开通。整个操作在大卫发病后 75 分钟内完成。被送到观察室时，大卫已经可以跟护士开玩笑了。朱迪一会儿哭一会儿笑，激动极了。

大卫恢复得很好，数天后即出院返家。作为菲利浦的病人，大卫听从了节食、运动和戒烟的建议。与其他病人一样，大卫的这一灾难性的经历足以引起自身的重视。朱迪无数次地感谢菲利浦，说她改天一定重谢。

因此，当菲利浦打电话约见朱迪时她一口答应。在与南希和菲利浦分手时，朱迪非常伤心。尽管南希和她居住在同一社区，孩子们一起玩耍，但意义是不同的，更不用说她丈夫失去了一位心血管专科医生的朋友。

朱迪对于菲利浦为何想见她一无所知。他仅仅提及需要法律方面的帮助。他们相约在一个小的餐馆共进午餐。这个家庭餐馆的服务很好，食物是自制的，饭菜分量很足。菲利浦先到，点了一些他喜欢的开胃菜。当朱迪到时，他们又点了冰茶、主菜和甜点。

"菲利浦，近来忙些什么呢？"朱迪问道，"大卫和我都希望再见到你。"

"我住在一座公寓里，做些事情挣点钱。主要是努力寻找线索明确在莫伊拉·汉姆林身上究竟发生了什么事情。朱迪，我强烈怀疑她的丈夫和情人一起谋害了她。"

朱迪停止咀嚼，盯着菲利浦。她的朋友疯了吗？她慢慢地回答道："菲利浦，这听起来太牵强了，我很难相信休会那么做。这里的每个人都认为他爱莫伊拉。"

"这像是最古老的电影——休与目前已是他妻子的邦妮·罗曼努

私通，我想他们两人策划了这场谋杀。"

朱迪从未见过邦妮·罗曼努，但确实听说过她。毕竟，邦妮被报纸和杂志专题报道过。朱迪只是不明白为何菲利浦会得出如此扑朔迷离的结论，更别提为何他邀请自己共进午餐并把此事告诉自己。

"你还好吗，菲利浦？你经历得太多了。"

"我很好，这不是错觉。需要很长时间才能将所有事情向你一一解释清楚。我已经把我所知道的写成简要，并将复印件给你一份。我确信你知道对与你分享的这些事情严格保密是多么重要。"

"你知道你可以信任我，菲利浦。"

"好的，除了简要里写的，我还要你知道邦妮·罗曼努可能在数年前用同样的方法谋杀了她的第一任丈夫。关于那个案子我不能告诉你太多，但请相信我，我对邦妮·罗曼努的怀疑根据十足。"

朱迪在费城检察官办公室工作时曾听说过约翰·罗曼努的案子。侦探们努力侦察了这一案件，得出了最有根据的结论，即约翰的死亡是自身原因。

"有人帮助你进行调查吗？"

"德让赛·迪弗，知道她吗？"

"曾经听说过她和她的父亲。她是个好律师，她父亲开了一间名誉很好的私人调查公司。这些案件中你有过硬的证据吗？"

"还没有。我们拜访了一些人，将事情拼接在一起。间接证据很足，但大多数证据来源于你可能会称作'非常规'的渠道。"

"你非法得到了这些证据？"

他点头道："但这些信息不是很难获得，而且也没人知道我们掌握了这些信息。"

"好吧，我不愿再知道更多了。作为法院的一个官员，如果我知道了你有不合法的行为，我应该检举你。"

朱迪看到菲利浦焦虑不安，与此前跨越栅栏的平静、自信的医生截然不同。"菲利浦，你需要我怎么做？"

"关于下一步该如何做的建议。证明休·汉姆林和邦妮·罗曼努是谋害莫伊拉的凶手还需要什么？什么样的证据可以经受住法律的审查？我不想给自己和任何人找麻烦，但无法想象他们可以逃脱法律的制裁。如果不正确，我不会让其发生的。"

朱迪面露愁容，菲利浦的激烈非常令人不安。

"听着，菲利浦，或许我可以帮助你，但我们必须设定基本规则。我会仔细研究这份报告，如果正确，我会帮助你将这一案件提交给检察官。我丈夫的生命是你救的，我欠你人情，但我们必须照章办事。"

"我非常明白。我明天打电话给你？"

"当然可以，但不要打到办公室。明天晚上打电话到我家。同时，不要再告诉任何人，不要再进行所谓的调查直到我看过这些。我需要确定是否能在缺少供词的情况下正式起诉。"

菲利浦和朱迪吃完午餐互道再见。朱迪看着菲利浦离开餐厅。她意识到正如菲利浦拯救了她丈夫的生命一样，他需要同样的回报。

菲利浦开车回公寓的途中脑袋嗡嗡作响，此后的一整天都是如此。朱迪提到了供词。有什么办法可以得到休和邦妮的供词，如何才能合法地得到呢？窃听或非法监听当然可以，但这在法庭上是不予采信的证据，而且风险很大。必须再想个办法。

第二天晚上，德让赛在她的办公室约见了菲利浦，并用她的免提电话打给朱迪。朱迪翻看了简要，几乎找不到法庭上可用的信息。

"这些还不够。你需要得到休和邦妮的犯罪供词，否则这个案件就没戏了。"

菲利浦坐在德让赛对面，两脚横放在脚凳上，看起来非常放松。他看起来不像是力图回答难题，更像是已经想出了解决办法的样子。他以一种非常平静的口吻说话。

"我花了近一天的时间来想办法。朱迪，正如我理解的一样，由于窃听会侵犯隐私所以是不能采用的。但如果记录装置是汉姆林自己的或是他们自愿拥有的，如果他们提前已被告知装置将记录下他们所说的话呢？事情会不会改变呢？"

朱迪好奇地问："你不能侵犯他们的权利。他们必须接受这一装置，知晓装置是激活的，再进行谈话。你究竟想怎么让他们同意这么做？"

德让赛看了看菲利浦。他笑得很灿烂。"朱迪，你有无可能请你办公室的几个人或者某个法官来处理这一案件？询问他们假如给罪犯置入一种他们已知晓可以记录他们谈话的装置，假如当装置激活时目标会在无任何强压下泄露秘密，那么在上述情况下获得的'供词'在法庭上是否会被认可？"

朱迪想了一会。"我可以找朱哲·西沃博格法官，他是一名理论法学家，目前手里没有太多案件。我想，非胁迫状态下获得的证词不被采信是没有道理的。"

"那就这样吧，朱迪，谢谢您。"

他挂断电话后开心地笑起来，但德让赛的脸沉了下去。"你究竟在说什么？我真的不认为浪费朱迪的时间是个好主意，更别提西沃博格法官了。"

　　说出这些话时，德让赛想她一定伤害了菲利浦，但是他脸上的笑容一点也没减少。

　　"你认为我的想法非常荒谬？好的，首先，你可能不知道西沃博格法官很早之前因心脏病曾来找过我并且被治好了。我想如果他知道我是诉方，至少他会听朱迪把事情说完。"

　　"嗯，但不管他多么欣赏你，他仍会坚持非法得到的信息是毫无价值的。"

　　"好，如果我们需要合法的犯罪供词，就必须再想个办法，是吧？"

　　"菲利浦，你坦白说你到底是怎么想的，或者你只是想折磨我吗？"

　　"告诉你吧，我今天早上会跟某些人谈这个事情。如果明晚你能与我共进晚餐，我会向你解释，怎么样？"

　　"好的，菲利浦，如果你规规矩矩的，我会跟你一起。请一定别惹麻烦。"

　　"处理麻烦是我的专长。"

　　他这么说是对的。

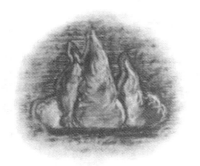

第二十三章

　　菲利浦已确信仅凭目前的证据没人会受理休和邦妮的案件并进行审问。朱迪明确说窃听是非法的。那还能怎么办呢？必须合法地得到休和邦妮的犯罪供词。

　　与朱迪见面后的那个晚上，菲利浦翻来覆去睡不着，努力想解决的办法。他想在第二天给朱迪和德让赛电话前想出个办法。他迷迷糊糊地坐在厨房餐桌上，啜着咖啡，翻看着一堆医学杂志。他通常都喜欢看广告，并奇怪药物公司怎么会愿意付这么多的费用印刷广告。不得不承认，广告做得很好，通常是看起来很健康的人获益于正在被推广销售的某一治疗方法。但愿他自己的患者也看起来那么好。

　　当他浏览美国心脏病学杂志时，他看到了一份 MCM 的广告，这家公司菲利浦非常了解。他非常清楚地记得第一次听说 MCM 时的情景。

　　数年前的一个万圣节晚上，菲利浦正看着孩子们在挨家挨户的收集糖果。那天很潮湿阴冷，但好像只有大人觉得如此，孩子们较着劲看谁得到的糖果多。当电话响起时他正背着一袋子战利品。他条件反射般地接听了，但马上他就后悔了。

电话那头是一位印度籍的心脏科医生，工作时间他都很少打电话给菲利浦，更别提晚上了。艾瑞克·珀塞尔和菲利浦两人共同合作过几个学术课题。如果艾瑞克在业余时间打电话，那说明一定是很重要的事情，但菲利浦还想陪着孩子，毕竟他很少有机会这么做。

"艾瑞克，我和孩子们在一起，他们正在'不给糖就捣乱'呢，能不能明早再打给你？"

"我知道现在打电话不是时候。虽然我的孩子们都长大了，但我还记得万圣节多么重要。我想知道明天下午你能否去一趟华盛顿？"

"明天一整天我都约了患者。什么事情这么重要？"

"是这样的，我为一家叫做移动心脏监护即 MCM 的新公司做顾问。公司建在加利福尼亚，具有非常先进的技术可以实现院外或者任意地方都可持续的患者心脏节律监护。由技术人员通过网络进行心脏节律监测，如有异常可立即通知急救。非常棒，是吧？"

"好吧，艾瑞克，但这些与我明天要去华盛顿有何关系？"

"他们明天将提交资料给 FDA 顾问委员会以期获得审批，他们需要一位医生能陪同前往。我原本要去的，但格劳瑞因严重的泌尿系统感染现正在急诊室呢。他们需要有经验的医生能帮助回答问题，所以我想到了你。你比任何人都清楚 FDA 的那群家伙，知道他们会怎么想。我告诉他们你正是他们需要的人。"

"艾瑞克，我一点也不了解 MCM 公司或他们的产品啊。"

"我早就想到了，我的朋友。MCM 会派一位总经理在明天 9 点钟到您医院办公室接您。在去华盛顿的路上会简要向你介绍他们的产品信息。你有充裕的时间赶到那儿参加下午的约见，之后他们会开车送你返回。"

菲利浦开始动摇了。"涉及到多少信息?"

"实际上没那么复杂。这一系统本身就很清晰,数据很直接。他们预计 FDA 不会难为他们。"

"艾瑞克,我把你当做好朋友才会同意的,但这会扰乱我的日程。"

"菲利浦,我知道这是件麻烦事,但我已经花费了一些时间,希望看到成功。我确信公司会酬谢您的。"

菲利浦努力修改了日程,在医院入口处看到了在等他的加长豪华轿车。当他坐到后座椅上时,一位引人注目、着装讲究的中年男性端给他一杯咖啡、一份热点和简报。

"菲利浦,很高兴见到您,我叫派瑞·麦克斯威尔,是 MCM 的总裁,久仰大名了。非常感谢您的帮助。喝杯咖啡,浏览一下这份材料,之后我会回答您的问题。"

当菲利浦看文件时,派瑞拿出一份今日美国报纸,一页一页地翻着,不时看看菲利浦。

菲利浦很快就得知派瑞是充满活力的。当他八岁时,就在街区组织了割草服务。由于年龄太小不能自己去割草,他就招募了一些年龄大点的孩子,安排顾客,从中收取服务费。

几乎在他生命中的每个阶段派瑞都会想到赚钱的方法。先从小的做起,到中学时就做得比较大了。他的父母坚持让他上大学,但他厌倦了学那些他永远不需要的知识。他生来就是一个创新者,传统的教育根本不适合他。

最终派瑞将兴趣放在了医疗保健方面。他准确地预测到,随着二战后生育高峰期间出生生命的长大和对健康生活方式的关注，卫生保健将成为一门大生意。在此后的 25 年，他成立了七个卫生保健公司，都在五年内获得盈利，目前也都还在运转。他最近的点子就是 MCM，这是当他因心脏疾患躺在家乡圣·迪戈医院的病床上时想到的。

那次突发心脏病对派瑞来说真是个打击。55 岁的他身体很好，他一直以为自己不会患上心脏病。那一次，他正在高尔夫球场发球，突然感到剧烈胸痛，随即跌倒在地。幸运的是，在会所内有自动除颤器，工作人员都接受过培训。他们迅速开展了急救和心肺复苏。他们将除颤器放在派瑞胸前，充电后释放了高能量电击，电流瞬间同步激动了心脏的心肌细胞，使正常的起搏细胞激动得以正常传导而恢复了心脏的正常节律。

急救人员赶到时派瑞恢复了意识。由于救治及时，他没有出现脑损害。他接受了冠状动脉介入治疗，医生告诉他必须在医院留观几天以便能监测他的心脏节律。被困在医院监控心脏跳动几乎让他发疯。

他开始询问护士关于遥控监测如何工作，为什么像他这样的病人必须接受监测？为什么不对低危的病人进行院外监测？如果是因为必须要有能传输数据的方法，那为何不试试应用电话技术呢？派瑞开始召集他所熟悉的电子学、信息处理和蜂窝通信专家。

到他出院时，派瑞已经在着手创建 MCM 了。他给艾瑞克·珀塞尔打电话，此前两人曾经合作过。艾瑞克有很好的商业头脑，对此想法很感兴趣。派瑞想的很对，许多患者必须待在医院只是为了进行心脏监护。院外通过一定手段持续跟踪患者的心脏节律是很有价值的，尤其是对保险公司而言。

"你主要有两重困难，"艾瑞克预测道，"首先是要说服保险公司付费买这项新技术，再者是需要使医生从传统方法转变到尝试新事物。"两个难题是相辅相成的。"只有医生们知道他们会因此项服务得到合适的费用，他们才会应用的。"

派瑞积极地推行 MCM，尽管他的医生和家人都劝他休息。他只有在工作时才会精力充沛，这一新思路对于他的康复是个好办法。六个月内，他申请了专利，建立了公司，在圣地亚哥买了一栋房子，雇佣了主要的人员。年底时，他已生产出样机进行测试了。目前，距离他心脏发病十八个月后，派瑞已在申请 FDA 批准上市的路上了。

菲利浦合上文件。"好主意。我此前看过一些样机的监测，问题在于监测记录不太清楚，这个问题解决得怎么样了？"

"目前还有些小问题，但大部分监测图是清晰可读的。我想最根本的问题在于雇佣并培训技术人员监测并且看懂监测结果。"

"患者的反应如何？"

"患者非常喜欢有人在监测他们心律的设想，他们戏称为守护天使。"

"我明白监测部分，但如果技术人员看到某些严重的信息该怎么办呢？"

"有几种可能。首先，技术人员会给患者和医生打电话。监测装置可以像手提电话一样工作，所以我们可以联系患者，或者他们可以联系我们。如果节律紊乱了，技术人员还可以联系急救，装置内有 GPS 定位系统，所以技术人员可告知急救人员大概的位置。"

"这点很重要。"菲利浦说。

"我们还通过一种步话机系统工作，希望通过激活按键或者当患者发生恶性心律失常事件时能让患者和技术人员相互交谈。"

"听起来好像你已有长远计划了。"

"是的，我们必须得到 FDA 的批准以便推广到市场，这也是请您来的目的。我们需要您陪同拜见 FDA 顾问委员会。"

FDA 定期召集顾问委员会会晤，旨在征求专家对于某一药物或器械的意见。这就减轻了政府的压力。在批准前得到委员会的认可有助于分担产品要退出市场时来自民众和国会的批评。

菲利浦预测说："我想今天不会遇到麻烦，就我看来装置没问题，问题是医生要多久才能接受这一新技术。内科医生通常需要很久才能转变观念，并需要确保在转而应用另一方法时不会承担经济损失。"

"艾瑞克也这么说。我们明白，并且有了一些计划，稍后跟你仔细谈。"

菲利浦的预测是对的。评估 MCM 的委员会成员包括知名的心血管病专家、统计学家和科学家，还有消费者代表参加，以便评估民众是否有兴趣。

委员会一如既往的非常挑剔，但对于派瑞的工作以及已取得的成绩很感兴趣。最终，他们对于患者能被安全地监测很满意。当他们询问菲利浦作为熟悉这一计划的专家有何想法时，他对监护仪以及临床应用中可能会出现的问题给出了一个中肯的评价。经过一整个下午的评议后，委员会建议 FDA 审批通过。

但临床医生对监护仪的接受很慢，也没有很快就得到保险公司的批准。尽管如此，派瑞还是很高兴，并聘请菲利浦作为 MCM 的顾问。菲利浦监管了数个旨在证明监护仪能在不损害患者安全的前提下缩短住院时间的研究。

研究解决了 MCM 的最后困惑。保险公司付费得到批准后，医生开始购买。这成为派瑞·麦克斯威尔的另一成功事迹。这次，他决定不再卖掉公司。他想要拓展到监测诸如血压和体内液体水平等一些参数上。

菲利浦从派瑞和他的团队身上学到了很多生意方面的知识。他致力于培训技术人员以识别患者发生的心律失常。阅读杂志上的广告时他脑海中还重现了很多令人愉快的记忆。他记得派瑞曾经说过监护仪具有传输语音的功能，现在的装置又怎么样了呢？

菲利浦给在圣地亚哥的派瑞打电话。派瑞的秘书说他不在，但补充说："萨凯斯医生，我可以给您他的移动电话号码，您可以直接打电话给他。"

大多数高尔夫球手很讨厌被打扰，但派瑞不会。菲利浦与他一起打过几次高尔夫，惊奇于派瑞能放下电话，击出很棒的一杆，然后继续交谈。这次，当菲利浦找到派瑞时，派瑞正站在鹈鹕湾第十洞的发球区准备大战后九洞呢。

"菲利浦，天气怎么样？这儿24度，阳光明媚，我正打到今年最好成绩的中场呢。"

"嗯，天气非常棒，让人羡慕。"

派瑞笑着说："我告诉过你来我这儿工作并搬到这儿来。有什么需要我做的么，菲利浦？"

"派瑞，请教个问题：数年前你曾说MCM最终会具有对讲机的功能，现在怎么样了？"

"监护仪内部确实有个电话，但还不能对讲。我们准备组建一个平台，一旦患者发生严重的心律失常，将激活电话，使患者与监测中心直接对话。监护仪内已有相应的软件，工程师将它命名为 IVT 即直接语音传输，所要做的仅仅是在盒子上再安装一个按钮。"

"测试过了吗?"

"测试过了。对于工程师而言像孩子的游戏一样简单，但关键问题是牵涉到隐私事宜。我想患者不希望有位技术人员会记录他们枕边的悄悄话，这个问题必须谨慎处理。"

"你能为一项特别任务生产出具有 IVT 功能的监护仪吗?"

"我想可以，但目前该功能尚未通过审批，所以在使用前必须向使用者特别说明。你有什么主意?"

"还不清楚。只是想知道能否弄到几台这种仪器。"

"菲利浦，你帮过我们，我绝不会拒绝你。如果没有你，说不定就没有 MCM。我最大的遗憾是你没能和我们一起分享成功。"

"很惭愧，但那不是你的问题。"菲利浦在官司判决后失去了 MCM 的股票。派瑞知道菲利浦的案子，但难以启齿。菲利浦打断了令人尴尬的沉默，问道，"如果我需要几台这样的监护仪，要多久才行?"

"几天吧。任何应用者必须清楚这只是样机并且该机器具有 IVT 功能，我不想惹上官司。"

"我保证一切会按正轨进行。我有几个特殊病例，机器的新功能正好适合。"

"如果你想买，直接打电话给嘉米·斯科特，你记得她吧?"

"当然记得，我做顾问时她是监测部门的总经理。"

"目前她负责整个公司，她可以授权生产样机并出售给你。"

与嘉米·斯科特的接触是个突破。她非常能干，此前菲利浦曾与她共过事。她以铁腕手段领导着监测中心。嘉米进入公司前曾是一名护士，明白患者保健是怎么回事。

挂断电话后，菲利浦坐在沙发上发了数小时的呆，在便签本上写下一些要点，随后去德让赛的办公室给朱迪打了电话。监护仪的改进使他可以记录休和邦妮间的谈话，但怎么让休·汉姆林接受 MCM 的监护仪呢？怎么能够记录下可以证明他们有罪的证据呢？菲利浦还需要得到一些人的帮助才能设置一个成功的陷阱。

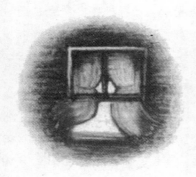

第二十四章

第二天早上醒来时，菲利浦脑海中闪过千思万绪。他相信会成功得到同事们的帮助，但还需要制定出具体的细节。

菲利浦还知道休·汉姆林的一些情况有助于成功设置这个陷阱。亨利·王是格莱德温纪念医院的一名内科医生，他曾是休的主治医师。亨利喜欢交谈，曾告诉菲利浦休总疑心自己得了心脏病，强迫症一样总说这儿疼那儿疼，期望医生保证他非常健康。

亨利·王在格莱德温纪念医院里是个传奇人物。他是中国移民的第一代后代，以优异成绩毕业于医学院校，并获得了微生物学的博士学位。他不愿做高薪的专科医生，而选择了成为传统的内科医生。在 GMH 工作不足一年时，他的照片就登上了美兰社区杂志的封面，被评为年度最佳能手，此后他的诊所人满为患。在此之前，亚裔医生获得最佳医生奖基本上是不可能的。

亨利很谦恭地接受了这一奖项。他一如既往地工作。看一个新患者需花费一个小时，只要老患者有需要他就会陪伴他们。这不是个赚钱的方法，但很早之前亨利就决定了不把赚钱作为从事医疗行业的动机和出发点。他工作很长时间，一丝不苟地查阅实验检查结果，跟患者电话交谈到很晚。他喜欢单独工作，拒绝雇佣助手。他的妻子萨迪承担前台工作，像欢迎家人一样招呼着他的患者。

约见亨利很难，甚至难于在美国职业橄榄球锦标赛时买到前排票。亨利会优先安排 GMH 内部员工的求诊，所以菲利浦还可以以患者的身份约见到他。菲利浦曾经为休的事情给亨利打过电话。那是在一次莫伊拉看病时，休说他需要找到一名好医生来解决他的医学难题。亨利给休看过病后，休几乎每天都会问大大小小的问题。

亨利和菲利浦就很多患者的问题进行过交流。在休看过几次门诊后，亨利就告诉菲利浦休的神经质和疑病症。那时，菲利浦更关注莫伊拉的健康，没太在意休的事情。之所以听亨利说关于休的事情，与其说是好奇，还不如说是出于礼貌。

"我告诉你，菲利浦，那家伙是个偏执狂。他每天都会打电话到我的诊室，诉说这儿疼那儿疼。我简直不敢想象，如果这家伙真的有了心脏病后会怎么样。"

"那他到底有没有问题呢？"

"唯一的问题也就是偶发的室性期前收缩。"

"他能感觉得到早搏吗？他感觉心悸吗？"

"实际上他确实能感觉到，这种感觉让他发狂。我转诊请心血管部门的医生看过，我记得是米兰。他接受了运动试验和超声心动图检查，结果都是正常的，因此米兰让他回到我这儿，说不需要再做什么，观察即可。"

菲利浦不知道休·汉姆林的疑神疑鬼有多大程度与莫伊拉的疾病有关。他决定不把这件事情告诉莫伊拉，事情也就到此为止了。

在此之后，休对菲利浦提起了诉讼。亨利给菲利浦打过数次电话表达了同情，但菲利浦从未回复过。整件事情令亨利很尴尬。"我很羞愧于做休的医生，我感觉自己像个叛徒。"亨利曾这样说。

"他不是个好相处的人。"菲利浦说。

亨利说了他内心多么矛盾。"我真的很想甩掉这个混蛋，但我的原则是我不会将患者拒之门外，除非患者恢复了健康或者是他们自主选择结束医患关系，而休没有这样做，是吧？"

"是的，他需要像你一样耐心的医生。亨利，我尊重你的原则以及你对患者的忠诚。"

菲利浦还记得那次对话，明白他必须依赖于亨利和休的关系以便能实施他的计划。

菲利浦决定午餐时间顺路去亨利办公室。他知道那会儿亨利会做些文书工作，办公室员工会去咖啡厅。菲利浦不想让亨利的护士或秘书知道此次来访。而且，他要问亨利一些棘手的问题，不想被打扰。

菲利浦看到亨利时他正如往常一样穿着洗得笔挺的衬衣、系着领带、穿着毛衣背心。他正通过电话跟一位紧张的患者谈话，反复地告诉患者说没得肿瘤。最终他解脱出来，跟菲利浦打招呼。

"你知道，担心得了某个病跟真正得了病一样糟糕。谢天谢地我在医学院时修了所有的心理学课程。我花费了大量时间安慰那些健康的人说他们没得病很健康。现在，我亲爱的萨凯斯医生，大驾光临有何指教？"

他们以前总这么调侃，这让菲利浦想起了那些快乐的日子。

"你问的还真巧，亲爱的王。我来是想问你，你是否还想报复你那个最偏执的患者。我给你提供个机会可以让他噩梦连连。"

"休·汉姆林？"

"看你跟我多么心有灵犀。我来是想问你，你是否愿意让休相信你正在为他该死的早搏担心。"

"我可以知道是为什么吗？"

"当然，我掌握了一些信息证明休·汉姆林和他的第二任妻子与莫伊拉·汉姆林的死有关。"

亨利差点从椅子上跳起来。"他的第一任妻子？你是说他谋杀了莫伊拉？"

菲利浦笑起来道："我就知道你会有这样的反应。听起来像个离奇故事。"

"可以理解，他嫁祸于你，让你惹上了官司？"

"是的，毁了我的生活。"

菲利浦看着亨利一边用铅笔在便签纸上涂鸦，一边让自己平静下来。"我尊敬的同事，假如说为了进一步的调查或者为了我们之间的感情，我同意帮助你，那下一步该怎么做呢？"

"实际上很简单，王。我所希望的只是让你建议汉姆林先生再去看米兰·库克医生的门诊接受评估。"

"我就只需要这么做？"

"是的，目前我只需要你这样做。近日著名的汉姆林先生会来看门诊吗？"

"我想他很快会来的。我可以让萨迪电话通知他，说我下周要见他。"

"那太好了。你可以做个心电图，随便说些什么，找个借口让他去看米兰医生。"

"好的，菲利浦，"亨利说道，"我可以为你如此做，但可不可以问一下你是怎么怀疑上休的？"

"说来话长，我不想把你牵涉进来。与其说是我怀疑上他，还不如说是休·汉姆林需要为他的所作所为付出代价。"

"好，善有善报恶有恶报是我喜欢的信条。我必须假定你是对的。"

"我有许多间接证据，但还需要他自露马脚，就是这样的。亨利，"菲利浦正色说道，"不是报复使然。"

"菲利浦，我们可能会违反医学伦理的某一原则。我知道你曾经是医生，但仍然对此有所担心。我很难做到去利用我的患者。"

亨利的反应在菲利浦预料之中。但他又说："另一方面，我信任你菲利浦。你是一个好人，如果你怀疑休可能杀害了莫伊拉，我相信。我会尽力帮助你。"

"亨利，非常感谢你。当你提出转诊时请告诉我，以便确认米兰已经准备好了。所有的完成之后，如果出了什么问题，我保证我会负全责。你可以说你只是转诊病人，其他什么都不知道。"

"我不想卷入麻烦，但发生在你身上的事情听起来很可怕，我理解为何你会追查这事。我会帮你。"

菲利浦哽咽着，他控制着要拥抱亨利的冲动，转而以一副玩笑的口吻说："亲爱的王，这事很重要，我会感谢你。"

亨利点点头。菲利浦很快离开了办公室。他需要在与他以前的同事米兰·库克见面前让自己安静下来。

米兰的故事是另一个美国梦的例子。他生于南斯拉夫，在那儿接受教育直至内战导致国家分裂。高中毕业后，米兰入伍成为了一名步兵卫生员。战争爆发时，他就职于一所战地医院。屠杀很恐怖，米兰不得不救治成百上千的重伤人员，看着他们大多心怀恐惧地慢慢死去，就是这样的经历让米兰决定离开南斯拉夫。

在军队服役两年后，米兰被批准可出国上大学。他申请了德国和法国的大学，被汉堡接收，并在六年后毕业获得了医学学位。他做了数项工作以便能偿还大学学费。偿清学费后他决定到美国求学。发出数以百计的申请信后，他获得了在康涅狄格州一座小型医院做三流实习医生的机会。

一看到美国提供的医疗服务，米兰就决定要留在美国，但在当时是无法实现的。成千上万的医生从其他国家移民至美国，怀揣着相同的梦想，但工作职位是有限的。米兰的优势在于他的坚强意志和有一位聪明的代理律师。米兰发表的数篇关于心律失常研究的重要论文也有所帮助。在数个最好的医院完成培训后，他获得了由菲利浦授予的一个格莱德温纪念医院的职位。

米兰是个性情温顺的大个子，东欧口音很重，很幽默，乐观向上，他的经历使他感恩每一天。

米兰的技术很棒，可以将导管放置在恰当的位置来消融药物治疗无效的心律失常。菲利浦本想培养米兰接替自己的工作成为心律失常部门的负责人，但不想这一预想引起了混乱。米兰本身在政治上并不强势，再说对这个职位也不是太热切。最终他没能接替主任岗位，败于一位资历较深但才能略逊的同事。米兰非常有风度地接受了这一决定。

与亨利·王不同，米兰不在诊室内花费很长时间。他通常尽可能早地回到位于新泽西州的家中。为了与米兰的谈话不被打扰，菲利浦必须去米兰家。菲利浦打电话时是米兰的妻子克里斯缇娜接听的。

"菲利浦，近来好吗？好久不见了。"

菲利浦很少关注员工的配偶，但对克里斯缇娜产生了好感。她来自东欧一个富有的家庭，彬彬有礼，是家里的掌上明珠。她尊重菲利浦，感谢菲利浦为米兰所做的一切。

"克里斯缇娜，很高兴再听到你的声音。我逐渐好起来了。你和孩子们怎么样了？"

"很好，我们一家去度假刚回来。孩子们参加了很多活动，你实在想象不出会有多少。我们是不是可以见到你？"

"实际上，我正准备问今晚能否跟米兰见面呢。"

"好啊，他现在去网球馆接艾丽克斯去了，应该很快能到家，一起吃晚餐吧？"

"很感谢你，克里斯缇娜，但我晚上还有约会，改天一定践约。今天什么时间方便？"

"晚上七点吧，到时见。"

当菲利浦开车经过通往新泽西的本·富兰克林大桥时，他进一步酝酿下一步计划。出了事情怎么办？尽管他会负全责，但不确定是否可以保证亨利和米兰的安全。就因为想不出可以证明休和邦妮有罪的方法，就让亨利和米兰去冒险，这公平吗？

库克的家临近派巴隆，离大桥约 25 分钟的车程。米兰和克里斯缇娜在那儿买了土地，为他们的孩子和时常到访的克里斯缇娜家族成员们修建了一座宽敞、舒适的房子。有很大的院子、网球场和足够多的活动空地。艾丽克斯是他们唯一的儿子，是个网球运动员。

米兰正在播放着苏格兰经典音乐的客厅里休息。他紧紧地拥抱了菲利浦。克里斯缇娜从厨房中跑出来，也热泪盈眶地给了菲利浦一个热情的拥抱。菲利浦坐在沙发上，端着一杯勃艮第葡萄酒，简要介绍了裁决后的生活，概括了为证明自己清白而在做的一些事情。他本不想要克里斯缇娜参与这次谈话，但发现米兰不准备再跟她谈论这事。她或许最好能直接听到菲利浦说清事情的来龙去脉。

讲完后，米兰摇头说："你认为汉姆林这家伙和邦妮·罗曼努密谋杀死了他的妻子，并嫁祸于你？这听来不可信。"

"是的，这个故事听起来很荒诞，因此我们要证实它也很难。所有的间接证据都指向他们，但没有人证，没有谋杀武器，没有物证。我唯一的希望是他们自己承认。"

克里斯缇娜插话说："该怎么做呢？"

"必须当他们谈话时'挖掘'出证据，我会努力通过合法途径找到证据以保证被法庭采纳。有一位律师在帮助我，她父亲是私家侦探。我们得到了蒙哥马利郡一位检察官助手的帮助。他们都认为安装窃听器或者窃听电话很愚蠢，我们准备使用 MCM。"

米兰曾经用这类仪器来评估患者接受消融治疗后遗留的症状是否是心律失常复发。他的好奇心被挑起。"我不明白。怎么能通过记录某人的心电图而证实他们有罪呢？"

菲利浦解释了 MCM 仪器所具有的步话机功能。"如果休出现了心律紊乱，且我们能安装这样的仪器在他家里，那么 IVT 功能将被激活并且记录他与邦妮的谈话。"

"你想让我劝说休·汉姆林同意在家应用这种仪器？"

"是的。他还需要签署关于声音记录的知情同意书。我寄希望于他不会太仔细地阅读。"

"那么，我怎么可以见到休·汉姆林并劝他这么做呢？"

"这很简单。亨利·王已经注意到了他心电图上的早搏。他会告诉休他需要来看你的门诊，到时就需要你推荐 MCM 仪器。"

克里斯缇娜明白了这个想法。"菲利浦，太棒了，能成功的。"

菲利浦很高兴得到了正面的反馈，但克里斯缇娜和米兰需要了解其中的风险。"如果出了问题，我会负全责。你只要否认知道这一特殊仪器的任何事情即可，你只是给了个建议。"

米兰静静地坐着。最终，他放下酒杯，向前靠了靠。"听着，菲利浦，除非你被枪杀或者差点被杀死，才会被这些人吓倒。我经历过很多可怕的事情，这不算什么。你是我的朋友，正请求我的帮助。我会帮助你的，如果以后发生了什么事情，我们会一起处理。这些客气的话以后不要再说了。"

菲利浦被感动了。"米兰，非常感谢，我希望有一天能报答你。"

克里斯缇娜站起来，再次拥抱了菲利浦。菲利浦眼含热泪地跟他们互道再见。在车上，菲利浦给德让赛打了电话，约好在第 16 大街烤肉酒吧见面。那间酒吧很吵闹，烟雾缭绕，但德让赛先到了那儿，找到了一张空桌位，那儿的光线相对暗一些，音乐也柔和一些。通过菲利浦轻松的脚步声，德让赛能分辨出他有了好消息。

"你看起来很高兴，成功了吗？"

"是的，我对人性本善的信仰还没有完全恢复，但至少好点了。"

菲利浦点了一瓶白酒，告诉了德让赛关于亨利和米兰的事情。在菲利浦解释整个计划时，德让赛面露担忧之色。菲利浦一说完，德让赛就握住了他的手。

"菲利浦，我知道你已经尽力了，但我实在是担心其中的合法性。"

菲利浦失控地大声嚷起来："我真不明白为什么你会这么说。到时会签署一份免责声明书，怎么会又不合法了呢？"

"别生气，这涉嫌欺骗，菲利浦。他们会争论说不知道这会侵犯他们的隐私。"

"好吧，但我不同意，"菲利浦激动地说，"如果如期施行这个计划，MCM 的技术人员会在她认为必要时记录谈话，这应该是可以的。"

德让赛不愿老是唱反调，不愿激起菲利浦的怒火。她期望的是浪漫的夜晚。"好吧，别再说这事了，明天先征求朱迪的意见，或许她知道西沃博格法官会怎么处理。"

"有道理，"菲利浦同意地说道，"我们明天早上给朱迪打电话，我会尽可能地说清楚。"他的语气再次变得生硬起来，不过比刚才稍微好点。"你今天怎么样？"菲利浦随口问道。

"刚开始还挺顺利，直到五点时维森特·罗曼努打电话给我问事情进行得怎么样了。"

"你告诉他什么了？"

"我能告诉他什么？当然是什么也没说。但他一直追着我，要我几天后告诉他。他说他的家人要据此确定何时执行裁决。"

"听起来很有道理。"

德让赛几乎跳起来吼道："合情合理？你疯了吗？那些人是玩真的，菲利浦，他们定期联系我实际上是在逼疯我。不论他们站在谁的立场，都让我很害怕。我不想跟他们扯上关系，但现在他们老是打电话给我。"

菲利浦透过眼镜看她，避免直接眼神的接触。他非常生气，他恨恨地说："直接告诉他们事实，把维森特的号码告诉我，就像我以前说的那样，我会每隔几天就给他们电话，这样你就不用再担心了。"

"这可能有用，那些人恐吓我。"

"我会小心。现在，我们看看特别节目，享用晚餐，之后我送你回家。你太紧张了，需要放松一下。"

"上帝啊，菲利浦，我不知道我还能坚持多久。"

"我明白。我们很快就不用再受这样的煎熬了。"菲利浦轻拍着德让赛的手说，心里也不确定何时才是尽头。

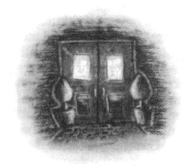

第二十五章

　　菲利浦和德让赛整晚都在一起，但却没睡多长时间。以前，当他们初次见面时，俩人都因内疚而受折磨。菲利浦苦苦思念南希，而德让赛，一个从未想到会破坏别人家庭的人，正陷入勾引一个已婚男人的深深懊悔之中。他们的爱情已经被巨大的感情负担所破坏。

　　今晚则是另一件事。德让赛以从未想过的方式回应了菲利浦，而她的欢吟又进一步鼓舞了他。当她注视着窗外的朝阳升起，她想知道，菲利浦如此强烈的甚至略带粗暴的性爱方式暗示他是否会对那些毁了他生活的人做出一些有敌意的事情。

　　当7点闹钟响起时，他们俩都精疲力竭了，但精神都还好。在厨房，菲利浦穿着平角短裤在角落喝咖啡，同时看着德让赛烤面包圈。他观察到："这是最近我所过的第一个安静的通宵。"

　　她嘲弄般地向他笑了笑。

　　"你是我遇到过的唯一让我一直清醒的女性。"

　　"这样一个大谎言太过时了。"

　　"我向你保证，谎言是律师的专利，我们医生总是很真诚的。"

"据我所知并不是完全如此，我对后半句有所保留——而律师总是那样做。为什么我们不尽快联系朱迪，那样我就可以去做我自己的事了，有一大堆的事在等着我。"

菲利浦以前对朱迪解释过 MCM 计划，并设计了他的朋友在其中所扮演的角色。其中的关键场景是让休相信有充足的理由接受器械。接着米兰和亨利出场，而后休就会因恐惧而说出我们想要听到的东西。

相对于德让赛的困惑，朱迪是非常乐观的。"这有一点欺骗的成分，但不是完全的法律范畴之外。例如，当联邦探员设置圈套后，目标就会被欺骗，但只要他们的隐私没有被侵犯，他们的言论出于自愿，他们的有罪供认就会被作为证据。"

德让赛并没有被说服。"怎么可能在他们不知情的情况下在他们房间中安装窃听电话或其他记录装备呢？"

"是，也不是。说是，是因为他们不会意识到你正在记录；说不是，是因为休·汉姆林将签署一份同意书，其中明确声明，如果需要沟通，这项技术可能激活一个声音通道，而这将揭示他们的罪行，我相信法庭会采用他们的'坦白'作为证据。"

德让赛仍在坚持，"但他被两个医生欺骗，且 MCM 的人会得到警告并按指令激活器械，这不会干扰你吗？"

"仅在某种程度上，你是在伤害帮助你的人。理论上，他们可以被认为以医生或服务提供商为幌子而故意欺骗休·汉姆林。只要这两个医生说他们所做的仅仅是依靠病情作出的适当医疗决定，他们就没事。我从来不会让他们隐瞒设备内有通话'圈套'的事。事实上，即使他们隐瞒了这一点，也并没有任何记录档案能指证他们所做的，他们可以就此反驳任何试图挑衅他们的人。"

朱迪停了一下以观察德让赛和菲利浦是否同意她的观点。"MCM发明了一个机器，他们正准备为病人使用，而休恰好是需要人群之一。但这个器械已被改装成可以在需要时直接与休交流的设备，并以磁带记录下这些内容是非常有理由的；救护车和警察调度员会全程调阅这些资料，这些记录还会被用于刑事案件。因此应用合理这部分是没有问题的。问题是为什么休·汉姆林会使用这种器械的新版本？"

菲利浦点头道："是的，我估计我也会问自己这个问题。"

朱迪笑了，"那好办，如果公司决定做一个研究并提供这样一台器械给几十个类似的患者，而休·汉姆林恰好是其中之一，这就不会使 MCM 的任何人有诱惑的嫌疑。记住，我并不提倡这样做，我只是告诉你类似的安全手段"。

菲利浦很欣赏这个想法，"这样也可以使技术人员获得更多使用这种新器械的经验。"

"当你提到一项研究，你是不是指对器械某些特性的可行性验证，即已经被发明但还未应用的特性？"德让赛问道。

"这是一个很好的方法，"朱迪回答道，"如果你这么想，你就不太会步休·汉姆林的后尘。"

当朱迪安排法律事项时，德让赛聚精会神地听着。毕竟计划可能会实施。"朱迪，我们下一步如何做？"

"我计划下午去拜会西沃博格法官。菲利浦，我想最好告诉法官谁涉案其中，而不是作为假设来呈现案例。我会使他相信我所说的一切。"

"我曾在办公室见过西沃博格法官，他看起来是个很友善的人。你怎么看，德让赛？"

"这并不使我兴奋，但最重要的是集合大家的经验以得到正确的意见。西沃博格法官应该理解她所谈论的内容。朱迪，只要你能保证不泄密，我就支持你去。"

"没问题，完事后我会给你俩打电话。"

朱迪·托马斯从未与西沃博格法官进行过一对一的会谈，区助理律师与高级法官进行会谈是不常见的。因此当她在约定的 3 点进入法官办公室时还是有些紧张。法官已经脱掉了长袍，正在办公桌后仔细阅读文件。他的身影引人注目，就像仍处于良好状态的前运动员。他露出了欢迎的微笑。

"要来点饮料吗，托马斯女士？"

"不，谢谢法官阁下，我很好。"

"你是要告诉我一个假设的案例以及如何使它看起来合法吗？"

"法官阁下，如果您能接受，我将呈现案件的真相，并指出作案者，这可能会帮您获得一个更好的视角。"

"我对此无异议，我会为你保密的。"

"谢谢您，法官阁下。来找我的那个人是菲利浦·萨凯斯。您记得他吗？"

"那个 GMH 的心脏学家？"

"是的，他以前是 GMH 的心脏学家，后来因为一件医疗事故被起诉而失去了生计。"

"我记起来了。如果我没记错的话，我在费城听说过这个案件，休·汉姆林的妻子死了。这个裁决有什么问题吗？"

"是的，菲利浦·萨凯斯输掉了官司、生计、婚姻，并远离了他的专业。"

"我作为患者认识他很久了，他的行为很专业但有点冷淡，我对所发生的事情感到很惊讶。"

"法官阁下，根据萨凯斯医生和他的律师所提供的情况，莫伊拉·汉姆林并非自然死亡，他有理由相信休·汉姆林谋杀了他的妻子。"

"什么，你不是开玩笑吧！那可是个杰出的家庭。汉姆林先生有什么理由这样做？"

"那是男人最古老的理由——休·汉姆林另有新欢。菲利浦·萨凯斯认为他杀了他妻子以迎娶他的情妇。"

"为什么不离婚呢？"

"问得好。休曾经签了一份过分慷慨的婚前协议，一旦离婚他将会失去大部分财富。因为一旦他另有新欢，莫伊拉就是受害者，自然休就失去了对孩子的抚养权。因此，休和他的情妇就策划了这个他们认为是万无一失的计划。"

"他的情妇是谁？"

"一个名叫邦妮·罗曼努的女人，法官阁下。"

朱迪继续回顾证据。她仔细排除了罗曼努家族与约翰死亡的关系，另外试图证实其参与菲利浦案件的可能性。她说，这件风流韵事很容易证实。

朱迪同时强调了邦妮的药品公司与莫伊拉死亡时血液中高抗组胺药水平的关系。她对西沃博格法官详细解释了莫伊拉药物问题的复杂性，并强调如果他不了解长 QT 综合征，他就不会明白为什么莫伊拉会被杀死。

西沃博格法官静静地倾听，没有从中打断。他扬起了眉毛，并不时点头，但并未流露他的想法。当朱迪讲述完，他从桌后转出来，坐在朱迪旁边，并以肘支膝。

"朱迪，这真是一个我从未听过的不可思议的故事。如果它是真的，那真是一桩极为可耻的犯罪。这使我不但未将这些人绳之以法，而且使一名医生蒙受不白之冤。但是朱迪，目前你所掌握的并不能证实他们的罪行，你可能也意识到了这一点。"

"我了解，法官阁下，这也正是今天我来这里的原因。因为事情已经过去了很长时间，莫伊拉的尸体已经火化，不可能从中发现任何证据。就这一点，我不认为地方检察官会签署逮捕令。如果我们申请进行一次调查，对休和邦妮进行询问，这一切只能使他们更加警觉。让他们接受审判的唯一方法是他们承认自己的罪行。萨凯斯医生已经想到了一个特殊的办法以达到此目的，我只能说这个方法在法律上是有争议的。我想知道以此方法获得的证据是否能被法庭采信。"朱迪随后描述了 MCM 技术以及菲利浦的希望所在——即时声音传送功能。

西沃博格法官缓慢而审慎地回答道："这项技术超出了法律曾经所遇到的问题，就我的理解，最根本的问题是通过 MCM 记录器的声音激活功能所获得的休和邦妮害死莫伊拉的证据是否能被法庭采信并用以指控他们，对不对？"

"是的，法官阁下，当休·汉姆林了解其功能后将按照自己的意愿同意使用这个器械。"

"按你所说，这项功能也会被用于 MCM 的其他患者，休·汉姆林并不是特殊的那个?"

"是的,这项功能仅在入选者出现心律失常时才被激活,这对与汉姆林沟通是十分重要的。"

"以休·汉姆林所患的心脏疾病需要配备这种器械吗?有医生建议他配置这种器械吗?"

"是的,汉姆林有心律问题,曾因此看过专家,而且他的内科医生也建议他去那个专家处复诊。"

西沃博格法官坐回了他的座位,仔细考虑朱迪的话。他凝视着天花板说:"我不想知道你所说的那些,也不想知道医生所知道的那些,但我想假定如果他们不按菲利浦·萨凯斯或其他人想的那样做呢?"

朱迪回避了这个问题。"萨凯斯不会从其他医生那里获取信息以损害患者的隐私权。过去休·汉姆林就其心律问题多次征求过萨凯斯医生的意见。因此对萨凯斯来说,他早知道其心律情况。"

"什么使你确信你会得到其犯罪的声明?是否有点不着边际?"

"法官阁下,这是一个重要的问题,我也曾经问过自己。萨凯斯相信心理压力可以触发很多心律失常,并相信休·汉姆林因其内疚对妻子的犯罪可能会出现心律失常问题,与其共犯交谈也可能会诱发心律失常,因此,他们所做过的事情的一些信息就可能在将来的某时出现。"

"看起来你已经完成了你的任务,托马斯女士。"

朱迪看着地板,红着脸说:"是的,法官阁下,我相信这是一个重要的案件,然而,这只是冰山一角。"

西沃博格法官笑了,"是的,你是否想过结果,如果你是错的呢?"

"如果我错了,我们也并没失去什么,休·汉姆林的公民权也没有被侵犯。另一方面,就如您所指出的,如果我们不这么做,休和邦妮就可能逍遥法外,不能因其杀害一个孩子的无辜母亲而受到惩罚。"

西沃博格法官一边望着窗外,一边摸着下巴。经过短暂的沉默,他转向朱迪。

"还有很多事情尚需推敲,我需要一段时间思考并做一些司法研究,你的时间是如何安排的?"

"下周早些时候,休·汉姆林计划看过他的内科医生后,去看专家,而后就需要配备器械了,因此萨凯斯医生希望一周内敲定这个计划。"

"那好,今天是周三,我的一个办事员在这,明天下午我有一些时间进行阅读和研究。你周五过来怎么样?到时我告诉你我的决定。"

"法官阁下,那太好了,我不可能要求更多了。"

法官迎向朱迪的目光,"我想帮助你,朱迪,但这并不容易,我们必须平衡公民权利和调查犯罪并将其绳之以法的愿望。一项新技术可用于几个目的,有些对受用者有帮助,有些则侵犯了他们的隐私。我想尽我所能去寻找先例,但我不能保证什么。"

"我理解,法官阁下,萨凯斯医生已经表示遵从您的决定,仅在您同意的框架下行事。"

"那很好,我猜想,一旦你获得了那些记录,你就将会进行起诉。"

"是的，法官阁下，我已经报告了我的上级，一旦我们记录到了犯罪供状，他们就会以一级谋杀罪起诉休和邦妮。"

"很好，"法官站起身，暗示会谈的结束。他按着朱迪的肩膀以强调他所说的话。"朱迪，毋庸置疑，我们在这所做的任何决定都必须保密。我知道你要把我们刚才所讨论的告诉菲利浦·萨凯斯和他的律师，但这是不允许的。在这件事情上没有法庭颁令授权这项纪录，因此没有人知道应该怎么做。你明白了吗？"

"是的，我明白了。"

朱迪离开了法官办公室，并约定周五早上7点再来拜访。在她离开后，她拨通了德让赛办公室的电话，安排晚上6点与菲利浦和德让赛见面。

当朱迪到办公室时，菲利浦和德让赛正焦急地等待着。她把大衣扔在椅子上，立即直奔主题。"法官被这件事震惊了，他知道汉姆林家很有声望，但我所说的和他印象中的并不一样。他一开始的反应和我们预料的一样——不相信。这就需要我们做更多的工作以证实这件案子。另一方面，他也理解了用这种激进方法获得自供的合理性。"

菲利浦毫不掩饰，"他究竟说了什么？计划合法吗？"

"他承认没有法律先例，但他会做一些研究并仔细思考这件事。"

"哦，好吧，又要等很长时间了。"

朱迪安慰道："放松些，菲利浦，法官知道他需要尽快给我们决定。他已经计划周五早上与我再次会谈。我希望那时我们能得到一个明确的答案。"

菲利浦绕着办公室跳了起来，朱迪所说的每件事都让他焦躁不安。这件诉讼已经过去两年了，对他而言，无异于无尽的折磨。德让赛试图保持冷静，"朱迪"，她问道，"你感觉他会怎么做？"

"有三种可能。他可能让我们忘掉这件事情；可能告诉我们有机会去挑战一下法律；还可能颁布一项法庭条例以批准我们的录音。最后一个是不可能的。我们给他的建议将严格保密，他也会否认听到过这些。"

"我想他不会反对你的计划。他不想看到一个凶手逍遥法外，因此他会让你做这件事。守口如瓶是他的优点。如果一旦计划泄露，他就会声称他对此一无所知。这就是我的看法。"

当菲利浦想到下周执行计划所要做的那些事情，就有些心烦意乱了。德让赛想让菲利浦保持专注，"菲利浦，你必须冷静下来，要么执行计划，要么中止计划，你必须把你全部的智慧都投入进去。我们仅有一次机会对付休和邦妮。如果我们不能得到所需要的记录，我们就完了，而他们就会逍遥法外。更糟糕的是，如果他们有所察觉或你有一招不慎，他们就会找到我们。你越紧张，就越有可能失败，明白吗？"

菲利浦砰然入座并点头称是。信息已经沟通完了，他意识到计划一旦成功，将把他和许多他所关心的人置于一个危险的境地。他们希望他的责任和案件的压力不会影响他关键时刻发挥作用的能力。尽管很困难，但机会终将会到来。

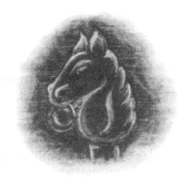

第二十六章

朱迪在周五早上拜会了西沃博格法官。不出所料，他并没有找到先例。他告诉朱迪使用录音带对谈话进行录音可能是允许的。

"如你所知，在没有先例的时候，很多就要依靠案件的当事人。如果有人认为民权自由更重要，他就会禁止录音。相反，如果他认为将凶手绳之以法更重要，他就可能允许录音。就我而言，我不会禁止它，但这都没关系，因为我并不知晓这个案件。"

这是朱迪预料之中的回答，但她仍想了解得更全面一些。"如果这个决定如此主观，上诉法庭会不会否定它？"

"我已经反复思考过这个问题，回顾与录音相关的案件，本州的上诉法庭更倾向于维持对被告的判决。这也暗示了法庭对待重犯的态度。即便证据不被接受，被告要推翻判决也很困难。"

"那会影响下级法院的判决吗？"

"当然，没有法官想要被推翻判决。但蒙哥马利县的法官一向反对犯罪，他们的选民喜欢这样。因此总体来说，他们富有同情心。但我不能说所有的法官都是这样。"

"我想你无法得知谁会得到这项任命。"

"是的，我无法告知你。这个案件非常复杂，作为首席法官，我有一定自由裁量权。但我不会以任何方式干预此案的任命，虽然我们有过这些交流。"

"谢谢法官阁下，正如我所料。"

西沃博格法官感受到了朱迪的焦虑。"非常抱歉，我不能更确定其他东西。我想，如果我处在你的位置，只要地方检察官同意，我就会执行你的计划。如果你不能得到录音证据，你的当事人将不得不面对这个事实并离开。如果你得到了，我想地方检察官会同意授权。而后法庭会决定是否将此案提交陪审团。"

朱迪松了口气。"那太好了，法官阁下。虽然没有您的明确指示，但我确信这个计划会继续执行。我再次感谢您的帮助和宝贵时间。"她由衷地说道，"我确信您会查明一切。"他回答道："我一向如此，朱迪。"

当她离开法院的时候，朱迪知道要立即到菲利浦那，她知道他要做的决定。

事实上，菲利浦已经开始询问派瑞·麦克斯威尔是否可以同MCM 监护中心主任嘉米·斯科特会面，以开始制定他们的计划。派瑞已经通知嘉米，菲利浦想就 MCM 器械的 IVT（即刻声音传输）功能做一项可行性研究。他告诉嘉米，菲利浦·萨凯斯将作为顾问协助执行这项研究，帮助建立系统，并安排合适的医生参与。

嘉米很惊讶，"我听说菲利浦曾经卷入了一些法律纠纷，被禁止从事相应工作。"

派瑞再次向他保证。"这是一个不在编的顾问,我保证不会危及公司和你。我只是需要菲利浦参与几天,以使我们尽快开展研究。名义上,我们将自己实施这项计划并处理结果,并没有他的参与,但我仍想让你和他一起工作,让他成为你解决问题的主要帮手。"

嘉米不太情愿。她曾与菲利浦一起工作过,但她并不喜欢菲利浦。虽然他知识渊博,但她觉得他很冷淡、疏远。当派瑞告诉她菲利浦需要这个工作时,嘉米同意合作。派瑞加了一个重要的否认声明:

"我们让菲利浦的工作不为人所知是非常重要的,你是唯一与他长时间接触的人,如果今后你被问及其相关的任何事情,你都不要承认。我不想因为雇用无资格的顾问而危及中心,你觉得怎么样?"

"不错,派瑞,这简直是太棒了。你让我去和一个我不喜欢的家伙工作,在虚无的时间、地点和他见面,完全听信他的计划,就好像这是我自己提出来的。"

"非常好,"派瑞说道,并不理会她的嘲讽,"随时和我联系。"

嘉米和菲利浦决定在西康霍肯 MCM 工厂的一个角落见面。菲利浦曾建议 MCM 在西康什安装他们的第一个监测设备。

他们曾经想在东海岸发展他们的公司,费城有全国最多的心律失常专家,还有最多的 MCM 器械的用户。西康霍肯正逐渐成为费城的商业中心,一个新的办公聚集区。由于实际税费较其他地区便宜,MCM 以较低的租金租到了一幢大办公楼,它是由火车站旁江边的一个仓库改建而成。公司虽然扩张了,但西康霍肯工厂仍是它们全国业务的中心,是新理念产生、绽放之地,而后再全面推广,自然也是检验 IVT 系统的理想之地。

嘉米·斯科特和菲利浦在艾默街的特德三明治店见面了。虽然有点不乐意，但嘉米仍然在服装上花了大价钱以掩盖其不足。在工作中，她表现得像个男人，但在工作外，她仍是个会享受生活的女士。她之前负责 MCM 器械的发展和改良，目前主管监测装置。虽然她的理念已融合到 IVT 的功能中，但考虑到菲利浦的身份，她仍很在意这次会面，而无暇顾及他之前冷淡的态度。

在就坐前，嘉米与菲利浦敷衍地握了一下手，虽然她点了肉丸三明治，并安排了意大利沙拉和饮料以调节气氛。

"派瑞已经跟我交代过了，菲利浦。"

"好的，"菲利浦说，"那你理解我所处的境况了吧。"

"我明白。"

"很好，但我仍要跟你强调两件重要的事。首先，米兰·库克将推荐一个名叫休·汉姆林的患者入选，他将得到一台免费 IVT 器械。其次，你的技术人员必须设置较低的阈值以激活 IVT 功能并记录接下来发生的事情。我们最好不要把这些信息传输给患者，除非有紧急情况，例如心动过速，技术人员应该在不干扰患者的情况下进行倾听和记录，除非患者需要与技术人员对话。清楚了吗？"

实际上这听起来很奇怪，但嘉米并无异议。"我知道了，那如何选择患者？"

"在接下来的 2 周内，你要安排几名实习医生选择 30 例患者。我们怎么让患者得到相应的服务？"

"按惯例，一旦医生发出指令，技术人员就会到患者家中，安装系统，教他们如何使用，同时让患者签署相应文件。"

"很好，但我们要在同意书上加一项声明，即 IVT 正在测试中，一旦技术人员发现重要的心律问题，他们将选择激活 IVT，仅在患者需要时与之交流。由于这不是传统意义上的研究计划，因此同意书中的新条款应涵盖知情同意书。"

嘉米有一些疑问：为什么汉姆林这个家伙要得到这个器械，菲利浦为什么要特别关注他呢？但她知道最好不问。

"嘉米，还有另外一个问题。当休·汉姆林得到这个器械，不需要告知其 IVT 的功能，米兰会在他办公室讲解的。汉姆林是个敏感的人，我不想打草惊蛇。实际上，为了确保他的器械能正确安装，你能亲自做这件事吗？"

嘉米现在确信汉姆林的情况超出了她所被告知的，但派瑞已经要求她配合。"我近来不怎么亲自安装了，但我可以亲自做这件事。我想你是要我告诉汉姆林怎样使用器械，签署同意书，"

"没错，我们把所有的声音传输进行磁带记录，以便我们与患者的异常心律进行比对。"

"我看这没什么问题。我们记录与患者的所有对话，工作量很大，因此需要技术人员知道其意义。"

当嘉米和菲利浦共进午餐后，她问菲利浦是否有时间去监测中心看一看他们的新设备。

"不需要，我不想留下记录。这个计划是派瑞的，我不想把你掺和进去。无论如何，我们都要考虑到方方面面。我会在下周给你打电话看你是否有什么要帮忙的。"

"很好，到那时器械也该到位了，一旦得到许可，我们首先就会给休·汉姆林安装。"

"非常感谢你，嘉米。"

下午，菲利浦到了德让赛的办公室。当有关利用 MCM 检测仪的事一经设计，他们就提出了一个能获得休和邦妮自动供述的计划。德让赛很关心计划的进度。

"我仍不明白为什么你认为技术人员在介绍 IVT 功能时会泄露秘密。"

"是这样，沉重的压力可能会诱发快速心律失常，而休很容易激动。"

"那好，但仅仅因为他有一定压力且检测仪被激活也并不意味着邦妮就会去他那，并告诉我们那些我们要知道的东西。"

菲利浦脸上露出了得意的表情，德让赛知道他隐藏了一些事情。"计划将会成功，"他说，"只要我们给予适当的刺激。时间紧迫时，我们还要主动出击。"

与此同时，休和邦妮正牵着他们的两只贵宾犬在家附近遛狗。自从他们婚后，生活非常美满。他们有了不少钱。幼子仅对莫伊拉有模糊的印象，而长子也只会偶尔想起她。邦妮更愿意提醒休，别在孩子们面前谈论莫伊拉，心理学家认为这实际上会加深他们对莫伊拉死亡的印象。

为了消除他们的相关记忆，邦妮拿掉了所有能使孩子们想起莫伊拉的东西。她和休重新开始了他们的事业。实际上，仅是邦妮在努力工作。休解释说，他不想换工作，也不想为工作而奔波，因为他要照顾孩子。休的父亲同意继续付给他丰厚的薪水。休平时迟到早退，带着孩子旅行，打高尔夫，并且经常在晚上酗酒。他们从不谈论约翰和莫伊拉。

他们一边散步，一边谈起了今日的事件。这是一个特殊的夜晚，休接到了来自亨利·王办公室的电话，将他的就诊时间提前了几周。

"听起来亨利要出去几周，因此他们要在他离开前完成就诊。"

邦妮有点好奇，"嘿，我以为在他们出差时一般都是把就诊时间往后推。"

"你是知道亨利的，他可能参与了一些研究，我不喜欢去就诊。"

"只是常规检查而已，以后你就会感觉好一些的，是不是?"邦妮问道。

"当我快走或睡眠不足时，仍感觉有些心慌，其他时候我感觉还不错。"

"我想一切都会好的，不要让自己太劳累。"

在下周休就诊时，他尽量按照邦妮的建议做。他告诉护士他的心慌症状，但试图让它听起来不那么严重。护士记录了他的重要体征，并将他带到心电图机旁。"王医生很快会过来看你的心电图和体检。"

休很担心他的心电图记录。他心惊胆战地躺在检查床上。这时，亨利进来了，他看起来正处于非常焦躁的状态。亨利能看出来休很不舒服，但并没有像往常一样对他安慰，而是直接开始记录心电图。如他所料，心电图上出现了多次室性早搏。亨利以前也见过这种情况，那时他并没在意，但现在他不打算再这样做了。

"休，最近你经常感觉心慌吗?"他装作很关心地问道。

"是的，特别是在紧张的时候，比如现在。"

"看起来今天尤其多。"

"是的，感觉就像有两个家伙在我的胸腔里拳击。但我并没太在意他们。"

"这种情况还是很糟糕的，我建议你最好再看一看米兰·库克医生。"

"等一下，上次他说你是对的，我并不需要担心这种情况，是什么让你改变了主意？"

"没什么，最近又有一些关于这个问题的重要信息被提出来，我想我们可能有一些新的方法可以尝试。"

突然，休按捺不住了，"见鬼，我讨厌这样，亨利，是非常讨厌！"

虽然亨利有非常好的职业素养，但他也不喜欢患者直呼他的名字。很快，检查室里的气氛变得非常差。他静静地完成了他的检查，并做了一些实验室检查。但休并没有注意这些，他现在满脑子都是他的心律。

当休离开检查室时，他跟王医生提了个要求，"如果你要把我送到那个家伙那，至少要帮我预约个时间，我不想等太久。"

亨利并不在意休的感受，但菲利浦要求他尽快把休送到米兰那。因此亨利挤出一丝笑容，"我会给米兰办公室打电话联系此事的。"

两天后，休和邦妮来到了米兰的办公室。在做心电图前，休就像在王医生那里一样焦虑，因此在心电图上有很多的早搏。米兰看了这些记录，然后对休和邦妮说："我同意亨利的意见，我对这些早搏非常关心。如果在某一时刻，他们同时发作，就可能会引起你的心脏停跳。"

"你的意思是这些早搏会置我于死地？"休跳了起来，邦妮也不能使他安静下来。

"我们必须严肃对待此事。"米兰再次强调。他提醒自己，眼前的这个人毁掉了他的朋友，一个优秀医生的职业、工作、家庭以及声誉。

"我认为第一步是要明确在你的日常活动中有多少这种心律失常。"

"你的意思是我要带一个监测仪吗？我已经带了很多次了，但什么都没有发现。"

米兰继续保持严肃的表情。"我所指的监测仪与以往不同，它比你所带的那些更复杂。"米兰向休介绍了MCM，并告诉他这种监测仪可连续数天监测他的心律，但他未提及IVT功能。邦妮仔细地倾听着，仅问了一些说明性的问题，显然她认为休应当使用这种器械，但休则陷入了沉思。

"工作人员会把器械带到你家，让你签署同意书，并展示如何使用。这很容易，我保证你不会有任何问题。"

由于菲利浦的缘故，米兰在谈话中一直保持严肃的表情。这假装愁眉苦脸的人并不担心休会不会上钩——因为休已经担心得不得了了，好像马上就要丧命似的。

"如果监测发现问题会怎么样？"邦妮问道。

"公司会立即联系你，并通知我们，必要时我们会进行干预。"

"干预是什么意思？"

"有很多方法，包括药物、一种特殊的起搏器、甚至是开胸心脏手术。"米兰详细介绍了相关的侵入性操作步骤。在他们离开办公室时，休处于一种狂躁的状态。

3天后，当嘉米·斯科特到汉姆林家时，休为了他的心律问题已经发狂了，无论是否需要米兰所说的那种操作。邦妮出差了，嘉米很高兴她可以不受邦妮的打扰，不用回答她所提出的问题。没费多大功夫，嘉米就装好了器械并给休演示该如何使用。就像菲利浦所叮嘱的，她并没有提 IVT 功能。她安好了胸部导联，并告诉休在淋浴后如何重新放置。在休的要求下，她立即激活了监测仪。然后她从公文包中取出了同意书。

"汉姆林先生，这份同意书授权我们在你的家中使用这台仪器，并声明你已经明白如何使用并同意使用它，同时强调你的保险公司将会为 MCM 提供费用。"

休从嘉米手中抢过同意书，"告诉我在哪签字？"

嘉米指着最后一页。休签了字，神经质般的大笑，"哪天要把我的命签走了。"

嘉米收起了文件，没做任何解释，并给休留了一个复印件。就像对所有的患者那样，嘉米努力表现出乐观的态度，"我确信一切顺利，我想你会发现我们的系统非常友好，当你有症状时，它会及时记录你的心律情况。"

"希望如此。这件事真的要把我废掉了，特别是看到我的医生那么担心。当我第一次看到他们时，他们对这件事很淡然，现在他们说这事很严重，可能需要手术或植入器械。"

嘉米一边收拾东西一边笑着说："如果你有什么困难记得联系我们，我们会关照它的。"

在回办公室的路上，嘉米给菲利浦打了电话，告诉他器械已安装就位。"他已经带上了，我想他会合作的，他非常在意得到这个结果。"

"IVT 功能怎么样？被激活了吗？"

"是的，工作人员对它非常熟悉。汉姆林先生是我们安装的第六例患者。在患者有心律失常时，我们已经能够记录他们的声音。我确信汉姆林也会是这样。"

"提醒技术人员不要试图和他说话，他非常易于兴奋，我不想让他心烦意乱。"

"我已经嘱咐过他们了，我确信他们会按你所说的去做。"

菲利浦挂断电话后立即打给德让赛，"陷阱已经安好了，现在我们要发动了。"

德让赛有一些监视的经验，此时有些担心。"这事并不容易，菲利浦，你打算什么时候开始呢？"

"让我们给休一天的时间去适应仪器。需要他们俩都在家并在同一房间，我认为晚上打扰他更容易一些，因此，我们明天晚上给他打第一个电话怎么样？"

德让赛表示同意。"在他们的卧室，我们看不到他们，因此我们需要在灯光熄灭后再给他们打电话。"

"这么大个房间，我们怎么知道卧室在哪？"

"我可以在线得到房间的平面图。邦妮是第一个户主，房子是统一的设计。基于这个平面图主卧是在二楼的右手边偏前。"

"我们怎么能知道休或邦妮是否接这个电话呢？"

"据代理商说，他们的工作人员并不是整晚都待在那，一般10点，孩子安顿好，他就离开了。你的声音怎么样？我想让你听起来越神秘越好。"

"不用担心这个，我只需要演练几次，想好我要说的东西。"德让赛回答道。

"我们要让它更加完善，我们可能只有2～3次的训练机会。然后，在电话骚扰后，他们去警察局或雇人保护的机会就很大了。"

德让赛仍有些怀疑。"我不太相信他们会真的陷入你的圈套,记住,菲利浦,这是最后的机会。"

第二天晚上,德让赛开着她的深绿色美洲豹去菲利浦家接他,与菲利浦的日本车相比,这种车在那个地区不会引起太多怀疑。他们观察了这间屋子好几个小时。他们看到邦妮在9点左右通过了自动门,估计休在家看孩子。他们焦急地坐在车里听收音机直到半夜。最终,卧室的灯熄灭了。德让赛从他父亲那拿了3个可以不被追踪的手机,此时她拿出其中一个,拨了电话号码。响了4声后,昏昏欲睡的休接了电话。

"你好。"

"是休·哈姆林先生吗?"

"是的,你是谁?"

"汉姆林先生,我们知道你和邦妮·罗曼努密谋杀了你的妻子莫伊拉,也知道你是怎么做的。"

休的声音立即高了八度,"你他妈的是谁?我不知道你在说什么!"

"汉姆林先生,我想你应该知道我在说什么,你和你的妻子有很多事要回答。"说到这,德让赛挂了电话。

当休接到这个致命的电话后,就发生了严重的心律失常。MCM忠于职守的技术人员立即发现了心律失常,并根据预案激活了IVT功能。当休对着电话大喊时,邦妮被吓了一跳。当休试图要解释所发生的事情时,他几乎不能说出完整的一句话。邦妮只能听到他的呻吟,因此不断询问他究竟发生了什么。由于IVT功能有90秒的限制,等到休能出声回答邦妮时,IVT关闭了。次日,菲利浦给嘉米打了电话，了解了所有情况，并询问 IVT 试验有没有什么进展。

"我们已经激活了几次，但最引人注目的是昨晚汉姆林先生的那次。"

"发生了什么？"菲利浦试图保持冷静，但他的心都要跳出来了，他期待着。

"他有很多的心律失常，特别是有一段室速，共 20 跳，频率非常快。这是我们第一次见到这种情况。半夜究竟发生了什么？"

"你们记录了吗？"

"当然，但我们并不能从他的声音传输中得到什么东西。我们仅听到很多的呻吟声，还有个女人问他有什么不舒服。技术人员听到这些非常担心，给汉姆林先生打了电话。他的妻子接了电话，说他没事了。技术人员已经通知了库克医生。我认为没有其他事发生。关于 IVT，你还有什么要问吗？"

"没有了，我只是确认一下它在工作，听起来也是这样。改天我再给你打电话，看看情况怎么样。"

菲利浦告诉德让赛相关情况后有些闷闷不乐。"我不理解。他们仅能听到他的呻吟以及邦妮的尖叫声。他什么都没说，你还有什么办法？"

德让赛试图使菲利浦安静下来。"我没什么办法。但我早说过可能需要不止一次的尝试。我想我们明天晚上要继续尝试。"

第二天晚上，他们再次行动，开着车围着休的街区转了几分钟，看看休是否报了警或请人保护。菲利浦和德让赛没有发现任何额外的安全措施。因此在卧室的灯熄灭 1 个小时后，德让赛再次拨通了电话。这次，她没让休有机会思考，她很快说完了休的罪行。休挂了电话，没说一句话。

德让赛想立即再打一遍，但她抑制了这个冲动。她摇着头对菲利浦说，"他很快挂掉了。我想他可能在找我们。"

德让赛开车把沮丧的菲利浦送到了家。菲利浦在黑夜中很沉重地一下子坐到椅子上——计划失败了。几分钟后，他去了厨房，倒了一杯奶，他发现他的应答机闪了一下。除了德让赛，他没什么其他人的信息。这个信息是来自嘉米的。这个信息很简短但表达了很多事。"嗨，菲利浦。我想告诉你汉姆林先生今晚又有很多心律失常，我们记录到一些奇怪的对话。我不知道这是什么意思，但我想你是否可以一早来中心，在工作人员到达前听听这些对话？"

菲利浦又燃起了希望。录音上记录的是什么？要想知道，他又要等一个不眠之夜了。

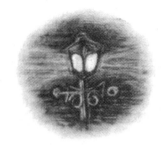

第二十七章

那一夜，菲利浦几乎无眠。休·汉姆林到底说了什么呢？他一遍遍地重放留言，但仍想不出嘉米为什么给他打电话。他想过给她回电话，但又不想惊动中心的其他人。除此以外，嘉米也亟须睡眠。

他走出大楼，去了一家24小时的药店买回一瓶剃毛霜和一把剃须刀，然后走回家看起了老电影。拂晓时分，菲利浦冲了个澡，6点钟他就坐在了汽车里，仪器面板上方放着一杯香浓的煮咖啡。半小时以后，嘉米出来了，然后他们一起走进大楼里的行政办公室。嘉米让菲利浦在她办公室稍作停留。"我去拿录音带和心电图记录，我们可以用我这里的机器再看一遍。"

菲利浦装作十分担心休的心律失常，但此刻他只能顺着嘉米的意思进行。"是的，应该把他的症状与当时的心电图做对比。这就是IVT的优势。"菲利浦觉得自己的话很有说服力，嘉米显得很满意，转身去取资料了。

直到嘉米回来前，菲利浦在椅子上如坐针毡。她把磁带放进录音机里，把心电图递给菲利浦。"起初我确实认为他们两个在讨论某种犯罪行为，但他们肯定已经就一部电影或一本书讨论过。又或者声音来自他们正在看的电视节目。不管怎么样，这段录音确实是很值得推敲，你怎么看？"

菲利浦根本就没有看心电图，但他眼角迅速朝下一瞥，装作很关心的样子说："你再说一遍。太令人吃惊了！"

"好的，是这样的。因为电话中有许多空白的时间，所以你得仔细听。"菲利浦将身体微微前倾。几秒钟的空白之后紧跟着刺耳的声音，毫无疑问这是休的声音。"这他妈的到底是怎么回事？谁打电话来说这派胡话？"

接下来是一个女人的声音，听起来在极力控制着："冷静点，休，你这是在诱发自己的心脏病。现在太激动没有任何意义。"

"我他妈的要得心脏病。我的心跳快一百万次了，我都数不过来漏跳了多少下。你觉得那个狗杂种从莫伊拉身上发现什么了吗？"

"我觉得那只是个骚扰电话，没什么。"

"骚扰电话？你是白痴吗？她就在外面然后说事情是我们做的。打骚扰电话的人怎么能知道这些？"

"可能他就是曾经在这里工作过的爱上你妻子的该死的仆人。也许他就是为了趁这个机会勒索一笔钱。如果事情是真的，我们很久以前就应该听说了。另外，他们怎么证明呢？没有尸体，没有武器，也没有目击者。我不知道你怎么想，但我是不会承认的。"

"该死，我希望你是对的，但是这事真他妈让我害怕。但只要想到有人确实知道我们做的事情，即使你认为他们并不能怎么样，这也不能让我觉得放心。"

"听我说，放轻松。我们……"声音到此就中断了。

"这就是录音的结尾，"嘉米说道："你应该能明白我为什么说他们在讨论他们做过的坏事。但是，我们也不能忽略另一个可能，你觉得他们是在做游戏或是其他的吗？"

菲利浦目视前方一声不吭地坐着。有那么一瞬间，嘉米以为他得了中风。又过了一会儿，她听到菲利浦低声而礼貌的请求她再放一遍录音。这次，他仔细地听着每一个单词，试图分辨他们是否在自证其罪。当重复播到第三遍时，他确信他们承认他们谋杀了莫伊拉·汉姆林。菲利浦花了几秒钟才最终意识到这是他生命里最有价值的留言记录，他需要马上组织语言来扭转嘉米的怀疑。

"我认为他们是在讨论他们去看过的表演，或者是类似的东西。但是我需要跟米兰确认一下。"菲利浦并不确认嘉米相信了他的解释，但是他已经没有时间担心这些了，他得赶紧离开这里。

"顺便问一下，这是复制的录音还是母带？"菲利浦尽量装作满不在乎地问道。

"复制的。母带存在我们的硬盘里。"

"你能再给我一份副本吗？"

"可以。你还需要心电图的副本吗？"

"当然，这样故事才完整，不是吗？"菲利浦挤出了一丝笑容，"嘉米，目前为止你对这个项目做出了卓越的工作。我向你保证，当结果发表的时候，文章里一定有你的名字。"

嘉米十分兴奋，她很少得到这样的认可。菲利浦希望同事一样的待遇能够转变嘉米对录音的怀疑。"菲利浦，你真是太好了，我十分感谢。"

菲利浦对技术人员强调了保密的重要性，然后带着两份录音离开了 MCM。嘉米也在她的办公桌上又加了一把锁。

走到车前时，菲利浦的双手不停地颤抖。他想打开车门，但又反复地按下锁车的按钮。当他终于把自己塞进车前座时，他意识到自己浑身被汗水湿透，寒意渗进骨头。他暗暗地观察四周以后，笨拙地找到手机拨打电话。在德让赛去办公室的路上，菲利浦找到了她。他颤抖而惊慌的声音说明这是一个真正的紧急情况。他径直带着她绕回朱迪的办公室。

桌上的电话铃声大作时，朱迪正在搭她的外套。"朱迪，我和德让赛现在方便去你那里吗？我有一些东西必须让你听。"

"只要你赶得上就行。我一个小时以后和检察官有个会面。"

"时间可能正好，"菲利浦说，"你也许会在会议日程里加点东西。"

朱迪并不想猜测菲利浦给她带来了什么消息，她想知道的是为什么这么急迫。

就在菲利浦闯进接待室之前，德让赛也到了。没有一个女人见过他如此狂躁的样子。还没脱掉夹克，他就从口袋里掏出一盘录音带，塞进她办公桌上的机器里并按下播放键。房间里只剩下录音机呼呼的转动声。

菲利浦观察着她们的表情犹如观看戏剧。德让赛咧着嘴笑起来，朱迪则抿着嘴唇。播完一遍后，他又重复播放并引导她们重新再听。"这听起来像招供吗？"他低声说道。

朱迪首先开腔："他们说了莫伊拉的名字，所有的要素，紧接着又说他们不明白，除非他们自己承认，怎么会有人知道。我得说这可以让他们的罪名成立。"

菲利浦低着头静静地坐着。大颗的汗珠滴到地板上。德让赛的声音像故意唱反调似的，打破了令人窒息的安静。"你们中有人认为是我误解了吗？"

"我认为是的，"朱迪说，"但他们说的相当露骨。"

死一般的沉寂后，菲利浦抬起头，不耐烦地擦着前额低声吼道："好吧，那现在怎么办？"

"嗯，我跟地区检察官今天早上的会面将会更加有趣了。几天前我跟他谈过这件事，所以他知道事情的来龙去脉。他深信这不过是你的想法。我想这个录音带会改变他的观点。"

"他会去告发吗？"

"这很难说。这很难让人置之不理，虽然休·汉姆林家族的政治势力很大。但雅克布是个很强硬的人，而且从不轻易放弃。"

朱迪对雅克布·斯皮瑞戈的解读十分准确。

雅克布一直都想做一名起诉人，孩提时代起，他就对黑白电视里的律师深深着迷。他的父亲是一名新来的犹太移民，期冀着有一天他们唯一的儿子能够考入法学院，并像电视剧里那样为他们这样的人进行有力的辩护。

雅克布聪明且坚韧。在宾州法学院时，他专注于刑法，并谋得地区检察院手下书记员的职位。当他认为自己的理由是正当的时候，他的决定就不可动摇。他憎恶政治但他工作勤奋并最终成为了地区检察官。他虽然不很出名但深受周围人的尊重，他也是国家历史上信任率最高的地区检察官。

雅克布的行事风格和朱迪一样严肃而认真，他只雇佣他信任的好人，并让他们各司其职。在与他的地区检察官们的例会上，他跟踪各项工作的进度并提出宝贵的建议。当朱迪到达时，雅克布正用他喜欢的破旧的咖啡杯啜饮着咖啡。他的袖口卷起，钩状的鼻梁上架着一副老花镜，聚精会神地盯着电脑屏幕。

"最近如何，朱迪？"雅克布随意地问道。

"您记得我上周跟您说过的莫伊拉的案子吗？"

"是那个一开始认为是自然死亡，后来有证据提示可能是被谋杀的那个女人吗？我记得有一个医生曾接受过调查。"

"我觉得您最好听听这个。"朱迪讲了来源后便把磁带递给了他。

雅克布满不在乎地把磁带塞进录音机，当一卷播完后，他目瞪口呆。"我的老天，朱迪，这是个大阴谋。"

朱迪点头道："在我听来，这就是一份真正的口供。现在棘手的问题是，这份证据是不是足够以一级谋杀罪名申请起诉并逮捕他们。"

雅克布转着座椅，徐徐地说："这取决于是否允许这盘磁带作为证据。"

"西沃博格法官认为它会被认可的，因为休领取心脏监护仪时签了协议。"

雅克布谨慎地表示同意。"那么，我们得行动起来了。你准备怎么操作逮捕的事？"

"我打算给汉姆林打电话，告诉他基于新发现的证据，我们正在寻求逮捕他的授权。我会给他们自首的机会。他们肯定会交纳保释金，然后好戏就开始了。"

"尽可能限制媒体的曝光，这可能有点冒险。"

回到自己的办公室后，朱迪拨打了休办公室的电话。她马上挂断电话，等了几分钟，又重新拨打。为了克服自己的矛盾心理，她反复地挂了又拨。实施谋杀的人不应该侥幸逃脱，但另一方面，另一些人的生活也会被毁掉。休的孩子们已经失去了母亲，可以想象孩子们看着他们的父亲和继母银铛入狱会怎么样。朱迪明白她要传递的是一个巨大的打击。在第四次举起电话后，她终于拨通了电话。

休的秘书接听了电话并询问她有何事宜。朱迪自报家门并告知是私事时，电话马上被转到休那儿。休接起电话，用极不自然的声音问道："你有何贵干？"

"汉姆林先生，我叫朱迪·托马斯，是蒙哥马利地区的地方检察官（助理）。我建议您保持沉默并仔细聆听。我们有理由相信您犯下了谋杀罪。我们准备申请法官签发对您及您的同伙邦妮·罗曼努的逮捕令。我建议您立即联系您的律师。我同样会打电话通知罗曼努女士，你得决定是否需要共同代表权。"

电话那头除了沉重的呼吸声，没有听到任何回应。

"今天晚上7点我会打电话到您的家里，告知您明天早上到蒙哥马利地区警局接受问询的事项。届时也会敲定关于保释金的事宜，而您则需要在家里待上几个小时。同时，我需要警告您不要逃跑。从此刻起，你的工作单位及私人住宅都将受到监视，如果在接下来的24个小时里你试图逃跑的话，你将被拘留。我建议您不要对家人及律师以外的任何人说这件事，尤其是新闻媒体。您清楚了吗？"

电话那头仍然是一片沉寂。朱迪想知道休是否仍然清醒并听着电话。"汉姆林先生，您全都清楚了吗？"

"是的，再见。"

朱迪困惑地放下电话。休没有表示异议，也没有假装事情出了差错。他预料到这个结果还是被震惊了？当朱迪拨通邦妮·罗曼努的电话时，情况就不一样了。

"罗曼努女士，我是朱迪·托马斯，由于您参与谋杀了莫伊拉·汉姆林，我所在的办公室将争取逮捕您的授权……"

邦妮打断道，"这肯定是个误会。我不明白你在说什么！"

"恐怕没有什么误会……"

"我不懂你在说什么。莫伊拉·汉姆林不是被谋杀的，她死于心律失常。"

朱迪懊恼地提高了声音。"我向你保证，罗曼努女士，没有任何误会。你和休·汉姆林都将因为密谋谋杀莫伊拉·汉姆林而被起诉。"

邦妮粗鲁地结束了通话。"你等着和我的律师谈吧，你会因为骚扰和无理指控受到法律的制裁。"

对于邦妮的反应，朱迪并不吃惊。犯罪分子鲜有主动承认犯罪事实的，特别是在法律程序刚开始的时候。

邦妮刚重重扣下电话，电话铃又响了。休咆哮着："你接到地检署的电话了吗？"

邦妮缓过神来，她提醒休不要在开放电话线上说任何事情。"我们马上回家见面。"

讽刺的是，朱迪的电话给了休当头一棒，而技术人员在那时开启了 IVT，因此他和邦妮简短的对话都被神不知鬼不觉地录了下来。

邦妮明白，她必须在律师到来前让休冷静下来。他们需要统一口径。在房门紧闭的书房里，他们用了一个小时来制定策略并分析整个事件中让人费解的转折点。

"他们不可能有任何物证。可能是由于昨天晚上那通该死的电话。"邦妮说道。

"为什么？我说什么牵连到我们的话了吗？我马上就把电话挂断了。"

"这太巧合了。任何打了那通电话的人都应该受牵连。我只是不知道他们怎么得到的。"

他们跟伦恩·巴克莱——他们的医疗事故律师——取得了联系，希望他推荐一个刑事律师。当他们描述了现在的处境后，巴克莱的回答十分果断。

"你们需要鲍比·巴荣。他经手过很多备受瞩目的刑事案件，他很了解蒙哥马利地区，而且他十分强硬。跟他提我的名字，让他马上到你们家。你们得知道他们掌握着什么证据，然后尽快地解决这件事情。"

邦妮以前听说过巴荣。只要能付给他高昂的费用，他可以为任何人办事。他以"创造性"的策略游走在事实和法律之间，因擅长同法理学家们作巧妙的周旋而出名。最重要的是，他十分好斗，敢于恐吓他的对手和法官。

邦妮用手机给巴荣打电话时，他正在去往机场的路上，佛罗里达有件案子需要处理。在此之前，伦恩·巴克莱已经给他发过邮件，因此他对休和邦妮的处境有所了解。他仔细听完了事情的来龙去脉，确定地区检察院办公室有了新的证据。

"罗曼努女士，有迹象表明有人持有对你不利的证据吗？"

"我能认定您是我的律师，我跟您之间的对话保证是私密的吗？"邦妮十分谨慎地说道。

"当然。没有这个前提，我没有资格让您告诉我任何事情。"

"前两天夜里，我和休每天半夜都接到一个女人的电话，她声称她知道我们杀了休的前妻。她第一次打电话的时候，我们当场都被震住了。第二次接到电话时，休试着跟她交谈，但她马上挂掉了电话。"

"休说了任何连累他自己的话了吗？"巴荣问道。

"没有，当然没有。"

"你报警了吗？有没有跟第三个人说起这个电话？"

"没有，我们以为这个女人是个神经病，会自己消失的。"

"邦妮，我担心你们的电话被监听了。"

"我知道，这也是我用手机给你打电话的原因。"

"恐怕这也于事无补，我们得马上结束通话。我会接手你的案子并且仔细听取情况。你和你丈夫不要跟任何人说起这个案子。我特别要求你除了家务事，不要再使用你的手机。清楚了吗？"

"好的，我明白了。我们接下来该怎么办？"

"不要轻举妄动，就冷静地待着。接下来的几天会很难捱。我正在去其他州处理事情的路上，但我想我可以重新安排日程。我今天晚上会到你家跟地区检察院通话。"

"太好了，太好了。巴荣先生，你肯接手我就放心了。我的丈夫休很容易激动。你得让他觉得这件案子在你掌握之中。如果他察觉到任何不确定性，他就会做出让人觉得他有罪的行为，但我跟您保证，他并没有犯罪。"

"我明白，罗曼努女士，我会注意的。朱迪·托马斯说她晚上几点会再次打电话？"

"7点。"

"好的，我会在6点钟到达你家，我们可以事先谈谈。"

邦妮留了家庭地址后就挂断了电话。她准备吃一片镇静剂，也给了休一片。她断断续续地打了个盹，而休则一直坐在电视机前。

休用阴郁的目光盯着摊开在沙发上的邦妮。一股内疚和自怜的情绪瞬间包围了他。是什么让他选择了眼前的女人？这一切值得吗？在那几秒钟里，他憎恨邦妮对他所做的一切，以及他自己现在的样子。

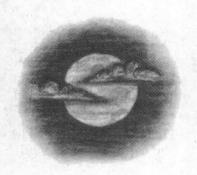

第二十八章

晚 6 点整，在一位佣人的陪同下，鲍比·巴荣阔步走进大厅，看上去像是一个市中心律师，身着细条纹套装，头发向后梳得平平整整，指甲修剪整齐，肩上挎着一个小的皮质手提公文包。邦妮迎上去打招呼，休则默不作声，盯着电视。

巴荣立即干起正事，询问案件细节。邦妮将整个故事回顾了一遍，包括她和莫伊拉之间的友谊。她最终还是死于那次"事故"，并随后被裁决为一次医疗事故。"那么，莫伊拉·汉姆林的死亡，菲利浦·萨凯斯嫌疑最大。他有没有可能和那晚的神秘电话有关？"

"这我不知道，休说打电话的是一个女人，我听说萨凯斯并不很好，他荒废行医多年，并且设法找钱弥补赔偿。我觉得他没有更多的精力来谋害我们。"

"有没有可能莫伊拉·汉姆林是被人谋杀的？"

邦妮停顿片刻，思索着巴荣是不是在试探她和休就是凶手。她努力组织语言，尽可能平静地回答提问。"我不觉得会有人谋杀她，也找不出理由。好像她是由于主管大夫处置不当，而死于长 QT 综合征的。我们因此起诉了主管大夫，并获胜。"

"有没有人曾经试图将此事牵连您的丈夫？"

"她心脏停搏住院后，休非常关心她，并且竭尽所能让她康复。他十分疼爱她，并且莫伊拉是他孩子的生母，他怎么可能去谋害她"。

"我不知道，罗曼努太太，但是我知道地区检察院必须有足够的证据才可以申请拘捕令。我想我们做的就是要千方百计摆脱这一结局。"

"明天会怎样？"

"你去自首，他们会告诉你拥有的权利，然后会留下你的指纹和照片。我会在听证会之前尽可能多地搜集证据。这些将决定他们会不会将你提送审判。如愿的话，我们在那时就可以了结这个案子。一旦司法审判，什么都可能发生。"

巴荣对他们说，他会亲自给朱迪通话。他们可以听通话内容，但是不能说话。

电话响了一阵子后，朱迪缓过神来。"休和邦妮应该明天早上去凶杀组警局投案，下午三点左右就会有法官传唤。"

巴荣哼声表示同意，告诉朱迪他会亲自带他的客户过来。"还有，我会给他们两个辩护，至少短时间内，所以，明天不会有别的律师一同前往。"

"可以的，只要汉姆林夫妇知道程序的漏洞，我确定法官是不会反对的，我也不会。"

"非常感谢，托马斯女士，再次感谢您为我客户提供的便利。我相信很快会水落石出的，如果不惊动媒体就再好不过了。"

朱迪知道操作程序，预料巴荣的调解任务很快就会结束。

第二天，朱迪和警察长马克·司考提在警局见到了这三个人，司考提将休和邦妮收押，宣读了他们所享有的权利，将他们移交给警官进行审问。

一位能干的警务记者在去摁手印时正好撞见了休·汉姆林，并且从社会版新闻中认出他来。她和几个同事商量并且确定了休的身份，就开始询问。不久，她就将故事拼凑起来，并且打电话告诉了编辑。几分钟之后，报纸的网页上就出现了休和邦妮被捕的简讯。消息传到了电视和无线电新闻局，各路记者火速被派遣到警局进行报道。

到了提审听证会时，法庭里挤满了记者，大家都跃跃欲试为晚间新闻获取小段评论和影视片段。巴荣站在两个委托人中间，他面色铁青。早上，邦妮刚刚理了发，她身着炭灰色套装，尽量减少佩戴首饰。休着装凝重，带着暗红色丝质领带，使得气氛更加严肃，但是邦妮担心他涨红的脸颊和紧张乱转的眼睛会让他看上去像是有罪的。而她自己则尽可能表现得孤苦伶仃，甚至显得易怒，她知道影像会保留好几天的。

听证会只持续了几分钟。主持审理案件的法官是哈利·曼德森，他是一个圆滑的人，不属于最机敏的法官之列。紧接着，秘书复述了控告罪名，帮妮和休则发着牢骚，称自己无罪。

紧接着，巴荣提出请求：“曼德森法官大人，我的委托人应该立即看看那些用来控告和逮捕他们的证物。”

“我同意，律师先生，我将尽快安排一场诉讼事由听证会，到时候决定被告可否保释获审。”

“谢谢，法官大人。”

“托马斯女士，你对保释金有什么建议吗？”

"没有，法官大人，我们全听您的。"

"巴荣先生，你有什么看法吗？"

"这两个人，非常优秀且没有案底，在这他们有孩子要养活，不会逃跑。我建议签署保释金后就释放他们。"

曼德森停了片刻，看了看朱迪，然后开始说话："原告没有反对，我会满足你的要求，巴荣先生。但是他们得交出他们的护照，并且待在附近。"

曼德森法官敲响了木槌，离开了坐席。休和邦妮真的可以回家吃晚餐了。

正如曼德森所说的，听证会在一周后如期召开，在媒体传出的诸多版本故事之后，公众们对于美兰社区发生命案的真相越发迷惑。朱迪每次离开办公室都会遭到记者的重重阻截，但是她从来没有对她事务所所斩获的"定罪证据"详细说明。

朱迪要求她的员工在听证会召开前只字不提。她希望在法院中听到录音带中的谈话，会吓得休和邦妮改变说辞。至少，她不希望巴荣的小组在审判日之前发现菲利浦在这盘录音带中的作用。这个针对休和邦妮的证据不会因为他们与菲利浦之间的医疗纠纷而失效。

这个案件分配给了安妮·玛瑞·卡垂特法官，这位法官以保守和对罪犯严苛而闻名。卡垂特法官希望这场听证会最终会达成诉辩交易，她认为对于如此臭名昭著的案件来说，这种结局再好不过。安妮法官，正如她所料的，在听证会前的会议上已经和代理律师表达了她的想法。双方都认为，这个案件不会如此简单地结束。

但是事情遇到了巨大的变故。就在听证会召开的前两天。卡垂特法官的秘书通告说她会被西沃博格法官长替换掉。朱迪感到难以置信。为什么他会改变主意，接替这个案子？

朱迪要求德让赛让她父亲狄克·迪弗跟踪法官，"我想知道西沃博格是不是在某处见了某人，所以他才改变主意，接手这个案子。通过常规途径我不能这么做，跟踪法官不是警察的常规工作。"

到了听证会开庭当天，西沃博格房间外挤满了记者。法官匆匆结束了听证会，原因是如果案件继续进行，对公众泄露重要证据会妨碍陪审团的选定。律师的听证会前会议只是例行公事。西沃博格很少安排这项程序。

"控方可以在此展示证据，并且辩方会对其进行质询，接着双方都会做总结陈述，随后我会就此咨询专家意见。"

朱迪在会议上仔细观察法官。西沃博格没有表示出对于该案件已经有所了解。他看上去像是从头开始处理该案件，他甚至没有瞟一眼朱迪。

律师离开了法官间，各自走向自己的代理席。法官敲响木槌，维持秩序。朱迪开始了她的案件。她决定从与德让赛会面中获得的证据以及菲利浦和弗莱南甘的对话中发掘出的证据开始。正如她所料，巴荣反驳这些证据并不足以支持原告的案子。"法官大人，这些信息都是道听途说，并不足以支持谋杀的控告。"

然后朱迪开始准备播放录音证据。当她打开播放器时，休和邦妮的对话在安静的法庭里非常清楚。接下来的戏剧化的反应正如朱迪所料：休和邦妮看上去非常恐惧，无法回答巴荣急切小声的询问。"是你们在说话吗？你们在说些什么？"即使是多年铁石心肠的法庭工作人员也都惊呆了。

当录音播放完毕后，朱迪问法官是否还要播放一次。在西沃博格还没来得及回答时，巴荣缓过神来道："我们请求休庭，我们还要进一步分析这本录音带，我还需和我的辩护人确认一下，之后我们会给您答复。"

西沃博格法官准许了请求。"非常好，我们明天早上10:00再次开庭。"

巴荣表情慌张，让休和邦妮回家，呆在家里，除了他，别的电话不要接。

接下来的时间里，巴荣和他的员工都在查找他说了什么，以及这个录音带是哪里来的。在朱迪的介绍中，朱迪说这本录音带来自几天前休佩戴的医疗监护仪中。

最后他们发现，这本录音带确定来自前几天休的心脏科医生给他安置的监护仪中。研制公司是MCM。休签署了监护仪可以在心律失常发作时收录声音信号的同意书。

邦妮和休进一步证实在接到一个神秘电话后，心律失常发生，而且声音信号立即传送。休落入圈套同意了声音传送。他和邦妮被骚扰电话"刺激"从而坦白。

巴荣立即得出萨凯斯是主谋。为什么不呢？他显然和休的主管医师串通，但是他显然还有其他人的帮助。如果巴荣想要达到撤诉目的，他必须发现这个复杂企图的全貌从而救出汉姆林。

第二天早上法庭再次召开，巴荣请求出席发言。"法官大人，我们有理由相信我们的委托人被人蒙蔽，并且侵犯了他们的隐私权。我们昨天在这听到的谈话是非法获得的，应当不予采用。"

巴荣接着阐述这本录音带是如何获得的。朱迪提出反对，指出休自己同意了录音，并且签署了同意书，而且录音也是合法的，因为录音时，休发生了心律失常。巴荣争辩道，休和邦妮并不知道此时远处某人正在给他们录音。

两位律师在总结陈述中你来我往，各抒己见。朱迪认为西沃博格有意避开她的眼神接触，并且迫不及待地想快点结束这一争论。他或许是内心有鬼，也或是他对如此复杂的案情的反应也太快了点。不管怎样，西沃博格突然终止了这场争论。

"各位律师，我想我了解情况了。托马斯女士，如果你没有别的证据提供，我会就此问题咨询专家，明天早上10点作出裁决。"

木槌重重地敲响，西沃博格快速走出法庭。朱迪当天下午联系了德让赛和菲利浦。他们两个一致认为，应该远离这场诉讼，除非案件提交审判。朱迪显然想避免这件事看上去像是一次有预谋的陷害休和邦妮的陷阱。

朱迪脑子里忍不住回想着西沃博格法官。她想是不是因她之前和他的联系而毁了整个案情。那时一切都还很有利，而且他保证不牵涉此案。可现在，他就在审理此案，而一切都取决于他的判决。不管他的裁决是什么，朱迪都陷入了深深的道德危机。她在电话中力图向德让赛和菲利浦解释她的困难处境。

"西沃博格法官受理此案使我非常震惊，我之前和杰克谈过此事，他同意我出席听证会。我没有让西沃博格撤换他自己的权利，如果我坚持的话，那就是我对他的不敬。而且，他这么做有可能是让休和邦妮获得延期，这样他就可以在判决之前选择退出。"

德让赛表示赞同："这个说得过去，你上次最后一次和他交流时，他听上去像是和我们站在一边。"

"但是人心难料，他肯定是个扑克牌高手。"

菲利浦很平静，和之前播放录音带时那个发狂的人完全不同。他听着德让赛和朱迪在电话中你一句我一句。

"至少，我们会得到一个答复，"他面无表情地说道，"我想这两个人该得到他们应有的惩罚，但是我同样想让世人知道莫伊拉的死与我无关。如果这个案件不能得到审判，大家也就听不到这本录音带，而大家都会认为地方检察院想避免事件的公开。"

朱迪对菲利浦表示同情，但是也向他说明了事情的利害关系。"菲利浦，杰克和我都认为他们对莫伊拉的死负有责任，而且我们也希望正义得到伸张。但是如果这个案件由于坦白供认的方式违法而撤诉的话，我们将会面临很多政治麻烦，更不用说汉姆林家会采取的法律手段。所以，今夜没人会睡得安稳。"

菲利浦和德让赛相继来到她的公寓。他们需要在一起。饭后，他们在床头相互握着对方的手，讨论着案件，以及他们所经历的一切。再一次，菲利浦表现得比德让赛想象的更加镇定。他们一直认为休和邦妮被逮捕已经是一定的，但是他们需要将故事完整地公之于众。之后，菲利浦就可以重新回到正常的生活轨迹。

"一旦FDA撤销对我执照吊销的处罚，我将郑重考虑加入到药品行业，"他说道："维持病人的安全以及安全药物的管理有太多要学的了。"

菲利浦将德让赛拉得更近，相互依偎，深深入眠。

第二天，法庭的场景一如既往地喧闹混乱。不守规矩的媒体人推搡着争夺更多空间，急切渴盼着更多资讯。空气中充斥着录音带认罪的谣言，但是细节却鲜有人知。

当被指控的夫妇到来时，照相机旋转着，镁光灯闪个不停。菲利浦坐在德让赛的办公室看电视。邦妮走出汽车，没多久，休也紧跟着下了汽车。邦妮转身拉住他的手，就像母亲牵着自己迷茫的孩子。巴荣的助手也适时地出现在法庭中。

控辩双方陆续到达法庭，诉讼程序如期召开。休出门前先服用了镇静剂，所以他呆呆地坐着望着地板，邦妮则尽可能地保持镇定。朱迪和巴荣各自翻阅着文件。法官步入法庭，胳膊夹着一卷卷宗，他立即敲响了木槌维持诉讼秩序。

"这是一个最复杂案件，我已经深深地纠结其中，"他言辞铿锵。"一方面，控方提供了一卷真实的录音带，内容听上去像是对该谋杀案的坦白，而除了该录音带，其他的证据力度不足。另一方面，被告方隐私权利是否遭到侵犯也是一个严重的问题。被告汉姆林先生确实签署了录音的同意书。但即便是他再仔细地阅读，也不知道什么时候才会被录音，且录音的目的是什么。此外，罗曼努女士没有签署免责申明，但正因为这卷录音带，她也被告上法庭。"

"所以，在我内心深处，我十分怀疑被告方的清白，但我不得不将撤销这本录音带作为证物。由于没有其他强有力的证据。我没有理由将被告方提请审判。如果原告方还能提出新的证据，法庭很乐意重新考虑裁决。但现在，汉姆林先生和罗曼努女士，你们可以离开了。"

法官宣布裁决后，休和邦妮静静地坐着。但是朱迪在法官说完之前就已经起身。"法官大人，我请求离席发言。"

"托马斯女士，听证会已经结束了，不管你再说什么也无法改变我的想法。"

法官敲响木槌结束了听证会，走向他的房间。朱迪气得简直要发狂。她颤抖得非常厉害，满脸涨红。她一言不发，推开年长的法庭巡警，快步走进法官间，她闯入房间时，法官正好脱下长袍。保安随后赶到，抓住朱迪的手臂。

"没有准许，你不能闯进来。"其中一个保安说道，把她拉出房间。

法官挥手示意："让她留下吧，我有话要和她说。托马斯女士，既然这个案件已经撤销了，我们这段对话可以不用记录在案，但是我想告诉你，你说的不会改变我的决定，另外，被告方律师不必在场。"

朱迪足够耐心地等待安保员离开房间。"你个混蛋！你看你刚刚都干了些什么？你事先已经知道了案情，根本不应该接替这个案子。我本该骂你是个血腥的凶手，但是我担心会让你难堪。我甚至自欺欺人相信你接替这个案子是为了做好事。真是玩笑！我不敢相信你告诉我这个证据可信之后，却把他们放了。"

"托马斯女士，首先，我警告你是在和一个资深法官讲话，你必须把嘴放干净了。第二，我不知道你在说些什么，我对这个案子事先并不知情。考虑到公正，我才接替此案，而且我所做的决定都是基于事实。"

"真的？我可不这么认为。我们在几周前谈论过此案，你保证过你不会接替此案，但你却这么做了。"

"托马斯女士，我再次警告你的言行。除非你今天就想进监狱，否则不要太过分。我的确接替了本案，但是我认为你和斯皮瑞戈先生最好找到告发汉姆林夫妇的铁证。这也是为什么要召开证物听证会。已经给了你足够多的机会来陈述你的案件，但是你输了。"

"但是你现在已经公开批评，或许被告方已准备起诉你们。如果你感到气愤，托马斯女士，就怪你糟糕的工作。如果你想更改我的判决，就提请上诉。但我怀疑这会让你走得更远，但同时这至少会让你有事可做，而不是耍耍嘴皮子。"

朱迪极力地控制自己，和西沃博格继续争论下去只会解解气，并不会改变他的想法。她认为他说的上诉也是正确的。一位资深法官裁决认为被告的权利受到践踏，要想让上诉法庭重新采纳这卷录音带的认罪非常艰难。但是这也是朱迪的最后稻草了。

"我想，我没法让你改变主意了，也没有办法让你承认你所做的是错的。但是在我走之前，我想给你一点小小的提醒。即使你想和被告的父亲见面，也别选择在协和联盟这样的公共场合呀。这不由得会使公众有所猜测吧。"

狄克·迪弗对法官实施了低级别监视。狄克的一个探员发现西沃博格法官和老汉姆林在协和联盟广场共进晚餐，并相谈甚欢。协和联盟广场是一个许多贵夫人和政要休闲的城市会所。狄克的探员不知道这有什么意义，只是把它记录了下来。当西沃博格接替此案后，他将这事告诉了狄克，而狄克又将这事告诉了朱迪。

尽管朱迪没有任何证据，但是她想试探是否会出现什么反应。当事情说出口后，朱迪便知道她抓住了要害，西沃博格法官的脸色变得暗红，气得从凳子上跳了起来。

"你怎么能够侵犯我的隐私，你这坨屎！我的个人生活与你无关，我也不会畏惧你的无端指控。我和简·汉姆林是老相识了。我们时常都会聚一聚，这根本不算什么。"

"哦，我相信，法官。但是不得不承认你们聊了很有趣的事情。"

"听好了，你个窝囊废。如果你想用那这种垃圾事来威胁我，那你真是病得不轻。我想你在地方检察院的工作很快就要到头了。如果你还想在法律界混，你最好马上离开这，并只字不提。如果你想说我有什么做得不妥的，那你的律师生涯就完蛋了，对话结束。"

"还有一事我不明白，法官，如果你和简是好朋友，那为什么在他孩子被监视之前，您不提醒他。"

"你在说些什么？"

"但是，现在我知道为什么。你估计等他儿子被指控后，你可以漫天要价介入此案并帮他儿子洗脱罪名。你不是简的老相识，你只是一个收受贿赂的卑鄙法官，你真是个败类。"

正在西沃博格围着桌子打转时，朱迪打算临走前再下一剂猛药："总共多少钱？"

西沃博格猛然停下，"什么多少钱？"

"休·汉姆林的父亲要给你多少钱？你是一个昂贵的婊子，还是一个廉价的贱货？"

朱迪没有等到回答，但就在她关上门时，她听到东西撞上门的声音。

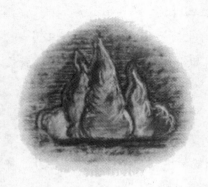

第二十九章

　　法庭外的宽敞大厅里挤满了记者，他们想知道汉姆林夫妇对胜诉有何反应。此外记者们也想了解指控汉姆林谋杀罪名的神秘证据是怎么回事儿。巴荣曾教休和邦妮对这些记者保持缄默，案子结束时，他本想护送他们俩离开法庭，但转念却留了下来听取朱迪·托马斯对法官的陈述。

　　休和邦妮被推攘着来到法庭门口。邦妮没等休反应过来阻止她，便对着就近的麦克风说话了。

　　"我要作一个申明，首先，我想让你们知道，当法庭证明我们清白时我们有多高兴。地方检察院的人拿一些对话录音来指责我们有意谋害休的前妻莫伊拉，那是个谎言，我不知道谁处心积虑地非法录制我们的对话，我丈夫和我会查个水落石出的。我也明白地告诉大家，这些话都是断章取义的，它们和莫伊拉·汉姆林的死完全无关。那个想破坏我们幸福家庭的罪犯，迟早有一天会遭报应的。"

　　"您认为是谁陷害了你们？罗曼努小姐，"站在她旁边的一个记者竭力地问道。

"那个真正该对莫伊拉·汉姆林的死负责的人，就是格莱德温纪念医院里的人。这些人因他们的诊疗过失被相应惩罚了，但他们竟密谋着回到汉姆林家中掩盖那些他们因疏忽大意而犯下的错误。而这正是莫伊拉汉姆林死亡的真正原因。我明确地向你们保证，这些人会为他们肆无忌惮的错误指控付出代价。"

当巴荣离开法庭，看到邦妮在麦克风前滔滔不绝时吓了一跳。他赶紧拉开邦妮，并作了一个简短的陈述。"邦妮和休·汉姆林的情绪很不稳定，正如你们能够想象的一样，他们今天不会再回答任何问题了。"

接着，巴荣拉着休和邦妮走下法庭台阶，钻进豪华轿车。三个人坐定后，巴荣拉下了驾驶员座位和后座之间的隔音玻璃。这时，邦妮突然大声喊了一声"耶！"。这一声差点把休和巴荣吓得从座位上跳起来。"这几个星期的烦心事弄得我都快死掉了，你能相信我们都经历了什么吗？那些混蛋差点把我们送进监狱，现在轮到他们尝尝苦头了。"

巴荣则气愤极了，"这辈子我也没看见过这么蠢的事儿。"邦妮开始还以为他对地区检察院生气呢，接着才意识到这是针对自己的。

"你到底在那做什么呀？你能听得进谁说话么？还威胁要追查GMH 的人，真是愚蠢至极。"

"难道我们不该追查他们的所作所为？他们差点杀了休。"

"不管你会不会被 GMH 的人报复，你不该在那样的地方袒露衷肠。你说的话会被所有的报纸电视夸大曝光，到时你看着就像个一心想着报复的贱人。而你竟然还对他们宣布有个什么狗屎录音带，他们可是对这东西感兴趣得很，现在那些媒体会到处搜寻它。如果给他们找着，那就求上帝保佑了。"

"可是，鲍比，我只想坦白关于录音带的事情。我的职业生涯和名誉可都给悬在那个录音带上了，我要大家知道我是无辜的。"

"你什么也不该说。说了只能让每个人对这事更兴奋，这没有任何意义。也不会让你看起来无辜。"

休也在想同样的事情，不过他可不敢大发脾气责备邦妮。他坐在座位上，看着巴荣训斥邦妮，对巴荣竟有些敬畏。接着，他在不适当的时机插了句话。"就是，我就说叫你别乱说话，也别管那录音带。"

邦妮被巴荣骂了一顿正郁闷着呢，听到这么一句，便对休发火道："你给我听着，我做的一切都是为了理清事情的头绪，而你只会把这些事儿弄得乱七八糟。你就知道去医生那儿看你那个什么无聊的心脏病，他们告诉你多少次了，叫你不用担心，就是因为你，他们才能陷害我们，而现在你却发神经地说我这说我那。"

"我他妈怎么知道王和库克想陷害我？我只知道这些医生们可是发过誓要照顾病人呢。鬼才知道他们是想把病人送进监狱呀！"

"医生们是发过誓——发誓要粘在一起坑人，像他妈一堵墙一样。我们要在这堵墙上打几个洞。我肯定州医疗协会不会看好那帮医生说的，做什么无聊检查来救他们的同伙。"

"我真希望你们俩赶紧给我闭嘴，听着，"巴荣打断道，"你们别去管亨利和米兰，他们能为自己辩护，他们是根据临床特点开的检查。休要他们搞清楚自己的心律失常是怎么回事，他们只是根据要求进行诊疗而已。真正的元凶是萨凯斯，是他陷害你们的。如果你们想报复谁的话，该是他，看在上帝的份儿上。"

邦妮注意到了巴荣所说的话。"我不怀疑萨凯斯想把我们送进监狱，但他怎么做到的呢？"

"昨天我们花了几乎一整天的时间来理清事情的头绪。我办公室有人认识一个在 MCM 工作的技术人员，她给我们说了些关于给休的那个录音设备的一些事情。MCM 想在他们的检测设备中嵌入新的功能，能够实时声音传输，叫做 IVT，萨凯斯被他们请来当顾问。休所签名同意的一个协议书上有 IVT 这一项。"

邦妮狠狠地瞪了休一眼。"我没看到有什么协议呀。"

"确实有，还是黑体签名呢，"巴荣肯定道，"他们也许没有指认那是否休的手笔，但他名字可是千真万确写在上面的。菲利浦和一个名叫嘉米·斯科特的女人一起工作。根据我们掌握的信息，他们在为新 IVT 的设计"搜集资料"。刚巧休成为 IVT 功能激活的病人中的一个。"

"可这不止是 IVT 啊，还有那该死的电话。除了那个录音，我们可从来没有说过诸如此类的话，是谁给我们打的电话呢？"

"我确定是个叫做德让赛·迪弗的女人。"

"从来没听说过她。"

"她父亲拥有一个私人的侦探所，所以要搜集你的资料并不难。"

"也就是说他们设圈套让我们说会牵连到我们的一些对话，而同时却将录音设备打开。为什么你会怀疑这个叫迪弗的女人？"

"我的调查员告诉我迪弗和萨凯斯是密友，他们经常在迪弗办公室附近散步，萨凯斯在她住处还曾过夜。"

邦妮讨厌有人比她强，她也不喜欢让休的父亲保释他们出狱的主意。万幸的是他们使西沃博格临阵倒戈，作为交易，已经将五十万美元打到了一个境外账户上。否则的话，他们可能就要在监狱里过活了。巴荣对贿赂的事情一无所知，邦妮觉得现在没有理由让他知道。

"还有一些事情我没搞清楚，"巴荣略有所思地说，"比如朱迪·托马斯，我在想她是在录音之前知道这个案子，还是在录音后她才开始处理案子的。"

邦妮知道这个问题的答案，但她并不想将此事告诉巴荣。西沃博格曾把朱迪和他的初次谈话告诉过休的父亲。西沃博格说他低估了萨凯斯。他完全没想到萨凯斯能够通过那个 MCM 的什么玩意儿得到休和邦妮的对话录音。否则的话，他会告诉简·汉姆林，然后就会阻止朱迪，那么这件事情也许就结束了。一旦有了那个录音使得休·汉姆林被逮捕，西沃博格料到老汉姆林会想办法保护他儿子的。而这个服务只要价格合适，法官当然是乐意提供的。其实法官也想给那个婊子托马斯一点颜色看看。

巴荣继续道："一旦将信息给托马斯和杰克·斯皮瑞戈，他们有充分的理由签署逮捕令逮捕你俩。如果你们想回过来抗议这个事情，那就要宣称法律论证有瑕疵。"

"那我们该不该那样做呢？"

"会很难。记得曼德森法官么，他可是对证据一点异议也没有，也是他签署了你们的逮捕令。另外，托马斯可是被西沃博格给惹火了的。听证会刚一结束，西沃博格便将录音带给了托马斯，这是我偶然听到的。媒体可能会对杰克·斯皮瑞戈造成一定冲击。希望他能够挽回脸面并且解雇托马斯。对我们来说这样做也许是最佳选择。"

邦妮并不喜欢这个想法，但巴荣的反击方法是对的。巴荣看着窗外，凝神地说着："实际上，在安妮法官接手时，他们对案子仍有很多机会。安妮法官有很强的执行力度，如果案子一直由她裁定的话，我们可能会获得完全不同的结果。还好西沃博格插进来。我只是好奇他到底为什么这么做？"

巴荣随即给了邦妮和休一个颇有意味的微笑的眼色，转瞬即逝。邦妮注意到了巴荣的这个举动，而休却完全没有察觉，后者最后大声嚷道："也就是说我们该让事情慢慢停歇，转而调查萨凯斯。"

巴荣点点头。"这是最好的方法。我知道你俩很生气，不过现在你们应该把它放到一边，享受一下你们的胜利吧。或许还可以去外地旅游几天，享受一下阳光什么的。"

休喜欢这个主意。"听起来不错，邦妮，我看看能不能为周末定个航班吧？"

邦妮勉强地笑了笑。要疗治她精神上的创伤可不止一个周末。

正当休和邦妮计划度假时，菲利浦和德让赛却因裁定不知所措，魂不守舍，结果对他们来说是灾难性的。他们看着法庭外故意伤害罪的现场直播，沉默地坐着。

朱迪的电话惊醒了他们。"我不能说得太久——我必须回办公室做一些调整，希望能控制一点形势。我们只能说这是荒谬的。我们被西沃博格给彻底耍了。裁定完后我和那个混蛋有过一次对峙，晚点我会告诉你们。不过我想案子的结果还有一些正面的影响。"

菲利浦拿着话筒，似乎没有专注地在听，他一直喃喃地说着，"我真不敢相信，我真不敢相信……"，就这么一直说着。德让赛不得不恳求他不要那样。"这样没用，菲利浦，没用的。来，让我们集中精神，看看下一步怎么办。"

朱迪建议他们什么也别说。如果幸运的话，汉姆林夫妇也许就这么让事情过去了。"如果他们想要追查你们，录音带可能会被公之于众，我想他们不希望发生那种事。但我们不能挑衅他们。"

朱迪答应晚上再打给他们，随即挂了电话。他们继续凝视着法庭外台阶上方的荧光屏。每个新闻电台都在播放记者对案子的采访或评论。所有人都急切地想知道录音带里的内容。德让赛突然从椅子上向前一倾。"天啦，我想我刚刚在人群一旁看到了维森特和詹卡洛·罗曼努。你看见他们了吗？"

"当然，除非他们在我面前时我摔倒了没看见。"

"我要去那儿，我要知道他们是不是也在听证会上。"

"德让赛，朱迪叫我们别引起太多注意。她不想让我们在法庭被看见。"

"她是不想你被看见。我也是个律师，对吧？我去法庭有什么大不了的。"

"好的，小心点。"

"我知道，菲利浦，我也担心那些人。但如果他们在那儿追查这案子，那我得知道。"

德让赛穿上外套，拿了手提箱，轻快地穿过几个街区，向法庭走去。一些人群已经分散了，不过还有很多记者待在那儿，希望能采访到检察院的人。最开始德让赛因没有看到罗曼努兄弟而松了口气。不过很快她还是发现了维森特，便径直向他走去。

"迪弗女士，你好吗？"维森特问道，他穿了件长黑色毛衣，脖子上套了一个炭黑色的围巾。这黑色调衬得他银白色的头发非常醒目。

德让赛站定后，伸出手。"罗曼努先生，您好，很高兴见到您。"

"这完全是我的荣幸，迪弗小姐。请原谅，我不知道该朝哪儿走。真想快点逃离开这个混乱的地方。"接着出现了一阵尴尬的沉默，德让赛在想是离开还是和这老家伙再说几句。

最后，德让赛鼓起勇气问道："您是一个人来的？"

"不，詹卡洛和我一起来的，但我们在人群中走散了。其实我在这踌躇不前主要在找他呢。"

"到底是什么风呀，竟然把您两位先生都一起吹到这法庭上来了。"

维森特还是他平日温顺的语调。"噢，我们还有些没完全解决的家庭事务——征收一笔老的债务。今天遇到一点小挫折，但我肯定事情会解决的。一般都能解决！"

德让赛谨慎地看着维森特，期望弄清楚他的意思。

"你怎么看汉姆林夫妇这次的事情，从你的法律观点看，接下来会怎样呢？"维森特继续到。

"很难说，"德让赛回答，尽力做到面无表情。"西沃博格法官似乎不接受那个什么重要的证据，我不知道是什么证据，但我更不知道他为什么如此裁定。"

德让赛马上意识到维森特对她所说的并不买账。维森特对德让赛没有让自己知道案子的最新进展显得不太高兴。维森特继续说道："汉姆林他们被释放一定让你和萨凯斯很沮丧吧？挺遗憾的。好吧，我希望你们能够把问题都解决掉，并且寻求到公正的裁决。要有耐心，事情会向着你们所想的发展的。"

"希望如此，罗曼努先生。"

"我要去找我的兄弟了，我们得回去工作了，很多事情等着呢。祝福你，Cent' Anni，迪弗小姐。"

"Cent' Anni，罗曼努先生。"德让赛看着维森特找到他的兄弟，并走进路边的轿车。

德让赛决定回到她的办公室，菲利浦已经离开和他的孩子们过下午去了。当天晚上，德让赛和菲利浦在她公寓吃晚饭，德让赛告诉菲利浦今天她在法庭大厅里发生的事情。

"有点太巧了吧。"菲利浦评论道。德让赛点点头。她一直关心着罗曼努兄弟在法庭的突然现身，他们出现在蒙哥马利郡法庭绝不是偶然的。他们可是住在费城，什么生意会让他们赶到这郊外来？"你觉得他们是不是想第一时间知道休和邦妮的判决结果？"德让赛问道。

"那倒不出我意外。他们对你说的关于旧债什么的也许是以他的方式表明邦妮需要得到一点惩处。"

"他们看起来不是很失望的样子。"德让赛指出。

"我打赌他们会采纳他们自己的意见，即耐心等待，而最终他们将得到他们认为自己应得的正义。"

"我想你是对的，从表面看起来他们挺好的，只是我解释不了为什么和维森特谈话时我的膝盖总不停抖来着。"

晚饭后，他们将电视调到地方台。汉姆林夫妇被宣布无罪以及邦妮在法庭外的采访成了头条新闻。邦妮的讲话听起来让她像个殉道者而不是凶手。听到邦妮说要进行报复，菲利浦非常沮丧。"你觉得他们会追查亨利和米兰么？"

"这不奇怪，"德让赛说。另外，要是他们发现你和这事有关的话，他们可能会冲我们来的。邦妮这个人心术不正，可能会折磨你一段时间。"

当他俩看电视时，朱迪打电话来了，她想告诉他们与西沃博格最后对话的细节。德让赛接了电话，而菲利浦在沙发上打起盹来了。

"我指责西沃博格收受贿赂后，他表示要把我开除，"朱迪叙述道："我下午告诉杰克他可以让我走，这样对事务所好点，可以最大限度地减少影响。杰克说他周末后给我答复，不过看样子他更愿意对那个法官说你自己滚蛋。我想我们证明不了西沃博格拿了钱，但西沃博格得解释他为何在接手案子前要和原告的父亲吃饭。"

"杰克怎么看案子的裁定结果？"德让赛问道。

"他并不感到吃惊。他还是担心录音带的问题，即使菲利浦没有做什么不合法的事，我们只能看看他们是否要来追究我们。你俩怎么撑得住这一切？"

"老实说，菲利浦挺安静的。我知道他在担心亨利和米兰会不会有事。"

"我想他俩的暴露倒是有限的，不过这不会阻止休和邦妮采取进一步行动。他们可能会通过医学协会来对医生进行审查。谁知道呢？我关心的是对你和菲利浦的诉讼。发现你俩是始作俑者并不困难。为什么你俩不离开几天呢？让事情自己慢慢平息下来。"

德让赛正想给菲利浦一些建议，菲利浦突然打断了她。"我哪儿也没心情去。我都快不能思考问题了。"

"好吧，我不想在家就这么一待一晚上。我出去走走顺便买点东西。"她把菲利浦留在电视机前看篮球比赛。

两小时后，德让赛回来了，菲利浦看起来精神抖擞的。"我们去五月岬海角吧。"他建议说。

五月岬海角在新泽西的加利波利半岛尽头，是一个安宁的小镇，有很多维多利亚建筑，惬意的餐厅，木质海滨小道。"我订了一个房间，两个晚上，还有早餐。明早就可以出发，下午就到了。周一回来后你还可以继续工作差不多一天。怎么样？现在去正合适，旅游季还没来呢，我们可以找到属于自己的小天地。"

德让赛有些不相信。"为什么突然就变了呢？"

"朱迪说得对，我们应该离开一下。"

"菲利浦，我离开这儿时，你挺抑郁的，为什么现在突然又舒畅了呢，发生什么事了？"

"哦，我只是觉得事情总是会解决的。我们只要有些耐心，保持乐观就行。我正式宣布永久关闭抑郁情绪。"

"菲利浦，我不知道该说啥了。"

"德让赛，最重要的是，经过所有这些事情后，我知道我只在乎你。在汉姆林的事情上，我们给了漂亮的一击。不管怎样我都相信我们能够继续走下去，幸福地走下去。五月岬海角将会是我们新生活的开始。我们应该开香槟庆祝，你觉得呢？"

"在回来的路上，我本想出去几天是绝不可能发生的事情呢。香槟能给我一个好心情，这样可以快快乐乐去海边玩啦。不过首先我要去淋浴，把这些天的倒霉事儿给冲掉。"

他们相拥而眠。第二天他们起得有些晚，在下午迟些时候才到五月岬海角。天气很好，晴朗，惬意，蔚蓝天空万里无云。他们放好行李，在海边走了很久。

"菲利浦，这样真好，"德让赛说。他们手挽着手，走在白色的沙滩上。"我就想读读书，享受一次丰盛晚餐，然后好好放松一下。"

"那个世界离我们很远，"菲利浦说："我希望它就离我们这么远，哪怕是一会儿。"

在菲利浦所指的世界中，休和邦妮也正打包准备去百慕大待几天。休有朋友在那里，在海边拥有一处庄园房产，还有佣人。他们打算在周日一早乘第一个航班去，离住处不远有一个高尔夫球俱乐部，早去可以在中午到达，那样便可参加俱乐部的高尔夫球比赛。

"我订了豪华轿车，6点来接我们。"休告诉邦妮，他们正准备上床休息。

"为什么不自己开车去呢？"

"我不想把车泊在机场四天，鲍比·巴荣会用豪华轿车公司的车子来接我们。"

"鲍比救世主。"邦妮略带愠色地说道，她对他听证会后的训斥还有些愤懑。

那是个安静的夜晚，吃过比萨，和孩子们看过电视，休和邦妮早早上床了，他们睡得很香。几个月来都没有睡得这么香了。对那个深夜电话的惊恐或者高风险的刑事案件，都在他们香甜的睡梦中消散了。他们要做的只是跳进轿车，登上飞机，在头等舱坐定，来一杯高档红酒，彻底地放松。

他们已经几个月没有亲近过彼此了。压力使他们没有想亲热的冲动。休希望邦妮以后对萨凯斯发难，这应该会是件很有趣的事情。要知道以前邦妮似乎对向麻袋里的人撒尿这种事情都有兴趣的。看着法官羞辱托马斯则让休更有些冲动的欲望。

即使这个旅行只是一个激励他们进一步采取行动的契机，休希望这会是值得他和邦妮长久纪念的事情。

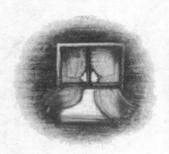

第三十章

接下来的周日早晨，黎明来得壮观而美丽。太阳在琥珀色的天空远处升起，随即温暖了大地上的一切；绿草坪上，露珠在朝阳的照耀下闪闪发亮。

犹如号角声召唤一般，习惯于在周日凄冷早晨安睡的人们，被这样的破晓指引并醒来，享受这阳光明媚的日子。许多人来到斯奎凯尔河边骑车、徒步、溜冰。车辆都靠向河岸一边行驶，给这些"周末勇士"们留下一方乐土，任由他们快乐嬉戏。

这些活动也包括划船运动。船员们在费城总是很有名的。实际上，这些船员中曾经出现过一些很有名的人，他们在包括奥林匹克运动会等国际大赛中参加比赛甚至获奖。东岸河边以杰克·克里来命名，他是费城划船手的传奇，也是女影星格瑞斯·凯丽的哥哥，还是摩纳哥的王子殿下。岸边有一个年轻人单人划船的雕像，便是杰克·克里，人们以此纪念他的成就。

斯奎凯尔河春季赛船会吸引着世界各地的划船团队。几乎费城的所有学院机构都会组队参加训练或比赛。为了表示对这项活动的支持，东方银行提供了场地，不仅用作船库，也是俱乐部船员们聚会的总部。20 世纪 70 年代，当点缀船库的白色小灯光在河岸远处闪耀时，这景象立刻成为城市的象征，出现在无以计数的海报、图书封面和杂志明信片上。

那天早晨，圣约瑟夫大学船员们正赶去河边参加周日划船练习。学生们在去往克里港的巴士上打盹。他们在前一天下午进行了紧张的训练，又在晚上参加嘈杂的啤酒派对，显然是累了。船员们在 8 点被叫醒，用过热腾腾的早餐后，9 点在船上集合并开始强化训练。老鹰队去年表现不错，今年他们将要面临的对手们则包括 NCAA（全美大学联盟）的冠军。

公车在拥挤的交通道路上前进着，不时对着前面的路人、行车按着喇叭。巴士终于将队员们拉到目的地，队员们摇晃着下了车，缓慢费力地挤到岸边，找到自己的小皮艇。教练已经在岸边准备好了，站在训练用的摩托艇旁边，对着队员们吼道："还要我给你们说几遍，快给我打起精神，开始训练了。"

舵手和几名船员正在将他们的八人大赛艇推进河里。他们给赛艇装上推进器和转轮，让它易于进入水里。他们在船后费力推船，船蹒跚着移动一段后不再动弹了。他们想许是推进器出故障了吧，将船拉回一点再次用力推动，这次船更向前移动了一点，却伴随着很大的一声"嘣"。教练有些发怒，不过更有些不解，他赶紧叫船员们把赛艇向后拉了些——水里面定是有什么东西。

教练跨过推进器向水中望去，他发现一个反光的东西，像是汽车后档。"我靠，我想有人把汽车从咱们甲板上丢下去了。"

他赶快招呼他的一个学生。"吉米，看得到车牌号不？"

吉米·普瑞斯探下身子看混浊河水下面的车牌号。"看不太清楚,教练,开头是 LM,应该是宾夕法尼亚州的车牌。"

"这对警官们应该有用。"

"啥意思,教练?"

"意思是有人扔了个豪华轿车在这儿,这块头应该是豪华轿车。我打赌这狗娘养的还是个加长型的呢。打 911,叫警察快点过来。"

那个周末,菲利浦和德让赛醒得也很早。菲利浦的行为再一次让德让赛觉得很奇怪。他们本计划睡一个懒觉的,但昨晚菲利浦突然变得很兴奋,像着了魔一样积极做着活动计划。

周六晚他们在海边散步,遇到一对夫妇,和他们交谈才发现大家有很多共同点。约翰·斯凯纳是新泽西的一名心脏病医生,在内陆约 30 英里的一家小医院上班,她丈夫段倪是个家庭律师。他们在五月岬海角有一所小房子,周末常常过来休假。聊了几分钟后,菲利浦还没问过德让赛,便邀请夫妇俩一起用晚餐。德让赛并没有不高兴,但晚饭时菲利浦继续提议第二天一早一起去海滨小道上骑单车,然后在五月岬海角有名的甜饼店吃早餐。他建议早点儿去骑单车,那时候天气特别好。德让赛完全没料到他的"早点"是指 6 点钟。现在他俩已经在租借自行车处,等着新朋友过来了。

"菲利浦,到底怎么回事?干嘛大半夜的把我拽到这儿来呀?"

"哦,我想在其他人没动身前就来到这儿,这样单独在海滨小道骑单车感觉最好了。"

"淡季海滨小道是不宵禁的,我们还可以再睡两小时。"

"我忘了,真该在晚饭前小睡一会的。"

"我还不太明白为什么你总纠缠着人家两个不放。他们是挺好的，但一起吃晚饭还不够吗？"

"我只是觉得有些同伴的话你会更高兴，就这些。"

"和你在一起我就高兴，傻瓜。那么看看早饭后能不能不和他们一块待着，把下午留给我们俩。"

就这样，在长长的海岸线边骑单车，然后享受完一叠美妙的甜饼后，两对夫妇道别并彼此许诺保持联系。

接下来的时间如德让赛所愿，他们坐在海边，读着垃圾小说，打着瞌睡，偶尔在海浪边走走。晚上，两人在离住处不远的小酒馆用餐。然后在酒店阳台读完小说，接着来一杯热开水，心满意足地嚼着咸味太妃糖。

第二天，他们起得较晚，吃过早餐后，他们便打包开车回到费城，一路上听着菲利浦放的 CD。

当他们驶进德让赛所在小区的停车场时，吃惊地发现在德让赛公寓楼前面有两个警察在巡逻。

"啊噢，希望一切正常。"德让赛说，"难道我们家被抢劫了。"

菲利浦轻蔑地说："他们倒有很多理由在这儿。"

他们一出电梯，便发现两个警察站在德让赛公寓门口。

"怎么回事？"德让赛问。

年轻一点的警察说："你是德让赛·迪弗？"

"是的，我住在这儿。你们有何贵干？"

警官像没听德让赛的答问，继续道："那么先生你是菲利浦·萨凯斯医生？"

"是的。"

"先生，女士，你们可以进去，我想提醒一下，我们的探长在里面，他会让你们填一些表格。"

德让赛警惕地进入她的公寓。她没有发现强行闯入的痕迹，一切整洁如常，但随后她立刻发现房间里的东西被搬动过。司考提探长正坐在她的沙发上，拿着报纸。

司考提站起来向他们打招呼。这家伙个子有点矮，一身黑色打扮，那幅脏兮兮的眼镜上边是两条又浓又密的黑眉毛，看起来像两只黑毛毛虫，至于他那西装和领带，就实在不知道该怎样来形容了。他先握了握德让赛的手。"嗨，迪弗女士，萨凯斯医生。我是司考提侦探，很抱歉，让你们受惊了。我们曾试图联系上你，但没有人，包括你父亲，都不知道你在哪儿。法官签署了搜查令搜查你的住宅。"

"星期五我办公室关门后，我们决定去五月岬海角。我没想过要告诉谁在哪儿可以联系到我。"

"这看起来就像你们准备逃跑。"

"在我看来这是监视，侦探。你到底为什么觉着我们要逃跑？"

司考提没有回答她的提问。"你经常做诸如此类一时兴起的事儿？"

"不，不常，但我俩都觉得我们需要离开几天。"

"我们试着给你打电话，我想你关机了吧。"

"我可不想被些无聊人士用电话骚扰，是的，我关机了。"

"那么你知道，我们也对萨凯斯医生的住所进行了搜查。你看见了，我们试着物归原位。"

此前菲利浦一直在旁边听着，没有说话。现在则插进来，"侦探先生，也许在我们继续对话之前，你能解释一下这到底是怎么回事儿。"

"当然，医生，不过首先，你能准确地告诉我这两天你在哪儿吗?"

"像迪弗女士所说,我们在五月岬海角,躺在床上吃着早餐。我们周六中午前出发的,现在刚刚回来。"

司考提侦探拿出笔记本,开始记录。"天啦,我喜欢每年这时候的黄金海岸,它真是安静极了。那么你们是单独在那儿的?"

"就我们俩在一起,不过我们倒是和另一对夫妇在周六晚一起吃过晚餐,还在周日一起吃的早餐。"

"请原谅,能不能告诉我他们是谁,具体什么时间和他们在一起?"

菲利浦显得很冷静,而德让赛想开门见山:"侦探,这真的有点荒唐了。你为什么要知道这些?"

"适当的时候我会告诉你的,律师小姐。不过最好还是先回答我的问题。"

"好吧,他们的名字是段倪和约翰·斯凯纳,住在新泽尔西州的维兰社区,需要的话我有他们的电话号码。"

菲利浦接着说:"和他们吃过晚饭后,我们和他们还相约周日一起在海滨小道骑单车。我们大约6点见的面,一起一直待到10点。"

"请写下他们的号码,我们会进行核实。整个时间你们和他们都在一起?"

德让赛实在不能忍受了。"除了我们睡觉时。现在听我说,侦探,我们是不是被指控谋杀了?"

"呃,德让赛女士,并不是正式指控。如果确定你们不在犯罪现场的话,你们不会被起诉。"

"侦探先生,我想你在耍弄我们吧。说什么不在现场的证据,很明显有人犯罪了。你是要告诉我们发生了什么事还是叫我们自己猜来着?"

侦探先生合上笔记本,跷起二郎腿,从他那长鼻子尽头摘下脏兮兮的眼镜。镇定自若又义愤填膺地回答道:"恰恰相反,迪弗女士。我强烈怀疑是你在跟我玩把戏。上次我调查过,五月岬海角那边既可看电视又可听收音机。你们应该知道昨天早晨哪儿发生了什么事情,新闻报道到处在播。"

"你可是千真万确错了,侦探先生,萨凯斯医生和我在五月岬海角既没有看电视也没在回来的路上听收音机。所以也许您能像华特·克荣卡特那样给我们播播新闻。"

"当然,在离船库不远的斯奎凯尔河里发现了一辆下沉的豪华轿车,车后备箱里有两具尸体,似乎是邦妮·罗曼努和休·汉姆林。"

听到这个消息后,德让赛脸色苍白,跌坐在扶椅上。"天啦,真不敢相信!你确定是他们?"司考提注意到菲利浦的表情没什么变化。

"确实是他们,"司考提回答,"他们被绑着,堵着嘴,塞进后备箱后,直接将车开进了河里。所以他们是被活活淹死的。这死法也真够可怜的,看来有人和他们有血海深仇啊。"

"天啦!"德让赛惊呼道,"谁会做出这种事情?"

"迪弗女士,这是职业杀手所为。休和邦妮在周六早晨 6 点 15 分被他们的律师鲍比·巴荣预订的豪华轿车接走。他们去往机场,乘坐飞往百慕大的航班。最后一次看到他们活着是他们上车时。听起来这些事情发生时你俩应该是和你们的新朋友一起在五月岬海角骑脚踏车。"

"别再讽刺了,侦探。"

"对此我很抱歉，迪弗女士。验尸官非常确定死亡时间是在早晨6到7点钟，汽车是周日9点被划船队员发现的。"

"我们所说的都是实话，侦探。"德让赛强调，"你不相信我们是不是有什么特别的原因？"

"对你们说的情况我们会调查的。"司考提实事求是地说，"另外，作为搜查令的一部分，我们还得到批准检查你的电话记录。星期五晚8点左右，有一个从南费城打来的电话，你记得那是什么事么？"

"萨凯斯医生和我星期五晚都在这儿，我不记得有什么电话。"德让赛回答。

"你呢？医生？你记得有个电话吗？"

"是的，迪弗女士出去买东西了，那个电话打错了。"

"有意思，"司考提察言观色道，"这个电话持续了4分钟。"

"那混蛋不相信他打错电话了。他坚持说这是她妹妹家的电话号码，要和她说话。我想他是喝醉了。"

这种对话方式让德让赛不高兴了。她打断道："这究竟是怎么回事？你在暗示菲利浦和我与这谋杀案有关？"

"萨凯斯医生显然具有动机。"

"荒唐，那个医疗过失案子已经是几年前的事情了。"

"呃，我所知道的是，那个医疗过失对萨凯斯的打击可是很大的。毁了他的职业生涯，不是么？而现在对邦妮和休的指控也失败了，罗曼努女士在案子结束后公开声称要追查萨凯斯，也许还包括他的新女朋友。你觉得这会不会成为他的动机？"

"你觉得我还有什么可以失去的？侦探？"菲利浦反问道。"他们拿走了我的事业，我的家庭，我的房子，朋友。你觉得我还有什么可失去的？而德让赛·迪弗也有足够的能力照顾好她自己。"

司考提并不作答，只在笔记本上做着记录。

"好吧，侦探，"菲利浦继续说道，"德让赛与我和这事没任何关系。当然，我认为汉姆林侥幸逃脱了谋杀罪名，但因此断定我杀了他就很有些过了。谋杀案发生时，我离这儿远得很。"

"是的，我得承认，照此说法如果确定你不在现场，那么他们的死和你没有直接关系。但这是合约杀人，你知道就是雇佣杀手，所以我不能仅仅凭你不在现场就将你排除出嫌疑范围。"

"侦探，这可纯粹是胡说八道！我根本不知道怎么去找一个杀手更别说雇佣了。你去查查我的账户记录。我已经破产了，这已经有一段时间了。除非你觉得会有个免费杀手，要么你就扔骰子看看这靠不靠谱。"

"有可能，医生，我只是告诉你过去 24 小时我们的考虑。你有动机而我们又找不到你。就目前我们所有的线索，你通过迪弗的资产来付钱，并转移到国外。如果有说得不对的地方，请原谅。"

菲利浦在怀疑司考提侦探是真的抱歉，还是在释放烟幕弹让自己放松警惕。不过他寻思现在应该是终止面谈的时候了。

他站了起来。"侦探，谢谢你的信息也感谢你了解我们这边的情况。迪弗女士有些累了，我们需要休息下。如果需要和我们进一步交谈，我保证我们会做好准备。"

"非常感激，医生，对你们的打扰我再次抱歉。我没有别的事情了，但我希望你们接下来几周都能留在本地。如果在没有告知我们的情况下出走，我们有充分的理由对你们表示怀疑，我想你们知道我的意思。"

司考提探长离开后，德让赛瘫在手扶椅上，手捂住双眼。菲利浦走到落地窗面前，凝望着窗外阳光普照的花园，花园里的树木正露出新芽。

德让赛开始说话时，她的声音如此轻柔，仿佛只是在喃喃私语。"菲利浦，你都了解些什么？"

"我能知道什么？我不敢相信他们认为我们雇佣人杀了休和邦妮。这种事在电视里才会发生，而不是在现实生活中。"

"别天真了，菲利浦。你听到他说的。当邦妮威胁说要追查谁控告他们，这当然就是指我们，结果两天后休和邦妮就被杀了。斯皮瑞戈知道我们是有动机的，当然会怀疑我们，还有谁比我们更希望休和邦妮死？"

"我从不希望他们死。"

"我知道，但他们被杀了，所以你要想想是谁会做这样的报复。"

"他们本来就坏，也许别的什么人和他们有深仇大恨。"

"就公众而言，他们是显赫的人物，"德让赛说道，"当我们对他们进行调查时，没有发现有什么特殊情况。你觉得是谁这么想害他们呢？"

德让赛突然站起来，"噢，我的天，罗曼努兄弟。"

菲利浦顿了一下，面无表情地回答。"好吧，我想你可以说他们有杀害邦妮的动机，但只是邦妮，而不会是休。杀休对他们有什么意义呢？"

"你不是认真的吧？你没听司考提说谋杀有多专业？你觉得罗曼努兄弟真会在乎杀不杀休？也许他们还觉得这么做是为民除害呢。"

菲利浦坐到椅子上，握着德让赛的手。"你想得太多了。"

"我是不是该给司考提打电话，告诉他关于罗曼努兄弟的事？"

"德让赛，听我说。无论什么情况你都不要把这个情况告诉警察。我不会让你把我们俩都推到危险境地。"

"菲利浦，我是律师，我的职业道德需要我把这些告诉司考提。"

菲利浦表面的冷静终于崩溃了。他变得异常激动不安，弯下身子面对着德让赛，脸色发红，气愤地说："你不会做这种事。你不知道跟警察说这些有多危险吗？"

"菲利浦，你吓到我了。"

"把罗曼努的事告诉司考提侦探是毫无意义的。我们又没有证据，这对警察有什么帮助呢？"

德让赛自己也希望被菲利浦说服，且把罗曼努兄弟搅进来不见得是个好主意。"也许接下来这几天我们该好好想想。"

"我差不多就这意思。"菲利浦安慰道，"让事情先冷却下来，我们再想想怎么办。"

德让赛点点头，但并没有完全被说服。"菲利浦，最近几天你的情绪总有些让我琢磨不透。你一会很沮丧一会又很高兴，现在又像发狂一样。这一切好像就是从星期五晚上我买东西回来后开始的。"

"我不知道你在说什么，我情绪很好。"

"星期五晚上那个电话真的是打错了么？"

"是的。"

德让赛的心并没有平静下来。她沉默了一会，然后转头直面菲利浦。"对不起，菲利浦，但我不确定我相信你。我给了你罗曼努家的电话号码。我想要么你和他们一起策划了某个计划，要么你知道他们会自己去处理邦妮和休的事情。在我回来的时候，是因为这事让你很高兴吗？"

"这真荒唐。"

"恐怕突然计划去五月岬海角的决定和坚持要跟那对陌生夫妇一起出游也是为了用来当成我们不在案发现场的证据。"

"德让赛，我没必要坐在这儿听这些谬论。"

"就我所知，那个意大利人鲍比·巴荣提供了载他们的豪华轿车，而那轿车最后开进河里了。恐怕我不得不认为罗曼努兄弟是幕后操纵者，而他们不知怎么也拉你下水了。"

菲利浦坐在对面的沙发上，几乎不能自已。"德让赛，你纯粹在做梦——你怎么能想出这些乱起八糟的事情？鲍比·巴荣是他们的律师，岂有此理，他为什么要杀掉他们。"

"清醒点，菲利浦。罗曼努兄弟这样的人和什么人都有债务关系的。不是只有我怀疑你。司考提侦探也觉得你涉案了。"

菲利浦摇着头。

"菲利浦，看着我。你能向我发誓罗曼努兄弟没有警告过你休和邦妮的死亡而你却袖手旁观？"

菲利浦的举动突然又一次变了。德让赛开始觉得菲利浦是个反复无常的人。他的愤怒消失了，他的表情变得镇定，话语变得冷静。

"德让赛，对此我只说一次。我可以在我孩子面前发誓，我对凶手一无所知。我和你一样吃惊。对于休的孩子我很遗憾——他们先是失去了母亲，现在又失去了父亲和继母。我是不会做那种事情的。我必须说你这样怀疑我让我对你有些失望了。我是个医生，看在上帝的份上，我不杀人，我只救人。"

德让赛想要相信菲利浦的回答是诚恳的。"对不起，菲利浦。我有些心烦意乱，你的表现又有些古怪，我知道你经历了很多，也许我真是想多了。我接受你的解释。"

　　然而，要让这所有的疑虑都消失无踪是如此困难。那天夜里，她躺在床上，聆听着菲利浦的呼吸，她想知道这个丑恶的怀疑最终是否会伤害他们之间的感情。而她又怎么能和一个自己不信任的人在一起？抑或她最后能够让自己相信，菲利浦对约翰·罗曼努家的罪恶并不知情，也没有故意设计不在现场的证据？

　　更重要的是，菲利浦是真的想为莫伊拉·汉姆林的死讨回公道吗？他是否觉得，在最后的合法途径被剥夺后，只有冷血地杀死邦妮·罗曼努和休·汉姆林，才能公平地补偿他所珍爱职业的毁灭？

译后记

  利用科普书籍普及医学知识是提升全民医疗素养的极好方式，也是近年来国内外出版界的热点。但鉴于医学知识的大多名词、术语只能在完整系统的医学知识框架下解释才能很好地理解，因此医学科普实际上是一种费力不讨好的劳动，尤其专门的"硬科普"容易演变为变相的教科书，读来乏味，使得受众及影响力大打折扣。而利用虚构的情节来反映真实的医疗过程却能事半功倍地取得很好的医疗普及效果，近几年热播的医疗美剧就取得了很好的效果，这就是"软科普"的硬实力。

  本书《致命心律》，是美国宾夕法尼亚大学医学院教授 Peter R. Kowey 的第一部科普小说。Kowey 教授是国际著名的心律失常专家，从事心律失常专业达 30 年，有多种著作和和丰富科研成果问世。本书通过一例美国医疗纠纷案件，很巧妙地将心脏病学中最难以解释清楚的遗传性恶性心律失常——长 QT 间期综合征的病因、诱因、发病机制、急救及可怕预后等，通过近乎真实的医疗场景很好地解释清楚。同时又真实地展现了美国当下医疗环境中——药物公司、政府部门、医生、医院、患者及司法机构之间复杂的博弈关系，读来像真实的案例。确实，本书女主人公之一的"朵萝茜（Dorothy）"就是现实中 Kowey 医生的太太 Dorothy，事件所涉及的地名也都是真实的，至于小说描写的是否是真实的案例不得而知。

国内著名医疗网站"丁香园"与 Kowey 教授有长期联系，因此得到了大陆的翻译授权。承蒙丁香园李天天总经理的错爱，本人成为该书在大陆的主译。参与该书翻译的全部来自中国医学科学院北京阜外心血管病医院临床心律失常中心的青年心脏电生理学者，他们娴熟的英文、扎实的心脏电生理学知识、贴切、合理的文笔是本书最适合的译者。

为了准确起见，全书翻译完成后，丁香园李天天总经理又将全部书稿发于书中所描写事件发生地的华裔学者们，请他们对地名、人名及医疗司法环节的翻译进一步斟酌和确认，力争使该书的翻译达到"信、达"，但鉴于译者们都不是专门的文学从业人员，可能远达不到"雅"的境地。敬请包涵。

贾玉和

2014 年 8 月

图书在版编目（CIP）数据

致命心律/（美）康威（Kowey，P. R.），（美）福克斯（Fox，M. L.）著；贾玉和主译. —长沙：中南大学出版社，2014.5
ISBN 978 – 7 – 5487 – 1068 – 4

Ⅰ. 致…　Ⅱ. ①康…②福…③贾…　Ⅲ. 心律失常 – 防治 – 普及读物　Ⅳ. R541. 7 – 49

中国版本图书馆 CIP 数据核字（2014）第 068533 号

致命心律

［美］彼得·R·康威（PETER R. KOWEY）
［美］马里昂·拉菲·福克斯（MARION L. FOX）　著

贾玉和　主译

□责任编辑　陈海波
□特邀编辑　慕景强
□责任印制　易建国
□出版发行　中南大学出版社

　　　　　社址：长沙市麓山南路　　邮编：410083
　　　　　发行科电话：0731-88876770　传真：0731-88710482
□印　　装　长沙印通印刷有限公司

□开　　本　880×1230 1/32　□印张 11.5　□字数 264 千字
□版　　次　2015 年 3 月第 1 版　□2015 年 3 月第 1 次印刷
□书　　号　ISBN 978 – 7 – 5487 – 1068 – 4
□定　　价　38.00 元